OPD-3 im Psychotherapie-Antrag

OPD-3 im Psychotherapie-Antrag

Michael Stasch, Johannes C. Ehrenthal, Tilman Grande, Paul L. Janssen, Claudia Oberbracht, Gerd Rudolf, Dorothea von Haebler

Programmbereich Psychiatrie und Psychotherapie

Michael Stasch
Johannes C. Ehrenthal
Tilman Grande
Paul L. Janssen
Claudia Oberbracht
Gerd Rudolf
Dorothea von Haebler

OPD-3 im Psychotherapie-Antrag

Psychodynamische Diagnostik und Fallformulierung

hogrefe

Dipl.-Psych. Michael Stasch
Psychotherapie, Psychoanalyse, Paar- und Familientherapie, Supervision
Vorsitzender des Bundesverbandes Psychoanalytische Paar- und Familientherapie (BvPPF),
Board Member of the European Federation for Psychoanalytic Psychotherapy (EFPP)
Kußmaulstraße 5
69120 Heidelberg
Deutschland
E-Mail: praxis@psychotherapie-stasch.de
www.psychotherapie-stasch.de

Bibliografische Information der Deutschen Nationalbibliothek
Die Deutsche Nationalbibliothek verzeichnet diese Publikation in der Deutschen Nationalbibliografie; detaillierte bibliografische Daten sind im Internet über https://www.dnb.de abrufbar.

Verantwortliche Person in der EU: Hogrefe Verlag GmbH & Co. KG, Merkelstraße 3, 37085 Göttingen, info@hogrefe.de

Anregungen und Zuschriften bitte an den Hersteller:
Hogrefe AG
Lektorat Psychiatrie
Länggass-Strasse 76
3012 Bern
Schweiz
Tel. +41 31 300 45 00
info@hogrefe.ch
www.hogrefe.ch

Lektorat: Susanne Ristea
Bearbeitung: Dr. med. Antje Merz-Schönpflug, Eitelborn
Herstellung: Daniel Berger
Umschlag: Gestaltung Claude Borer, Riehen; Satz Hogrefe intern
Satz: Claudia Wild, Konstanz
Druck und buchbinderische Verarbeitung: Finidr s.r.o., Český Těšín
Printed in Czech Republic
Auf säurefreiem Papier gedruckt

1. Auflage 2026

(E-Book-ISBN_PDF 978-3-456-96464-5)
(E-Book-ISBN_EPUB 978-3-456-76464-1)
ISBN 978-3-456-86464-8
https://doi.org/10.1024/86464-000

Inhaltsverzeichnis

Vorwort

Die Operationalisierte Psychodynamische Diagnostik hat – seit ihrer Einführung im Jahr 1996 und insbesondere durch die klinische Erweiterung der 2. Version (OPD-2) – nicht nur im deutschsprachigen Bereich, sondern auch international eine starke Verbreitung erfahren. Mittlerweile hat sie sich als Verfahren in den psychodynamisch orientierten Ausbildungsinstituten etabliert und wird zunehmend auch in der Supervision verwendet. Die Notwendigkeit, die psychotherapeutische Behandlung klar und nachvollziehbar zu fokussieren, führte zu einem starken Interesse und einer raschen Verbreitung besonders auch in der stationären Psychotherapie.

Der Komplexität psychodynamischer Vorgänge gerecht zu werden, ist wohl die größte Schwierigkeit in unserer Disziplin. Gerade in der sehr komprimierten Form eines Berichts zum Psychotherapie-Antrag wird man daher um Reduktionen und Begrenzungen nicht umhinkommen. Als Klinikerinnen und Kliniker stellen wir uns dieser Herausforderung tagtäglich und möchten mit diesem Werk einen Beitrag dazu leisten, den Blick auf das Wesentliche einzustellen und das auch entsprechend zu formulieren. Der Arbeitskreis, aus dem dieses Buch entstanden ist, setzt sich aus verschiedenen Generationen der „OPD-Familie" zusammen – Gründungsväter und „Nachwuchs".

Daraus ergab sich eine inspirierende Zusammenarbeit, deren Lebendigkeit gerade aus den zum Teil recht unterschiedlichen Erfahrungshintergründen und auch psychoanalytischen Sozialisationen erwuchs. Die Anregungen, die wir in dem Vorgängerbuch zur OPD-2 (erschienen bereits 2014) mit gleichlautendem Titel den antragsbegründenden Kolleginnen und Kollegen nahegelegt haben, werden mittlerweile in der ganz überwiegenden Mehrzahl der Berichte, die ich als Gutachter zugeschickt bekomme, zumindest zum Teil umgesetzt. Inzwischen hat sich die vorgegebene Struktur für die Erstellung des Berichts an den Gutachter bzw. die Gutachterin geändert und es sind mehr Settingvarianten der tiefenpsychologisch fundierten bzw. analytischen Psychotherapie zu begründen. So lassen sich z. B. die Bezugspersonen in die Behandlung hereinnehmen und auch eine Kombination aus Einzel- und Gruppentherapie ist möglich.

Wie das Gutachterverfahren hat sich auch die OPD weiterentwickelt. In der OPD-3 werden mittlerweile die unterschiedlichen Konfliktthemen vom gesunden Niveau bis zum psychotischen Dilemma abbildbar. Von daher werden Sie in Kap. 7.8 auch einen Beispielantrag zur OPD-basierten Begründung einer psychodynamischen Psychosen-Psychotherapie finden. Für die OPD-3 ist mittlerweile auch das Trauma-Modul (Burgmer, Ehrenthal, Heyng, Klauck-Steffens & Wrenger, 2024) erhältlich. Folgerichtig wird im vorliegenden Band auch ein Antrag zur Behandlung einer Trauma-Konflikt-Verschränkung vorgestellt (Kap. 7.9). Im OPD-3-Manual wird auch kurz auf die Entwicklung einer OPD zur Beurteilung von Beziehungssystemen eingegangen (ausführlicher bei Stasch, Ehrenthal et al., 2022; Stasch, Forkel et al., 2022). Auch wenn wir in der deutschen Richtlinienpsychotherapie keine psychodynamische Paar- oder Familientherapie im engeren Sinne abrechnen können, bietet der Einbezug von Bezugspersonen einige therapeutische Möglichkeiten im Mehr-Personen-Setting. Auch dafür werden Sie ein Beispiel finden (Kap. 7.6).

Als Initiator dieser „Antrags-Gruppe“ bin ich dankbar für die Chance dieses Projekts und die Offenheit und Schaffenskraft aller Beteiligten. Dank geht zu guter Letzt auch an die OPD-Gesamtgruppe, die das Zustandekommen dieses Buches ideell, fachlich und auch finanziell unterstützt hat.

Michael Stasch, Heidelberg im April 2026

1 OPD in der Praxis der ambulanten Richtlinienpsychotherapie

1.1 Die Entwicklung der Operationalisierten Psychodynamischen Diagnostik (OPD)

Das diagnostische System OPD (Operationalisierte Psychodynamische Diagnostik, Arbeitskreis OPD, 1996) wurde mit der Zielsetzung entwickelt, die psychodynamischen Aspekte psychischer Störungen reliabel diagnostisch beschreiben zu können, was bis dahin aufgrund der Vieldeutigkeit der historisch gewachsenen psychoanalytischen Konzepte kaum möglich war (Janssen, 2000). Zu diesem Zweck wurde die Ganzheitlichkeit des intrapsychischen und intersubjektiven Geschehens aufgegliedert und in fünf Dimensionen (Achse I bis V) beschrieben. In jeder Dimension wurden die einzelnen Punkte (z. B. unbewusste Konflikte) operational, d. h. beobachtungsnah, definiert. Studien zeigten, dass unterschiedliche Untersucher:innen den gleichen Fall (i. d. R. Videoaufzeichnungen von diagnostischen Interviews) mit befriedigender Übereinstimmung hinsichtlich der OPD-Merkmale einschätzen können (Rudolf et al., 1996; Zimmermann et al., 2010). Für die im universitären Bereich tätigen psychodynamisch orientierten Mitglieder der OPD stand damit erstmals ein reliables Instrument zur Erfassung psychodynamischer Befunde zur Verfügung. Dieses wurde in der Folgezeit in zahlreichen Therapiestudien angewandt (Groß et al., 2007; Kessler et al., 2011; Rudolf et al., 2004; Stasch & Cierpka, 2006; Stasch et al., 2007). Sie belegten über die bereits erwähnte Reliabilität hinaus zahlreiche Aspekte der Validität für die einzelnen Achsen und das Gesamtsystem, so z. B. bedeutsame Zusammenhänge zwischen OPD-Konflikten bzw. strukturellen Aspekten einerseits und bewährten Testinstrumenten andererseits und insbesondere auch die prädiktive Bedeutung von OPD-Befunden für Verlauf und Ergebnis von Psychotherapien (Cierpka et al., 2001; Grande et al., 2003; Groß et al., 2007; Kessler et al., 2011; Oberbracht, 2005; Rudolf et al., 2002; Rudolf et al., 2012).

Als besonders interessant für die Beurteilung des Therapieerfolgs erwies sich die Verwendung der Heidelberger Umstrukturierungsskala (Rudolf et al., 2000), die es erlaubt, das Ausmaß der therapeutischen Veränderung in den diagnostisch ausgewählten OPD-Foki (vgl. dazu auch Grande et al., 2001; Grande et al., 2004) einzuschätzen.

2006 erfolgte ein weiterer wesentlicher Entwicklungsschritt des OPD-Systems, das nun noch stärker auf die Belange der praktizierenden Therapeutinnen und Therapeuten ausgerichtet wurde. OPD-2 unternahm den Schritt von der reinen Diagnostik zur Diagnostik im Interesse der Behandlungsplanung und therapeutischen Zielsetzung. Mittlerweile waren bereits Vorschläge zu einer unterschiedlichen psychodynamisch orientierten Psychotherapie (in Abhängigkeit von den strukturellen Möglichkeiten der Patientin oder des Patienten) auf der Grundlage der OPD-Diagnostik vorgelegt worden (z. B. Rudolf et al., 2004; Rudolf, 2010).

2023 kam die grundlegend überarbeitete, klinisch differenziertere und auch stärker auf Forschungsfragen ausgelegte OPD-3 (Arbeitskreis OPD, 2023) auf den Markt. Zum Zeitpunkt der

Drucklegung dieses Buches sind die Übersetzungen der OPD-3 ins Englische, Italienische und Spanische abgeschlossen bzw. weit fortgeschritten.

Von psychoanalytischer Seite erfuhr das System gelegentlich die Kritik, dass es scheinbar vereinfachend und positivistisch der Komplexität des intrapsychischen und interpersonellen Geschehens nicht in allen Punkten gerecht werde. Zudem könne das OPD-System, so lautet ein zweiter Kritikpunkt, unter Umständen auch den weniger erfahrenen Therapeutinnen und Therapeuten erlauben, psychodynamische Begriffe zu verwenden, ohne dass die komplexen inneren Zusammenhänge verstanden werden. Das gilt freilich nicht nur für OPD-Begriffe, sondern für jegliche – auch die traditionellen – psychoanalytischen Begriffe.

Dem gegenüber steht das sehr ausgeprägte Interesse an der OPD aufseiten der ambulanten und stationär tätigen Psychotherapeut:innen. Dies ist ablesbar an der großen Zahl derer, die OPD-Schulungen absolviert haben; an der Tatsache, dass OPD-Diagnostik und Therapieplanung in vielen therapeutischen Ausbildungsgängen selbstverständlich integriert sind; an der Bedeutung, die OPD als standardisiertes Instrument der Diagnostik und Qualitätssicherung in vielen psychotherapeutischen Kliniken besitzt; an der Verbreitung der OPD-Literatur hierzulande:

- OPD: 1. Aufl. 1996, 2. Aufl. 1998, 3. Aufl. 2001, 4. Aufl. 2004
- OPD-2: 1. Aufl. 2006, 2. Aufl. 2009, 3. Aufl. 2014
- OPD-3: 1. Aufl. 2023, 2. Aufl. 2024
- OPD-KJ: 1. Aufl. 2003, 2. Aufl. 2007
- OPD-KJ-2: 1. Aufl. 2013, 3. Aufl. 2020

Dazu kommen noch die Anwendungs- und Forschungsbücher: OPD in der Praxis (Schauenburg et al., 1998); Was leistet die OPD? (Schneider & Freyberger, 2000); Lernen in der Praxis (Dahlbender et al., 2004); das Abhängigkeitsmodul (Arbeitskreis OPD-Abhängigkeitserkrankungen, 2013). Und nicht zuletzt erfährt die OPD auch eine große internationale Resonanz, erkennbar an Übersetzungen ins Englische (2001), Italienische (2002), Chinesische (2007), Ungarische (2007), Spanische (2008), Russische (2009), Rumänische (2012), Tschechische (2013), Portugiesische (2017), Türkische (2020) und an der Intensität der Aktivitäten der jeweiligen Arbeitsgruppen dieser Länder.

Für die bisherige Nutzung des OPD-Systems lassen sich somit folgende Schwerpunkte festhalten:

- **Aus- und Weiterbildung:** standardisierte Beschreibung psychodynamischer Aspekte von Persönlichkeit und Krankheit
- **Diagnostik:** Gestaltung des diagnostischen Gesprächs und Erarbeitung psychodynamischer Fallformulierung mithilfe standardisierter psychodynamischer Beschreibung
- **Forschung, Qualitätssicherung:** reliables Instrument der Forschung und klinischen Routine
- **Therapeutische Praxis:** Fokussierung psychodynamischer Aspekte im Interesse therapeutischer Zielsetzung und Behandlungsplanung; OPD-basierte psychodynamische Psychotherapien zur differenziellen Bearbeitung konflikthafter und strukturbedingter Foki; Evaluation von Therapieprozess und -ergebnis

1.2 Das Gutachterverfahren in der Richtlinienpsychotherapie

Mit der Einführung der Psychotherapie in die kassenärztliche (heute: vertragsärztliche) Versorgung 1967 wurde das Gutachterverfahren als verbindlicher Bestandteil der Psychotherapie-Richtlinien eingeführt. Dieses Gutachterverfahren dient der Vorab-Prüfung der Notwendigkeit, Wirtschaftlichkeit und Zweckmäßigkeit (§ 12, § 70 SGB V) von im Rahmen der vertragsärztlichen Versorgung durchgeführten Leistungen der Richtlinienpsychotherapie. Das Gutachterverfahren dient damit auch der Qualitätssicherung (vgl. Rüger et al., 2012, S. 83) und tritt an die Stelle der ansonsten in der vertragsärztlichen Versorgung üblichen nachträglichen Wirtschaftlichkeitsprüfung von bereits durchgeführten Behandlungsmaßnahmen. Anders als sonst in der vertragsärztlichen Versorgung entfällt mit der vorangegangenen Begutachtung eine nachträgliche Wirtschaftlichkeitsprüfung. Die Gutachter:in hat die Aufgabe, anhand des über die Krankenkasse weitergeleiteten anonymisierten Berichtes der Therapeut:in dazu Stellung zu nehmen, ob

- die geplante psychotherapeutische Behandlung notwendig ist,
- diese Behandlung einem anerkannten Verfahren entspricht und
- eine sinnvolle und zweckmäßige Behandlungsplanung vorliegt (§ 70 SGB V).

Die Gutachter:in überprüft also anhand des vorgelegten strukturierten Berichts, ob bei der betreffenden Patient:in krankheitswertige Beschwerden im Sinne der Richtlinien vorliegen und ob eine erfolgversprechende Behandlungsplanung vorgetragen wurde. Dabei müssen entsprechend § 12 SGB V die beantragten Leistungen einerseits ausreichend, andererseits aber auch zweckmäßig und wirtschaftlich sein und dürfen das Maß des Notwendigen nicht überschreiten. Zugleich müssen aufseiten der Patient:in die prognostischen Voraussetzungen für einen Behandlungserfolg vorliegen.

Grundlage eines Berichtes an die Gutachter:in ist für (psychodynamisch orientierte) Therapeut:innen eine eingehende (psychodynamische) Diagnostik. Eine operationalisierte psychodynamische Diagnostik (OPD) hat inzwischen auch Eingang in das Diagnostik-Kapitel des Kommentars zu den Psychotherapie-Richtlinien gefunden. Danach ist neben der vorgeschriebenen ICD-Diagnostik auch immer eine verfahrensspezifische (z. B. psychodynamische) Diagnostik notwendig. Und diese sollte hinreichend operationalisiert sein, um eine wenig hilfreiche begriffliche Beliebigkeit zu vermeiden (Rüger et al., 2012, S. 29).

1.3 OPD in der Richtlinienpsychotherapie: Bisherige Erfahrungen

Da zunehmend mehr Therapeut:innen Interesse an und Erfahrung mit der OPD besitzen, lag es für sie nahe, diese Erfahrungen auch in den Bericht zum Antrag einfließen zu lassen. Freilich war man sich unsicher, wie das geschehen könne und wie es vonseiten der Begutachtenden aufgenommen würde.

Von manchen Gutachter:innen wurde die Einführung der OPD als wissenschaftlich fundierte Form der psychodynamischen Beschreibung begrüßt. Von anderen wurde sie kritisiert, weil OPD-Begriffe zuweilen nur erwähnt wurden, ohne dass diese Befunde aus der Lebensrealität der Patient:innen, deren Verhalten und subjektivem Erleben abgeleitet wurden („Es liegt ein Abhängigkeits-Individuations-Konflikt vor.“; bis OPD-2 Autonomie-Abhängigkeits-Konflikt).

In den gutachterpflichtigen Berichten zum Antrag auf Psychotherapie fanden sich in einer Bestandsaufnahme von Rudolf (2001) OPD-Aspekte in 35 % der Texte (25 % betreffen OPD-Konflikte, 20 % OPD-Strukturaspekte, 10 % beides) (Rudolf, 2001). Da bisher diesbezüglich keine Empfehlungen vorlagen, wurden die OPD-Angaben sehr individuell gestaltet. Einzelne Therapeut:innen ergänzten ihren Bericht um einen kompletten OPD-Befund, andere fügten OPD-Aspekte in die Berichtabschnitte „psychischer Befund“, „Psychodynamik“, „psychodynamische Diagnose“, „Therapieplanung“ ein.

Manche der vielgelesenen Ratgeber mahnen zur Vorsicht im Hinblick auf möglicherweise kritische Gutachter:innen. Von diesen wurde zu Recht kritisiert, dass manche Therapeut:innen z. B. den Abhängigkeits-Individuations-Konflikt in einem sehr allgemeinen Sinne zur Beschreibung vielfältiger neurotischer Lebensprobleme in der Auseinandersetzung um Verselbstständigung und Bindung verwendeten (während es sich bei dem Abhängigkeits-Individuations-

Konflikt nach den Definitionen der OPD-1 um einen sehr speziellen, eher schwerwiegenden Konflikt handelt). In der OPD-2 wurde daher diese Begrifflichkeit verändert und für den Konflikt 1 der Terminus Abhängigkeits-Individuations-Konflikt gewählt. Dies wurde auch in der OPD-3 beibehalten. Es hat aber den Anschein, dass viele Therapeut:innen an der ursprünglichen Definition des Autonomie-Abhängigkeits-Konflikts nach OPD-1 festhalten.

Strukturelle Aspekte wurden in etwa 20 % der Berichte beschrieben, am häufigsten zur Charakterisierung des Strukturniveaus, seltener zur Beschreibung spezifischer struktureller Einschränkungen. Eine Diskussion des Strukturniveaus erfolgte i. d. R. im Zusammenhang mit der Behandlungsplanung (ausreichend gutes Strukturniveau, um bestimmte Therapien durchführen zu können) oder im Behandlungsverlauf (zunehmend deutlich werdende strukturelle Einschränkungen, welche Behandlungsmodifikationen notwendig machen).

In OPD-Seminaren lassen die Therapeut:innen immer wieder erkennen, dass sie bemüht sind, ihre Patient:innen generell und speziell im Bericht zum Antrag „zu schützen", indem sie schwerwiegendere Pathologien beiseitelassen. Dazu gehören auch die strukturellen Störungen im Sinne von Persönlichkeitsstörungen, die offensichtlich unterrepräsentiert sind (ca. 3 % Nennung bei zu erwartenden 30 % Vorkommen). Stattdessen wird häufig eine möglichst unangreifbare „neurotische" Konfliktpathologie angeführt (wie z. B. der erwähnte Autonomie-Abhängigkeits-Konflikt in seiner allgemeinen, nicht OPD-spezifischen Bedeutung). Mit einer solchen, eher defensiven Strategie, begründet durch die Sorge vor gutachterlicher Kritik und eventueller Nichtbefürwortung, bleiben die Möglichkeiten der OPD als Instrument der Qualitätssicherung in der Richtlinienpsychotherapie noch zu wenig genutzt.

Deutlich wird, dass sich viele Therapeut:innen für OPD interessieren und z. B. ihre Behandlungen in OPD-Supervisionsgruppen begleiten lassen wollen. Ebenso zeigt sich, dass viele Gutachter:innen eine standardisierte psychodynamische Begrifflichkeit im Sinne der OPD bei richtiger Anwendung für einen Fortschritt der Qualitätssicherung auch in der ambulanten Richtlinienpsychotherapie halten. Daher werden wir im Folgenden nochmals die Grundsätze OPD-basierter psychodynamischer Fallbeschreibung verdeutlichen und darlegen, wo und wie diese in den Bericht zum Antrag integriert werden können.

2 Übersicht zu den Achsen der OPD

Nachfolgend wird in Form von Tabellen und zwei Abbildungen eine Übersicht zu den vier Achsen der OPD-3 gegeben. Darin werden die zentralen Konzepte der OPD aufgelistet und stichwortartig erläutert, sodass damit eine Orientierung für erfahrene OPD-Anwender:innen zur Verfügung steht. Noch nicht Kundige sollten aber unbedingt das ausführliche Manual zur OPD-3 (Arbeitskreis OPD, 2023) hinzuziehen und die vom Arbeitskreis empfohlenen Schulungen in Anspruch nehmen.

Die Übersicht verzichtet absichtlich auf die formaleren Aspekte der OPD-Achsen, vor allem auf die für die diagnostischen Einschätzungen vorgesehenen Skalen und die damit verbundenen Anwendungsvorschriften. Sie konzentriert sich stattdessen auf die dahinterstehenden Konzepte und deren klinischen Bedeutungskern. Dies geschieht zum einen wegen der für den Bericht an die Gutachter:in vorgegebenen Richtlinien, die eher eine qualitative als eine quantitative Erörterung der Patientenproblematik fordern. Die hier dargestellte stärker klinische Orientierung trägt zum anderen auch dem Umstand Rechnung, dass die diagnostische Einschätzung der Patient:in neben der Beschreibung der Psychodynamik, Behandlungsplanung und Prognose nur einen Teilschritt in der Argumentation des Berichtes darstellt. Im Falle ihrer vollständigen Ausführung in der Form des OPD-Standardverfahrens würde ihr ein zu großes Gewicht gegeben.

2.1 Krankheitserleben und Behandlungsvoraussetzungen

Ein geflügeltes Wort schlägt vor, Patientinnen und Patienten insbesondere zu Beginn einer Behandlung „da abzuholen, wo sie stehen“. Dies kann jedoch nur gelingen, wenn Therapeutinnen und Therapeuten in der Lage sind, ein umfassendes Bild ihrer Patientinnen und Patienten zu erfassen. Hier bietet die Achse I der OPD-3 eine Reihe von subjektiven und objektivierbaren Variablen, die sich für Indikationsstellung, Behandlungsplanung sowie das Aushandeln von Behandlungszielen als wichtig erwiesen haben.

Tabelle 2-1 enthält eine Übersicht zu den in der Achse I „Krankheitserleben und Behandlungsvoraussetzungen“ beschriebenen Befundaspekten. In der Standardanwendung der OPD wird verlangt, dass die Ausprägung der meisten dieser Aspekte auf einer 5-stufigen Skala mit Stufen von „nicht/kaum“ bis „sehr hoch“ beurteilt wird. Dieses Vorgehen würde den für den Bericht zum Antrag vorgegebenen Rahmen aus den eingangs genannten Gründen sprengen und ist daher nicht zu empfehlen. Wir schlagen stattdessen vor, die in Tabelle 2-1 aufgeführten Gesichtspunkte in Anamnese und Probatorik als Hilfestellung bezüglich Indikationsstellung und Therapieplanung zu nutzen, die einzelnen Aspekte im Bericht in der Art einer Heuristik zu berücksichtigen und ggf. in den dazu geeigneten Abschnitten zu diskutieren (Kap. 5). Zudem können sie Hinweise auf Bereiche geben, die möglicherweise für eine bessere Einschätzung von Indikation und Prognose noch erfragt werden sollten.

Tabelle 2-1: Achse I „Krankheitserleben und Behandlungsvoraussetzungen".

Befundaspekte	Erläuterungen
Klassifikation: Psychische und Psychosomatische Störungen	
• psychische Störungen/ Verhaltensstörungen • körperliche Erkrankungen	Diagnosen nach ICD oder DSM, aktuelle somatische Erkrankungen, aktuelle Behandlungen, aktuelle Medikation.
Charakteristika: psychische und psychosomatische Störungen	
• Schwere der Störung • GAF (berufliche/soziale Funktion) • EQ-5D (modifiziert)	Objektivierende globale Beurteilung der Störungsschwere unter synoptischem Einbezug körperlicher, psychischer und sozialer (z.B. Beziehungsschwierigkeiten) Problemaspekte; Einschätzung der Funktionsfähigkeit im Alltag sowie körperbezogener Funktionseinschränkungen.
Dauer und Verlauf der Erkrankung/des Problems	
• Dauer der aktuellen psychischen Störung • psychische Vorerkrankungen • Verlaufsform der aktuellen psychischen Erkrankung über die Zeit	Dauer der aktuellen Hauptproblematik; die Erstmanifestation muss nicht am Anfang der aktuellen Störung stehen, wenn es im Anschluss an sie störungsfreie Intervalle gab; psychische und somatische Vorerkrankungen; Verlaufsform bei Beschwerden > 6 Monate.
Krankheitskonzepte	
• somatisches Krankheitskonzept • sozial orientiertes Krankheitskonzept • alternatives Krankheitskonzept • intrapsychisches Krankheitskonzept	Bewusste subjektive Ursachenvorstellungen der Patient:in bezüglich der Erkrankung; eine Orientierung an intrapsychischen Faktoren schließt Beziehungsprobleme ein, sofern die Patient:in eigene Anteile daran reflektiert. Bei der Orientierung an sozialen Faktoren stehen hingegen eindeutig externale äußere Belastungen seitens der sozialen Umwelt (Mobbing, Arbeitsamt etc.) im Fokus, bei „alternativen" Faktoren stehen externale esoterische oder magisch-fatalistische Einstellungen im Zentrum; die Krankheitskonzepte schließen sich nicht gegenseitig aus.
Veränderungs- und Behandlungskonzepte	
• somatisches Veränderungs-/ Behandlungskonzept • äußeres und soziales Behandlungskonzept • alternatives Veränderungs-/ Behandlungskonzept • psychotherapeutisches Veränderungs-/Behandlungskonzept	Die Veränderungskonzepte schließen sich nicht gegenseitig aus, sind aber in der Regel verschieden gewichtet; diese Gewichtung sollte beurteilt werden. Körperlich, sozial oder „alternativ" orientierte Veränderungsvorstellungen sind konkret zu beschreiben (z.B. Medikation; Schuldnerberatung); körperpsychotherapeutische Methoden zählen nicht zu den somatischen. Die gewünschte psychotherapeutische Behandlungsform kann mit Blick auf die genannten Behandlungsvorstellungen differenziert beschrieben werden.

Tabelle 2-1: Fortsetzung

Befundaspekte	**Erläuterungen**
Veränderungsressourcen	
• Leidensdruck • Coping-Ressourcen • psychosoziale Unterstützung • Offenheit	Gesundheits- und therapieförderliche persönliche Haltungen, Fähigkeiten und Eigenschaften (auch im Sinne der Achsen II, III und IV); soziale Integration und Fähigkeit zum Gebrauch des sozialen Umfeldes; Offenheit für eine psychologische Betrachtung der Störung und für entsprechende Anstöße von Therapeut:innen.
Veränderungshemmnisse	
• äußere Veränderungshemmnisse • innere Veränderungshemmnisse • sekundärer Krankheitsgewinn	Hemmnisse beziehen sich auf äußere Faktoren (inkl. einer wahrscheinlich realen Gefahr einer sozialen Schädigung durch Therapieaufnahme), konflikt- und strukturbedingte innere Hemmnisse sowie einen von außen zu beurteilenden sekundären Krankheitsgewinn, der eine problemaufrechterhaltende Komponente beinhalten muss.
Psychotherapie – Veränderungsstrategien und Ziele	
• Symptomreduktion • Reflexion und Klärung • emotionale Unterstützung • aktive Anleitung	Unterschiedliche, individuell geäußerte Veränderungsziele schließen sich nicht aus.

DSM: Diagnostic and Statistical Manual of Mental Disorders, EQ-5D: von der EuroQol-Gruppe entwickelter Gesundheitsfragebogen, GAF: Global Assessment of Functioning, ICD: International Statistical Classification of Diseases and Related Health Problems

2.2 Beziehung

Erlebensperspektiven: Abbildung 2-1 stellt das Schema für die Analyse repetitiver Beziehungsmuster nach OPD-3 dar. Es beschreibt, wie sich in Beziehungen der jeweiligen Patientinnen und Patienten genau jene Reaktionen konstellieren, die diese eigentlich befürchten und vermeiden möchten. Die obere Hälfte bildet die *Erlebensperspektive der Patient:in* ab. Dem rechten Feld werden dabei jene Beziehungsaspekte zugeordnet, die die Patient:in vonseiten der *anderen* erlebt. Das linke Feld enthält Verhaltensweisen, die die Patient:in bei sich *selbst* in Reaktion auf das erlebte Verhalten der anderen erlebt. Im unteren Teil des Schemas werden jene Aspekte des Beziehungsgeschehens abgebildet, die *andere* immer wieder in der Begegnung mit der Patient:in erleben, darunter auch die Untersucher:in (*Erlebensperspektive der anderen*).

Vier Zusammenhänge: Die Pfeile bezeichnen wichtige Zusammenhänge innerhalb des Schemas: In der Erlebensperspektive der Patientinnen und Patienten verläuft die Abfolge der Ereignisse typischerweise von rechts nach links (I. Zusammenhang): Sie schildern erlebte, wiederkehrende Beziehungsakte anderer, die sie als enttäuschend oder feindselig erleben und auf die sie in ihrem Erleben *reagieren*. Aus der Perspektive der anderen und der Untersucher:in verhalten sich die Dinge in der Regel gerade umgekehrt: Was die Patient:in als eigene *Reak-*

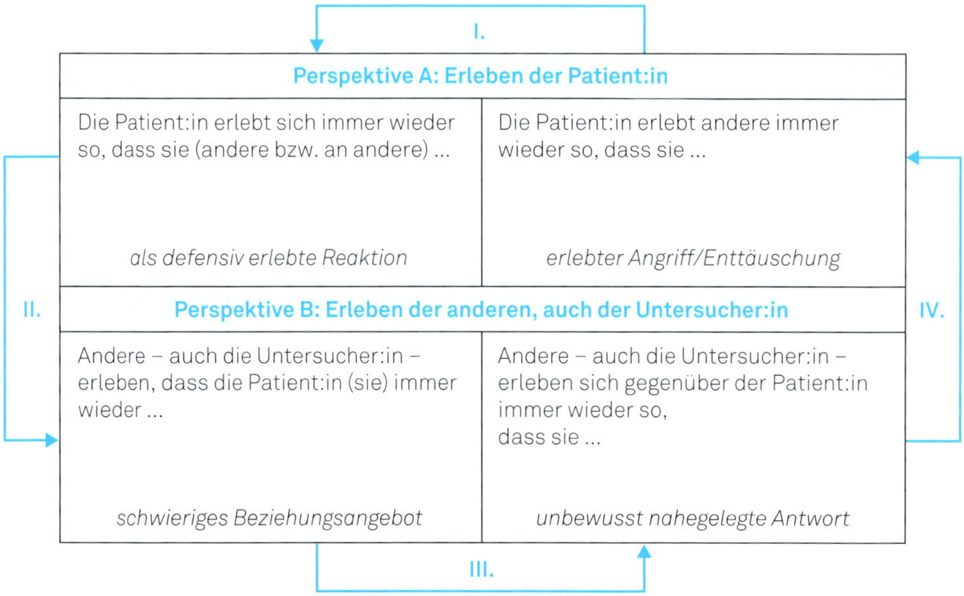

Abbildung 2-1: Achse II „Beziehung“: der beziehungsdynamische Zirkel.

tion auf das Gegenüber schildert und vermittelt, erscheint hier gleichzeitig als problematisches Beziehungs*angebot*, welches das Gegenüber herausfordert und verwickelt (II. Zusammenhang). Hier wird so etwas wie ein „zentrales Missverständnis“ deutlich, das es zu verstehen gilt. Die Patient:in legt mit der eigenen Reaktion im Sinne eines Beziehungsangebotes nämlich bestimmte Reaktionen nahe, die in der Gegenübertragung als Gefühle, Fantasien und Handlungsimpulse erfahrbar werden (III. Zusammenhang). Die Untersucher:in kann nun prüfen: Wie würde es die Patient:in erleben, wenn ich jenen Impulsen nachgeben würde, die mir durch ihr Beziehungsangebot nahegelegt werden? Würde sie mein Verhalten dann genau so oder ähnlich wahrnehmen, wie das Verhalten anderer auch sonst immer wieder erlebt wird? Diese Fragen betreffen den IV. Zusammenhang zwischen den Feldern rechts unten und rechts oben. Wenn diese Verbindung stimmig hergestellt werden kann, ist die Rekonstruktion des beziehungsdynamischen Geschehens abgeschlossen.

In der OPD-3 besteht die Möglichkeit, diese vier Positionen anhand von konkreten Formulierungsvorschlägen genauer einzuordnen sowie das Ausmaß der Dysfunktionalität jeder dieser Verhaltensweisen einzuschätzen. Für Indikationsstellung, Therapieplanung und Psychotherapieantrag reicht oftmals eine erste inhaltliche Einschätzung der zentralen Muster aus.

2.3 Konflikt

Tabelle 2-2 enthält die Übersicht zu der Achse III mit einer kurzen Charakterisierung der 7 Konflikte, die im OPD-3-Handbuch definiert sind. Die Beschreibungen benennen die im Widerstreit stehenden Anforderungen des jeweiligen Konfliktthemas, die von Betroffenen mehr oder weniger gut integriert werden können und dementsprechend unerheblich oder aber bedeutsam für die Psychodynamik ihrer Störung sind. Im konkreten Fall kann eine der beiden Konfliktseiten deutlicher im Vordergrund stehen, während die andere eher im Hintergrund bzw. Verborgenen wirksam ist.

Tabelle 2-2: Übersicht zur Achse III „Konflikt" der OPD-3.

Konflikte	Thema: Unsicherheit und Zweifel bezüglich …	Richtung der Bewältigung im passiven vs. aktiven Modus	Zugehörige Affekte und Bedeutungen
K1 Abhängigkeit vs. Individuation	… der Möglichkeit von Beziehung überhaupt, „Urvertrauen"	existenzielle Abhängigkeit („überhaupt jemanden haben") vs. totale emotionale Unabhängigkeit („niemanden brauchen")	existenzielle Angst und Bedrohung durch Trennung oder aber durch Nähe/Verschmelzung; „mediale" Objektqualität in Beziehungen; Aversion als Distanzierungsaffekt; Erleben von Isolation, Verlorenheit (auch in der Gegenübertragung)
K2 Unterwerfung vs. Kontrolle	… eigener Selbstwirksamkeit, Kontrolle, „Agency"	Gefügigkeit und Unterwerfung (mit untergründigem Widerstand) vs. Rebellion, Kontrolle, Macht	Angst ausgeliefert, hilflos und dadurch beschämt zu sein; deshalb reaktiv offen oder untergründig Ärger, Trotz, Widerstand, Retention, „Dienst nach Vorschrift", lustvolles Kontrollieren und Steuern
K3 Versorgung vs. Autarkie	… der Möglichkeit, etwas bekommen zu können und versorgt/geborgen zu sein	Anlehnung, Anklammern, Bedürftigkeit vs. scheinbare Selbstgenügsamkeit, oft verbunden mit Kümmern um andere (altruistische Abtretung)	Gefühl des Mangels, der Trauer, Sehnsucht, Enttäuschung oder Stolz auf die eigene Belastbarkeit bzw. Nicht-Bedürftigkeit; scheinbar uneigennütziges Engagement für die Bedürftigkeit anderer bei latentem Neid und Enttäuschung
K4 Selbstwertkonflikt	… des Selbstwertes	Stabilisierung des Selbstgefühls durch besonders defizitäre oder idealisierende Selbstzuschreibungen	Angst vor Beschämung, Ideen eigener Minderwertigkeit und Kleinheit oder aber Vorstellungen eigener Grandiosität, Überlegenheit, auch narzisstischer Triumph; narzisstische Wut als Antwort auf Infragestellungen
K5 Schuldkonflikt	… Schuld und Verantwortung	generalisierte Übernahme von Schuld und Verantwortung vs. generalisierte Abweisung von Schuld und Verantwortung	besondere Neigung zu Schulderleben, Bestrafungsängsten, Selbstvorwürfen oder Schuldprojektionen mit Vorwürfen gegen andere; dabei ggf. forcierter Egoismus und Kälte (dann in der Gegenübertragung häufig Schuldzuweisungen und Vorwürfe)

Tabelle 2-2: Fortsetzung

Konflikte	Thema: Unsicherheit und Zweifel bezüglich …	Richtung der Bewältigung im passiven vs. aktiven Modus	Zugehörige Affekte und Bedeutungen
K6 ödipaler Konflikt	… der Wertigkeit der eigenen Geschlechtsidentität	Stabilisierung durch regressive Verleugnung/Verschleierung des geschlechtlichen Selbst vs. forcierte und überdeutliche Herausstellung eines geschlechtlichen Selbst	Gefühle beschämender Unreife und fehlender Teilhabe an einer eigenen Geschlechtsgruppe: deshalb Schüchternheit, Naivität, Kindlichkeit, Farblosigkeit oder aber umgekehrt Sexualisierung, Erotisieren, Dramatisieren, besonderes Rivalisieren
K7 Identitätskonflikt	… der eigenen Identität überhaupt	passive Anpassung unter Verzicht auf Eigenes/auf eine eigene Identität vs. forcierte Übernahme fremder Identitäten	angestrengte Anpassung, Selbst-Zurücknahme, Selbstentfremdung, Farblosigkeit vs. Überidentifizierung, forcierte Verteidigung der übernommenen Identität

In der Standardanwendung der OPD wird verlangt, dass die Bedeutsamkeit eines jeden dieser Konflikte auf einer 4-stufigen Skala mit den Stufen „nicht vorhanden/nicht sichtbar“, „wenig bedeutsam“, „bedeutsam“ und „sehr bedeutsam“ beurteilt wird. Anstelle dieser differenzierenden Einschätzung sollte für den Zweck des Berichts nur geprüft werden, welche Konflikte vorliegen und welches Gewicht sie für die Störung der Patientin bzw. des Patienten haben. Gewöhnlich ist die Auswahl von zwei oder drei Konflikten ausreichend, um die Dynamik einer Störung in ihren zentralen Aspekten zu erfassen. Es ist meist außerdem möglich, eine Hierarchie herzustellen und den „Hauptkonflikt“ bzw. den „zweitwichtigsten Konflikt“ zu benennen.

Zu beachten ist, dass das Gewicht der Konflikte für die Psychodynamik einer Patient:in von dem Grad ihrer strukturellen Beeinträchtigung abhängig ist. Die OPD unterscheidet in diesem Zusammenhang „Konfliktspannungen“, „neurotische Konflikte“ und „Konfliktschemata“.

Konfliktspannung: Im Falle einer „Konfliktspannung“ ist ein bestimmtes Konfliktthema zwar zu erkennen, es kann jedoch auf der Grundlage einer gut integrierten Struktur reflektiert und intrapsychisch reguliert werden, sodass es sich im Verhältnis zu anderen und zur eigenen Person nicht oder kaum störend auswirkt.

Neurotische Konflikte und Konfliktschemata: Der eigentliche Gegenstand der OPD-Konfliktdiagnostik sind die „neurotischen Konflikte“, deren intrapsychische Regulierung weniger gut gelingt und die deshalb zu Problemen im Umgang mit sich und anderen führen. Auch diese setzen eine einigermaßen gefestigte Struktur voraus, während bei noch geringerem Strukturniveau nur noch unscharf konturierte und beliebig wechselnde Konfliktthemen zu erkennen sind, die von der OPD deshalb als „Konfliktschemata“ bezeichnet werden. Für das Verständnis der Psychodynamik sind Konflikte in solchen Fällen weniger bedeutsam, weil die auf Achse IV abgebildeten strukturellen Einschränkungen die Störung besser erklären. Dieser Wechsel in der diagnostischen Blickrichtung kann als Empfehlung wie folgt formuliert werden: Wenn bei schlechterer Struktur ein Konfliktgeschehen sichtbar wird, sollte man sich weniger auf dessen Inhalt als auf die strukturellen Merkmale seiner Ausgestaltung konzentrieren und diese in die OPD-Diagnose aufnehmen bzw. diese als Foki für die therapeutische Arbeit auswählen. Dann kann die Benennung eines Konfliktschemas ausreichend sein.

Dilemma-Konzept: In dem Handbuch OPD-3 ist unter „Zur weiteren Forschung vorgesehen" im Abschnitt 4.4.1 das Dilemma-Konzept zur Erfassung der Psychodynamik psychotischer Erkrankungen aufgenommen. Durch die Positionierung dieses Abschnittes wird eine Zuordnung zur OPD-Konfliktdiagnostik nahegelegt, wobei die Logik eine Weiterführung von Konfliktspannung über neurotischen Konflikt, Konfliktschema zu Konfliktdilemma hin ist. Diese Zuordnung zur Konfliktachse wird hier aus Gründen der Vereinfachung nicht übernommen. Das Dilemma-Konzept ist jedoch für das Verständnis der psychotischen Psychodynamik in vielen Fällen hilfreich und wird deshalb – getrennt von der OPD-Konfliktdiagnostik – in Kap. 2.5.1 dargestellt.

2.4 Struktur

Die Gesamteinschätzung der Struktur ist in Tabelle 2-3 dargestellt. Diese erfolgt mit den sieben Stufen „gut integriert", „gut bis mäßig integriert", „mäßig integriert", „mäßig bis gering integriert", „gering integriert", „gering bis desintegriert" und „desintegriert". Die Festlegung des Gesamtstrukturniveaus ist bei der Antragstellung von eminenter Bedeutung, weil diese anzeigt, ob bei der jeweiligen Patient:in ein konflikthaftes oder strukturelles Geschehen im Vordergrund steht.

Tabelle 2-3: Achse IV: Strukturelle Integrationsniveaus.

Integrationsniveau	Erläuterung
gut integriert	*Stabiles Vorhandensein* der strukturellen Fähigkeiten, die auch unter Belastung stabil zur Verfügung stehen. *Psychischer Innenraum* ermöglicht die differenzierte Wahrnehmung von psychischem Erleben und Austragung intrapsychischer Konflikte. Zentrale Angst: *Verlust der Liebe des Objekts.* Gegenübertragung: *Gewahrwerden von Gefühlsregungen,* die sich auf die Wiederbelebung *biografisch relevanter* Erfahrungen beziehen.
gut bis mäßig integriert	*Gute Verfügbarkeit* der strukturellen Fähigkeiten, die allerdings in einzelnen Bereichen und *gelegentlich zeitweise aussetzen. Unter Belastung* kann es dabei zu einem Verlust der vollen Flexibilität der Fähigkeiten kommen. Gute strukturelle Verfügbarkeit kann auch durch Unterstützung anderer auftreten.
mäßig integriert	*Mangelnde Flexibilität und Einengungen,* es liegt eine dauerhafte *Übersteuerung* vor, gelegentlich kann es zu *Durchbrüchen* mit intensiven Gegenübertragungen kommen. Intrapsychische Konflikte zwischen gieriger Bedürftigkeit und strengen, rigiden, strafenden Normen. Zentrale Angst: vor *Verlust des Objekts* oder *eigenen heftigen Impulsen.* Gegenübertragung: *punktuell schwer aushaltbares Erleben,* das auf relevante Beziehungserfahrungen der Patient:in zurückgeführt werden kann.

Tabelle 2-3: Fortsetzung

Integrationsniveau	Erläuterung
mäßig bis gering integriert	*Deutliche Einschränkungen* der strukturellen Fähigkeiten, die jedoch *unter günstigen Bedingungen* oder mithilfe anderer auf mäßigem Niveau *aufrechterhalten* werden. *Interpersonelle Abwehr* tritt auf. Bei psychotischen Störungen kann es zu begrenzten Realitätsverleugnungen kommen.
gering integriert	*Starke Einschränkungen* der strukturellen Fähigkeiten, entweder dauerhaft oder immer wieder im Zusammenhang mit Belastungssituationen. Seelischer Binnenraum ist wenig entwickelt. Typischerweise herrscht eine *Untersteuerung* vor und es ist ein Vorherrschen *interpersoneller Konflikte* beobachtbar. Sehr *bedürftiges, kränkbares, impulsives Selbst* und bedrohende, verfolgende, sehnsüchtig idealisierte Objekte. *Realitätsverleugnungen* oder *Rückzug* auf Innenwelt möglich. Zentrale Angst: *Vernichtung des Selbst durch das böse Objekt* oder durch den Verlust des guten Objekts. Gegenübertragung: durch *Heftigkeit, Abruptheit und Auswirkungen* der Gefühlsreaktionen über Realpräsenz der Patient:in. Projektive Identifizierung.
gering bis desintegriert	Strukturelle Fähigkeiten sind *kaum noch verfügbar*, eine *gewisse Kompensation* ist ohne Realitätsverleugnung möglich. *Prinzipielle Desintegration*, allerdings phasenweise oder über längere Strecken *Stabilisierung auf geringem Niveau mit Unterstützung* durch andere feststellbar.
desintegriert	Strukturelle Fähigkeiten sind *nicht mehr verfügbar*, Kompensationen sind nur unter *Realitätsverleugnung* möglich. Dauerhaft fehlende Selbstkohärenz und überflutende Emotionalität können durch *Restitution* wie postpsychotische, posttraumatische oder psychopathische Organisationsformen überdeckt werden. Selbst- und Objektbilder erscheinen *konfundiert*, empathische Objektwahrnehmung ist oft unmöglich, Verantwortung für eigenes impulsives Handeln wird nicht erlebt. Möglich bei *psychotischen Erkrankungen* und *antisozialen Persönlichkeiten*. Man beobachtet *interpersonelle Abwehr, Realitätsverleugnungen, symbiotische Beziehungen oder deren Vermeidung*. Zentrale Angst: vor eher medial als objektal erscheinenden *unheimlichen Objekten* und vor *Ich-Verlust* sowie *Selbstauflösung*. Gegenübertragung: Erleben des *Unverständlichen, Befremdlichen, Unheimlichen*.

Tabelle 2-4 enthält die Darstellung der Achse IV „Struktur" in ihrer inhaltlich differenziertesten Form mit der Unterscheidung von 27 Einzelaspekten. In der Standardanwendung der OPD sind jeweils drei dieser Aspekte in einer Skala zusammengefasst und ebenso wie die Gesamtstrukturniveaueinschätzung auf den vier bzw. sieben Stufen einer Skala von „gut integriert", „mäßig integriert", „gering integriert" und „desintegriert" einzuschätzen. In Tabelle 2-4 werden die Strukturaspekte kurz so charakterisiert, dass stichwortartig beschrieben wird, wie sie sich im Falle eines besseren bzw. schlechteren Niveaus der Struktur darstellen. Die Darstellungsform von 27 Einzelaspekten wird gewählt, weil dieser Grad der Differenzierung für die klinische Verwendung ausreichend konkret ist und sich damit für die Bestimmung therapeutischer Foki anbietet.

Tabelle 2-4: Achse IV: Darstellung der strukturellen Foki.

Einzelaspekte	Im Falle eines besseren bzw. schlechteren Strukturniveaus
Selbstwahrnehmung	
ST1.1 Selbstreflexion	• weniger differenziertes Selbst- und Körperbild, widersprüchliche Selbstaspekte unverbunden, einige Selbstaspekte befremdlich im Vordergrund, bis hin zu völligem Fehlen der Reflexion des Selbst als Urheber • Abwehr von Rückmeldungen, zunehmend Einbrüche im Selbstbild bis hin zu völligem Ignorieren/Ausblenden
ST1.2 Affektdifferenzierung	• weniger bis keine differenzierte und variable Affektwahrnehmung, stattdessen Überwiegen undifferenzierter Affektzustände • geringe Fähigkeit bis hin zur Unfähigkeit zur Integration und Tolerierung ambivalenter Affekte • Loslösung der Affekte von Situation und Kontext, keine Handlungssteuerung durch Affekte mehr möglich
ST1.3 Identität	• Auftreten unverbundener und fantasierter Selbstaspekte, die nicht integriert werden können • reduzierte Komplexität des Selbstbildes; die kognitiv-emotionale Erfahrung des Selbst ist zunehmend schwarz-weiß oder diffus • Auftreten von Wechseln im Selbstbild; die Person hat verschiedene Gesichter und verändert sich abrupt oder erscheint fixiert in fantasierten Ersatzbildungen
Objektwahrnehmung	
ST1.4 Selbst-Objekt-Differenzierung	• unsichere Zuordnung von Affekten, Impulsen und Gedanken, Konfundierung bis hin zu Verwechslung oder Fusion • unsichere bis fehlende Abgrenzung und Fähigkeit, den anderen vom Selbst zu unterscheiden
ST1.5 objektbezogene Affektdifferenzierung	• weniger bis keine differenzierte und variable Affektwahrnehmung mehr möglich; Verzerrung in Richtung negativer oder inadäquater Affekte • Loslösung der zugeschriebenen Affekte von Situation und Kontext • Nichtverstehen des Verhaltens anderer; inadäquate Erklärung des Verhaltens anderer
ST1.6 integrierte Objektwahrnehmung	• Verlust der Kohärenz mit Schwarz-Weiß-Sicht und Fragmentierung • Verzerrung des Bildes des anderen bis hin zur Beliebigkeit oder Fehlen der Wahrnehmung des anderen • Auftreten von häufigen oder abrupten Wechseln in der Wahrnehmung des anderen
Selbstregulation	
ST2.1 Impulssteuerung	• Unangemessenheit bei der Berücksichtigung von Impulsen und Wünschen entweder in Form von Übersteuerung oder Untersteuerung • Rigidität oder Scheitern des Aufschiebens • Angst vor Kontrollverlusten und/oder reales Auftreten von Kontrollverlusten

Tabelle 2-4: Fortsetzung

Einzelaspekte	Im Falle eines besseren bzw. schlechteren Strukturniveaus
ST2.2 Affekttoleranz	• Ausagieren oder Ausblenden von intensiven Affekten • Verlust der Fähigkeit zur Toleranz ambivalenter Affekte und Auftreten undifferenzierter Affekte • weniger gegenregulatorische Strategien und Überflutung durch Affekte, u. U. fehlendes Affekterleben oder Externalisierungen
ST2.3 Selbstwertregulierung	• Beeinträchtigung der Stabilität des Selbstwertgefühls mit übermäßiger Kränkbarkeit bis hin zu Bedrohungen des Selbst • sehr starker Wechsel von Idealisierung und Entwertung oder Rigidität mit extremen Festschreibungen des Selbsterlebens • dysfunktionale Versuche der Wiederherstellung des Selbstwertes mit starken Verzerrungen in Bezug auf das Selbst und die Objekte
Beziehungsregulation	
ST2.4 Beziehungen schützen	• Aus-dem-Blick-Verlieren des anderen • Unfähigkeit, die Beziehung mit konstruktiven Mitteln zu schützen
ST2.5 Antizipation	• Unmöglichkeit zu antizipieren bis zur Verzerrung durch realitätsferne innere Überzeugungssysteme und Desorganisation • Unfähigkeit, die Konsequenzen des eigenen Verhaltens auf andere zu antizipieren • Verlust der Möglichkeit, sich in andere hineinzuversetzen, und Entstehung dysfunktionalen und realitätsfernen oder autistischen Beziehungsverhaltens
ST2.6 Interessenausgleich	• Verzerrung der eigenen Interessen und im Extrem völliges Übersehen oder Überhöhung auch von Fremdinteressen • Brüchigkeit des Wertesystems bis hin zu realitätsfernen Ideenwelten, die das Handeln leiten • Einengung des Handlungsspielraums durch rigide, die Situation nicht berücksichtigende Wertebindung oder Aufhebung wertegeleiteten Handelns durch extreme Flexibilisierung des Wertesystems • unangemessen starkes Schulderleben oder aber Verlust von Schuld- und Reuegefühlen
Abwehr	
ST3.1 Lebens- und Erlebensmöglichkeiten	• Verlust von Lebens- und Erlebnismöglichkeiten; Impulse, Affekte, Fantasien müssen vom Erleben ferngehalten werden, polarisieren, überfluten oder fragmentieren
ST3.2 Interpersonalität	• interpersonelle Abwehr und Verlust der Fähigkeit zu intrapsychischer Abwehr • unflexible Abwehr • Verzerrung der Realitätswahrnehmung bis hin zu ausschließlich konstruierten sozialen Welten

Tabelle 2-4: Fortsetzung

Einzelaspekte	Im Falle eines besseren bzw. schlechteren Strukturniveaus
ST3.3 Mechanismen	• Auftreten unreifer Mechanismen wie Spaltung, Idealisierung, Entwertung, projektive Identifizierung, autistisch anmutender Rückzug bis hin zur Aufgabe des Realitätsbezugs • Verlust der Adaptivität und Anstieg der Dysfunktionalität
Kommunikation nach innen	
ST4.1 Affekte und Fantasien	• Rigidität der Affekte bis hin zu Überflutung oder völliger Ausblendung • Vorherrschen einseitiger Affekte bis hin zur massiven und dauerhaften Beeinträchtigung des Affekterlebens • Verlust von Lebendigkeit und Neugier, stattdessen zunehmendes Erleben von Bedrohung oder realitätsferner Verheißung, im Extremfall Verlust der Wahrnehmung des Mentalen • Verschwimmen von Fantasie und Realität, bedrohliches und ängstliches oder von der Realität entkoppeltes verheißungsvolles Erleben der Fantasien • Unfähigkeit, kreative Lösungsansätze ohne Aufgabe der Realität zu entwickeln
ST4.2 lustvolles Erleben	• Unfähigkeit, Körper und Sexualität als lustvoll zu erleben, stattdessen Vermeidung oder Bedrohung und Überflutung durch das innere Erleben • Verlust der Fähigkeit, nicht sexuelle Genüsse lustvoll zu erleben
ST4.3 Körperselbst	• Gefühl der Starrheit und Last • Fragmentierung des Körpererlebens • Entfremdung des Körpererlebens • Fixierung in der Beobachtung des eigenen Körpers • Vernachlässigung und Schädigung des Körpers
Kommunikation nach außen	
ST4.4 emotionale Kontaktaufnahme	• Vermeiden oder Scheitern der emotionalen Kontaktaufnahme • Reduktion der affektiven Modulation von Kommunikation • Verletzbarkeit und kommunikative Unklarheit
ST4.5 Intimität	• Probleme, Sexualität und liebevolle Gefühle zu verbinden • Schwierigkeit, Abhängigkeit positiv zu erleben oder überhaupt zu ertragen • Einseitigkeit, Ökonomisierung und Starrheit beim Geben und Nehmen • Schwierigkeit, sich angstfrei zu öffnen und den anderen zu erleben
ST4.6 Empathie	• Unfähigkeit zur Einfühlung in das Gegenüber • Probleme, sich die Welt des anderen zu eigen zu machen • Unfähigkeit, Verstehen und Anteilnahme einfühlsam mitzuteilen
Bindung an innere Objekte	
ST5.1 Internalisierung	• Instabilität und Desintegration der inneren Bilder durch starke Verlustängste bis hin zu bedrohlichen Objektvorstellungen • Unsicherheit, ob andere für einen da sein können; zunehmende Schwierigkeit, ohne Realpräsenz des Objekts diesem eine emotionale Bedeutung zuzuschreiben, Angst vor Vernichtung und/oder Verschmelzung

Tabelle 2-4: Fortsetzung

Einzelaspekte	Im Falle eines besseren bzw. schlechteren Strukturniveaus
ST5.2 Introjekte nutzen	• Unfähigkeit, sich zu beruhigen, da innere Bilder von anderen antreibend, kritisierend, vernachlässigend, bedrohlich sind • Unfähigkeit, sich Mut zu machen oder für sich zu sorgen, da hilfreiche innere Bilder entweder nicht genutzt werden oder nicht zur Verfügung stehen • Unfähigkeit, es gut mit sich selbst auszuhalten, im Reinen zu sein, sich zu mögen; dies wird oft deutlich, wenn eine Person auf sich selbst zurückgeworfen ist, insbesondere in Situationen des Alleinseins
ST5.3 Variabilität	• Tendenz, bestehende Unterschiede nicht wahrzunehmen, sodass das Gegenüber zunehmend austauschbar wird bis hin zu realitätsfernen, fantasierten inneren Bildern • Funktionalisierung von Beziehungen und selbstbezogene innere Bilder, die wenig variabel und von Spaltung oder Fragmentierung charakterisiert sind • Präsenz von dyadischen Beziehungen bis hin zum Vorherrschen austauschbarer, klischeehaft anmutender innerer Bilder und fehlender Triangulierungsfähigkeit
Bindung an äußere Objekte	
ST5.4 Bindungsfähigkeit	• Überhöhung der emotionalen Bedeutsamkeit der Objekte bis hin zu symbioseartigen Beziehungen, oder aber ausgeprägte Vermeidung von Kontakten • Bedrohung durch andere, die emotionale Bedeutung erlangen • Vermeidung von Abhängigkeit, dysfunktionale Kontrolle des Objekts oder völlige Aufgabe der Eigenständigkeit
ST5.5 Vertrauen	• Färbung der Erwartungen an die Objekte durch eigene Wünsche bis hin zu ausgeprägtem, habituellem Misstrauen; alternativ dysfunktionales Sichausliefern • Schwierigkeiten, andere realitätsgerecht als glaubwürdig und verlässlich einzuschätzen, bis hin zur Unfähigkeit, sich überhaupt vorstellen zu können, dass andere das meinen, was sie sagen • ängstliche, misstrauische oder aggressive Zurückweisungen der Unterstützungsangebote anderer trotz Bedürftigkeit
ST5.6 Bindung lösen	• Anklammern und/oder Verleugnen von realen Verlusten bis hin zu plötzlichen, schwer nachvollziehbaren Trennungshandlungen • massive innere und äußere Reaktionen oder aber Vermeidung bzw. Verleugnung affektiver Reaktionen auf Trennung und Verlust

2.4.1 Variabilität der Verfügbarkeit struktureller Fähigkeiten

Eine grundlegende Annahme von Strukturkonzepten ist, dass das Strukturniveau einer Persönlichkeit relativ zeitstabil und bereichsübergreifend wirksam ist. Auch wenn diese Annahme insgesamt zutrifft, kann es in manchen klinischen Situationen zu einer auffälligen Verbesserung oder Verschlechterung der Verfügbarkeit einzelner Funktionen oder auch des Zugriffs in unterschiedlichen Lebensbereichen kommen. Dies kann eine Folge von Belastungen, spezifischen Erkrankungen oder auch Behandlungen sein.

Variabilitätsrating: Um diesen Phänomenen besser gerecht zu werden, wurde in der OPD-3 ein sogenanntes Variabilitätsrating eingeführt (Abbildung 2-2). Wenn es klinisch bedeutsame Unterschiede auf der Zeitachse („horizontal") gibt, kann dies nun im OPD-Befund abgebildet werden. Auch können, wenn die Veränderung oder auch „Auslenkung" länger als 6 Monate besteht und dabei eine Auswirkung auf das alltägliche Leben (Beruf, Beziehungen etc.) hat, Unterschiede im Zugriff auf strukturelle Funktionen in unterschiedlichen Lebensbereichen („vertikal") benannt werden. Dies ist unter anderem bei Traumafolgestörungen, Psychosen, Substanzkonsumstörungen, aber auch man-

Zeitliches Variabilitätsrating							
Variabilität des Strukturniveaus	nein ⓪			ja ①			n.b. ⑨
Weiter, falls ja ①:							
aktuelles Strukturniveau	Ausgangsniveau ⓪		schlechter ①		besser ②		n.b. ⑨
Ausmaß der Variabilität	± 1 ○		± 2 ○		± 3 ○		n.b. ⑨
Dauer der Auslenkung(en)	< 3 ○ Monate	3–6 ○ Monate	6–12 ○ Monate	1–2 ○ Jahre	> 2–3 ○ Jahre	> 3 ○ Jahre	n.b. ⑨
Ursache der Auslenkung (Erkrankung/Traumatisierung)							n.b. ⑨
Auslenkung des Gesamtstrukturniveaus in den verschiedenen Lebensbereichen							
Divergente Strukturniveaus	nein ⓪		ja ①				n.b. ⑨
Besseres Funktionieren	**Lebensbereich**			**Schlechteres Funktionieren**			
○	Herkunftsfamilie			○			
○	Partnerschaft/Familie			○			
○	Beruf			○			
○	Soziales Umfeld			○			
○	Besitz			○			
○	Körper/Sexualität			○			
○	Erkrankungen			○			
Ursache der Variabilität (Erkrankung/Traumatisierung)							

Abbildung 2-2: Das Variabilitätsrating der OPD-3-Strukturachse.

chen organischen Erkrankungen besonders relevant.

Somit kann eine im Beruf stehende, den Alltag gut bewältigende Person, die schwere psychotische Episoden hat, genauso gut dargestellt werden wie ein langzeitig erkrankter Mensch, der gar keine Interpersonalität – menschliche Nähe – mehr aushalten kann.

2.5 Neuerungen zur besseren Erfassung von Menschen mit Psychosen

In der bisherigen OPD-Diagnostik waren Menschen mit schizophrenen und auch mit affektiven Psychosen in ihren spezifischen Eigenschaften nicht gut darzustellen. Dies führte dazu, dass die OPD bei diesen Patientinnen und Patienten meist nicht angewendet und in der Antragsformulierung darauf verzichtet wurde. Seit 2014 besteht jedoch für Menschen mit schizophrenen und affektiven Psychosen in jeder Phase und unabhängig von der Schwere der Erkrankung eine Indikation zur Richtlinienpsychotherapie (G-BA, 2014), weshalb auch eine bessere Darstellbarkeit in der OPD notwendig erschien. Im OPD-3-Handbuch wurden daraufhin zwei wichtige Neuerungen eingeführt. Auf der Konfliktachse ist nun mit der Beschreibung von Dilemmata eine Erfassung des spezifischen Kernproblems der Psychosen möglich. Zudem trägt die differenzierte Beurteilung der Variabilität der Struktur der spezifischen Situation von Menschen mit Psychosen besser Rechnung.

2.5.1 Dilemmata

In der OPD-3 wird im Kapitel 4.4 „Zur weiteren Forschung vorgesehen" versucht, den neurotischen Konflikt über das Konfliktschema zu sogenannten „Dilemmata" weiterzuführen. Das Dilemma-Konzept ist in der Tradition von 2-Polaritäten-Modellen von Mentzos (2017) im Kontext psychotischer Störungen ausformuliert worden. Es erfasst das Konstrukt als Disposition (Bröcker et al., 2023), als akuten Zustand einer Psychodynamik im Rahmen einer psychischen Erkrankung (Mentzos, 2002) sowie als handlungsleitendes Konzept (von Haebler, 2015; von Haebler et al., 2022).

Dilemma-Konzept: Das Dilemma-Konzept ist von neurotischen Konflikten oder auch Konflikt-Schemen insbesondere dadurch abzugrenzen, dass basale psychische Themen nicht oder kaum repräsentiert werden können. Ein intrapsychischer Raum, wie er zur inneren oder zwischenmenschlichen Konfliktbearbeitung erforderlich wäre, ist gewissermaßen kollabiert bzw. nicht existent. So werden scheinbar alltägliche Begebenheiten oder auch zwischenmenschliche Begegnungen als existenziell bedrohlich erlebt. Strukturkonzepte werden durch das Dilemma-Konzept um die Möglichkeit ergänzt, die Funktionalität von Symptomen, darunter auch psychotischen Symptomen, in einen Bedeutungszusammenhang zu zentralen Lebensthemen zu setzen: Mentzos (2017, S. 206) beschreibt in diesem Kontext, dass Wahn und Halluzination „keine passiv erlittenen [...] Mängel oder Defizite" sind, sondern „unbewusst mobilisierte [...] Schutz-, Kompensierungs- und Abwehrmechanismen".

Zwar ist aufgrund fehlender longitudinaler Daten unklar, inwiefern sich bei Menschen mit psychotischen Störungen Dilemma-Dispositionen von neurotischen Konfliktthemen oder einer Kombination von Konflikt-Schemen und gering integriertem Strukturniveau unterscheiden. Dennoch ist der Fokus des Dilemma-Konzeptes auf Intensität und Bedrohlichkeit von bestimmten Konstellationen aus einer psychodynamischen Perspektive für individuelles Verstehen, Fallkonzeptualisierung und Therapieplanung hilfreich.

Beispiele: In der Konstellation eines *Nähe-Distanz-Dilemmas*, wie es sich zum Beispiel häufiger bei Erkrankungen aus dem schizophrenen

Formenkreis zeigt, stellt sich die Annäherung an oder Trennung von einem wichtigen Menschen als eine existenzielle Situation dar. Der andere – das Objekt – ist einerseits überlebensnotwendig, andererseits vernichtend: Beziehungen bedrohen das Ich mit Verschmelzung, sodass die Aufrechterhaltung einer eigenen Identität nur um den Preis absoluter Beziehungslosigkeit möglich scheint. Diese Beziehungslosigkeit ist aber in gleichem Maße existenziell bedrohlich, da völlige Isolation ebenfalls eine Form der Vernichtung darstellt. Damit schließen sich Ich-Gefühl und Beziehung wechselseitig aus und das zeitgleiche Aufrechterhalten einer Identität und Beziehung zu anderen Menschen erscheint auch real kaum möglich. In diesem Dilemma können etwa Wahn und Halluzination auch als Antwort auf die Unauflöslichkeit dieses Widerspruches verstanden werden.

Ähnlich verhält es sich beim *Selbstwertdilemma:* Hier ist eine Koexistenz von Selbst- und Objektwert im psychischen Binnenraum nicht möglich, sodass es nur zwei vermeintliche „Lösungen" gibt: Entweder die absolute Herrschaft eines archaischen, strengen und mächtigen Über-Ichs mit einer vernichtenden Wirkung auf den Selbstwert oder das „Über-Bord-Werfen" des Über-Ichs und die Überhöhung des Selbstwertes, also eine uneingeschränkte Herrschaft des Größenselbst (Lempa et al., 2017), was in der Praxis öfters bei bipolaren Störungen sichtbar wird.

Variabilitätsrating: Im Kontext psychotischer Störungen lassen sich häufig bestimmte Lebensbereiche oder umschriebene Themen identifizieren, bei denen es unter Belastung zum Einbruch der psychosozialen Funktionsfähigkeit kommen kann. In diesen Lebensbereichen zeigen sich dann die strukturellen Fähigkeiten, etwa die eigene Identität oder auch den Selbstwert zu erhalten, besonders stark beeinträchtigt, während sie in anderen Facetten deutlich besser zur Verfügung zu stehen scheinen. In der Strukturachse zeigen sich deshalb spezifische Schwierigkeiten in der Darstellung des Befundes bei Menschen mit Psychosen. Ein durchgängiges Rating auf niedrig oder desintegriertem Integrationsniveau kann zwar vielleicht eine akute Situation erfassen, beschreibt aber die tatsächlichen Gegebenheiten nur unzureichend, was Folgen für die Fallkonzeptualisierung und Therapieplanung hat. Um die unterschiedliche Ausprägung der Strukturbeeinträchtigung in verschiedenen Lebensbereichen besser darstellen zu können, wurde in der OPD-3 das bereits weiter oben beschriebene „Variabilitätsrating" eingeführt, bei welchem zudem auch die Dauer des Einbruchs struktureller Funktionen beschrieben werden kann (s. Kap. 2.4.1 und Abbildung 2-2).

3 Von der Diagnostik zum OPD-Befund

3.1 Grundsätze der psychodynamischen Diagnostik

Die bisherige psychoanalytische und psychodynamische Diagnostik gründet in der Praxis hauptsächlich auf der Methode des psychoanalytischen Erstinterviews (Argelander, 1970) und der biografischen tiefenpsychologischen Anamnese (Dührssen, 2011). Aus Letzterer ist der Bericht zum Antrag auf tiefenpsychologisch fundierte und analytische Psychotherapie abgeleitet. Unterschiedliche Modelle sind im Laufe der Jahrzehnte zur analytisch/psychodynamischen Diagnostik entwickelt worden, die alle auf der Psychoanalyse gründen (vgl. zusammenfassend Janssen, 1994; Janssen & Schneider, 2009; Arbeitskreis OPD, 2023). Da der psychodynamische Befund auch Ausgangspunkt differenzieller psychodynamisch-psychotherapeutischer Behandlungsstrategien und Interventionen bei psychischen und psychosomatischen Störungen ist, ist die psychodynamische Diagnostik von besonderer Bedeutung für die Berichte zur Antragstellung zur Richtlinienpsychotherapie bei den psychodynamischen Verfahren.

Abbildung der Achsen: Zur Erfassung des OPD-Befundes wurde eine neue Form des psychodynamisch-diagnostischen Interviews konzipiert. Dieses ermöglicht ein besseres Abbilden der Achsen (vgl. Dahlbender et al., 2004; Janssen et al., 1996; Schauenburg et al., 1998; Arbeitskreis OPD, 2023)

- Krankheitserleben und Behandlungsvoraussetzungen,
- Beziehung,
- Konflikt und
- Struktur.

Das Interview zur Operationalisierten Psychodynamischen Diagnostik verwendet zum einen die unstrukturierte Gesprächsführung, wie es im psychoanalytischen Interview üblich ist. Das OPD-Interview soll auch eine Bühne für die Inszenierungen der Patient:in sein. Um eine differenzielle Indikation ableiten zu können, wurde das OPD-Interview erweitert um die mehr strukturierende und explorative Untersuchungstechnik der biografischen tiefenpsychologischen Anamnese (Dührssen, 2011; Rudolf, 1981). Sie soll auf der Basis der Exploration der lebensgeschichtlichen Entwicklung und der erlebten sozialen Situationen in Familie, Paarbeziehung, Beruf u.a. zu einer Hypothese über das Zusammenwirken infantiler Erfahrungen und aktueller Lebenssituation und Symptombildung sowie zu einer Einschätzung der strukturellen Fähigkeiten und deren Einschränkungen in der psychodynamischen Diagnose kommen.

Diese Aspekte des OPD-Interviews finden sich auch in dem strukturellen Interview Kernbergs (1981), welches er für strukturell schwer gestörte Borderline-Persönlichkeitsstörungen konzipierte. Kernberg unterscheidet ein neurotisches Funktionsniveau von einem Borderline- und einem psychotischen Funktionsniveau der Persönlichkeitsorganisation. Die Differenzierungsmerkmale wie Identität, Selbst-Objekt-Differenzierung, Niveau der Abwehrmechanismen, Realitätskontrolle und Gestalt der Übertragung sind auch in die Strukturachse der OPD eingegangen. Das Interview hat ebenso wie das OPD-Interview einen phasischen Verlauf, darin wechseln unstrukturierte Phasen mit explorativen Phasen ab. Fokussiert wird besonders auf die interpersonellen Konstellationen und die Übertragung/Gegenübertragung (Erfassung von Dyaden).

Für die Beziehungsachse gab das Beziehungsepisoden-Interview nach Luborsky zur Ermittlung des Zentralen-Beziehung-Konflikt-Themas (ZBKT) eine gute Basis (Luborsky & Kächele, 1988).

Für die Erhebung von Struktur-, Konflikt- und Beziehungsvariablen, aber auch von Krankheitserleben und Behandlungsvoraussetzungen ist von der OPD-Arbeitsgruppe eine Interviewführung entwickelt worden, die neben der Gewinnung von Basisinformationen zu den einzelnen Achsen auch der Entwicklung der Übertragungsprozesse, des Abwehrverhaltens, der Erfassung biografischer Daten und der psychogenetischen Entwicklung Raum lässt. Damit weicht das OPD-Interview von der Praxis explorativer Diagnostik der ICD-Diagnostik ab und ist in der Reihe der psychoanalytisch-diagnostischen bzw. psychodynamischen Verfahren ein semistrukturiertes Verfahren. Die jeweilige OPD-Interviewer:in muss für sich orientiert an der Störung der Patient:in entscheiden, wie viele strukturierende, fokussierende, explorative Interviewphasen erforderlich sind und wie viele frei-assoziative Phasen.

Rahmenbedingungen und Ziele: Die Durchführung des OPD-Interviews ist nicht nur abhängig von dem Störungsbild der Patientin oder des Patienten, sondern auch von den jeweiligen klinischen Rahmenbedingungen und diagnostischen Zielen. Bezüglich der Rahmenbedingungen kann das Erstinterview in der Praxis anders verlaufen als in der Ambulanz einer Klinik, wo es häufig zur Abklärung von Indikationsstellung und Therapievermittlung herangezogen wird. Wiederum anders wird es im Konsiliardienst sein. Das in zahlreichen Untersuchungen überprüfte OPD-Interview ist so variabel, dass es den verschiedenen Zielsetzungen und Rahmenbedingungen gerecht werden kann. Für die psychoanalytisch begründete Richtlinienpsychotherapie ist das OPD-Interview so zu führen, dass die erhobenen Daten zum Konflikt, zur Struktur, zur Beziehung wie auch zur Behandlungsmotivation und Prognose für einen begründenden Bericht genutzt werden können (s. Kap. 6).

3.2 Voraussetzungen für die Durchführung eines OPD-Interviews

Zeitplan: Als Zeitstruktur für das OPD-Interview sind in der Regel 1–1½ Stunden vorgesehen. Wir empfehlen, bei der Erstbegegnung keine Termine unter 50 Minuten anzubieten, da in diesem Zeitraum am ehesten ein beziehungsdynamischer Prozess zustande kommt. Es können auch mehrere diagnostische Sitzungen (2–5 Sitzungen à 50 Minuten) erforderlich werden, um die Beziehungsdynamik, Konflikt und Struktur zu erfassen. Dieses Vorgehen lässt sich am ehesten in den sog. psychotherapeutischen Sprechstunden und/oder den probatorischen Sitzungen in der Richtlinienpsychotherapie realisieren. Die probatorischen Sitzungen werden als diagnostische Phase verstanden, in deren Verlauf auch der Therapieplan entwickelt werden kann, der im Bericht zum Antrag ausgeführt wird.

Patient:innen: Die Voraussetzung seitens der Patient:in für ein OPD-Interview nach dieser Zeitstruktur ist, dass sie von ihrer psychischen Verfassung her in der Lage ist, einen solchen Zeitraum auch zu nutzen. Bei einer akuten Symptomatik – z. B. Panikanfällen, akute Erregungszuständen, starkem psychotischem oder depressivem Rückzug in die Innere Welt u. a. – wird die Patient:in kaum in der Lage sein, sich reflektierend auf ein beziehungsdynamisches Interview einzulassen. Dann ist eher auf eine explorative Haltung umzuschalten oder das Interview zu einem späteren Zeitpunkt nach Entaktualisierung durchzuführen. Vielleicht helfen auch Kriseninterventionen oder vorbereitende kurze Gespräche, die die Patient:in auf ein OPD-Interview einstimmen.

Psychotherapeut:innen: Es gibt auch Voraussetzung auf der Seite der Psychotherapeut:in. Sie muss ein psychodynamisches Grundverständnis in der Krankheitstheorie und der Behandlungstechnik haben, Kenntnisse und Erfahrung für die Erkennung und das Verstehen der szenischen Interaktionen und der Übertragung mitbringen und die Gegenübertragung reflektieren können. Sie muss die Grundeinstellung, zwischen beziehungsdynamischen und explorativen Interviewhaltung zu wechseln, geübt haben. Über diese psychodynamische Haltung hinaus muss sie die OPD-Achsen im Kopf haben und ihre Interventionen daran orientieren.

Im OPD-Interview kann nur eine Einschätzung der Kernsymptome nach ICD-10 oder ICD-11 erfolgen (s. Tabelle 3-1 und Tabelle 3-2). Für eine vertiefende Exploration der Symptomatik und der ICD-Diagnostik sollte eine getrennte Sitzung vorgesehen werden. Falls es erforderlich ist, ist die Diagnostik nach ICD-10 bzw. ICD-11 auch durch Symptom-Checklisten zu vervollständigen.

3.3 Die Phasen des OPD-Interviews

Die prototypische Strukturierung eines OPD-Interviews enthält fünf Phasen (vgl. Arbeitskreis OPD, 1996, 2006, 2023):

- **1. Phase:** Eröffnung des Gespräches
- **2. Phase:** Ermittlung von dysfunktionalen Beziehungserfahrungen, Beziehungsepisoden
- **3. Phase:** Ermittlung des Objekterlebens und der erlebten wie faktischen Lebensgestaltung: primäre Bezugspersonen, eigene Familie, Paarbeziehung, Beruf
- **4. Phase:** Ermittlung von Selbsterleben und der erlebten wie faktischen Gegenwart und Vergangenheit: Körper, Sexualität, Traumatisierungen
- **5. Phase:** Psychotherapiemotivation, Behandlungsvoraussetzung, Einsichtsfähigkeit und Beendigung des Interviews

Diese Phaseneinteilung ist natürlich ein idealtypisches Konstrukt. In den Interviews kann sie variieren, z. B. können Beziehungsepisoden und Beziehungserfahrungen während des gesamten Interviews erhoben werden und Selbstschilderungen können vor den Beziehungsepisoden geschildert werden.

Erstgespräch: Für das Interview ist des Weiteren zu bedenken, dass sich während des Erstgesprächs möglicherweise nicht alle Aspekte der OPD beantworten lassen. Erstgespräche haben in der Regel Schwerpunkte, die von der Patient:in, aber auch von der Wahrnehmungseinstellung der Therapeut:in abhängig sind. So gibt es Interviews, in denen insbesondere die Strukturstörung im Vordergrund steht, und es gibt Interviews, in denen Beziehungsepisoden und Konflikte im Vordergrund stehen. Aus Sicht der OPD haben Strukturstörungen im Vergleich zu Konfliktstörungen sowohl in Bezug auf die Diagnose als auch die Therapieplanung mehr Bedeutung, sodass bei Hinweisen auf strukturelle Einschränkungen angeraten wird, diese vorrangig zu explorieren.

Erst nach Abschluss der gesamten Untersuchung kann beurteilt werden, welche Bedeutung Strukturprobleme und unbewusste Konflikte für die jeweilige Störung haben.

3.3.1 Eröffnung des Gespräches

In der Eröffnung sind der Patientin oder dem Patienten das Ziel des Gesprächs und der Zeitrahmen mitzuteilen:

„Für dieses Gespräch haben wir eine knappe Stunde Zeit. Ziel des Gesprächs ist es, mit Ihnen ein Verständnis Ihrer Erkrankung herauszuarbeiten. Dazu werden wir uns auch Ihre Lebensentwicklung anschauen und verschiedene Lebensbereiche besprechen. Vielleicht beginnen Sie damit, welche Beschwerden Sie haben."

Kernsymptome, Schweregrad: Nach dieser Intervention beginnt die Patient:in in der Regel mit der Schilderung ihrer Beschwerden. Der Beginn der Beschwerden kann länger zurückliegen oder sehr aktuell sein. Aktuelle Traumatisierungen, z. B. Vergewaltigung, wird die Therapeut:in schnell erfahren. Generell soll die Therapeut:in nur vorsichtig nachfragen, ob sie die Symptome der Patient:in richtig verstanden hat. Sie kann die Kernsymptome für sich nach den Kriterien der ICD-10 (Tabelle 3-1) oder der ICD-11 (Tabelle 3-2) ordnen.

Der Patient:in soll die Therapeut:in Raum und Zeit lassen, ihre Beschwerden auszubreiten. So kann die Therapeut:in die Kernsymptome, den Schweregrad, das Krankheitsverständnis, den Leidensdruck und die Beeinträchtigung der sozialen Situation der Patient:in einschätzen. Die Therapeut:in wird auch die Szene der Kontaktaufnahme wahrnehmen, die Affektivität der Darstellung, z. B. Hilflosigkeit, Bedürftigkeit, alexithyme Distanzierungen, ängstliche Distanzierungen, aggressive Spannungen, psychotische Bedrohungsgefühle u. a.

Tabelle 3-1: Eingangsschlüssel zur Diagnostik psychischer Störungen nach ICD-10 Kapitel V (F) Forschungskriterien, WHO.

ICD-10-Abschnitt	zu überprüfende Kernsymptome
0	• nachweisbare organische Ursachen der psychischen Störung oder • Beeinträchtigung von Gedächtnis und Denkvermögen • Bewusstseinsstörung
F1	• Einfluss psychotroper Substanzen
F2	• Wahnwahrnehmung und Kontrollwahn • Halluzinationen • Gefühl des Gemachten, Fremdbeeinflussungserleben • Gedankenlautwerden, -eingebung, -entzug, -ausbreitung • Gedankenabreißen, Neologismen • Apathie, Affektverflachung
F3	• Störungen von Affektivität und Antrieb
F4	• Angst, Phobie, Zwang oder • dissoziative (Konversions-)Symptome oder • Reaktion auf Belastung, Fehlanpassung oder • somatoforme Symptome oder • Depersonalisation/Derealisation
F5	• Ess- oder Schlafstörung oder • sexuelle Funktionsstörung oder • psychosomatische Störung
F6	• deutlich anhaltende Störung von Einstellung und Verhalten mit negativen sozialen oder persönlichen Konsequenzen oder • selbst- oder fremdschädigende impulsive Handlungen oder • Störungen von Geschlechtsidentität oder Sexualpräferenz
F7	• Intelligenzminderung

Tabelle 3-2: Eingangsschlüssel zur Diagnostik psychischer Störungen nach ICD-11, WHO.

ICD-11-Abschnitt	Zu überprüfende Kernsymptome aus dem Bereich 06 „Psychische Störungen, Verhaltensstörungen oder neuronale Entwicklungsstörungen"
6A0	• Störungen der Intelligenzentwicklung • Symptome aus dem Bereich der Autismus-Spektrum-Störung • Symptome aus dem Bereich der Aufmerksamkeitsdefizit- und Hyperaktivitätsstörung (ADHS) • Hier insbesondere auf verlässliche Testungen und differenzialdiagnostische Überlegungen achten!
6A2 6A4	• anhaltende Wahnvorstellungen, anhaltende Halluzinationen • Beeinflussungserleben, Passivität oder Kontrolle (Ich-Störungen) • Gedankenabreißen, Gedankeneinschiebungen, Zerfahrenheit (formale Denkstörungen) • Apathie, Affektverflachung (Negativsymptome) • Beeinträchtigung der Funktionsfähigkeit
6A6 6A7	• Störungen von Affektivität und Antrieb • unipolare und bipolare Verläufe
6B0	• Angst • Phobien • Panik
6B2	• Zwangsgedanken- und Handlungen oder • körperdysmorphe Befürchtungen oder • Eigengeruchswahn oder • hypochondrische Ängste oder • pathologisches Horten oder • Haarausreißen, Skin Picking
6B4	• akute, mittel- und langfristige Reaktionen auf Traumaereignisse, schwere Belastungen oder Verlust oder • Persönlichkeitsfunktionsstörungen/strukturelle Störungen mit Traumavorgeschichte und posttraumatischer Symptomatik oder • anhaltende Trauer
6B6	• dissoziative Symptome mit oder ohne neurologische Symptome oder Amnesien, Trance und Besessenheitszustände oder • Depersonalisation, Derealisation oder • dissoziative Identitätsstörung
6B8	• Essstörungen
6C2	• starke psychische Anteile an körperlich erlebten Symptomen oder Wunsch nach einer bedeutsamen körperlichen Behinderung
6C4	• Störungen im Kontext von Substanzgebrauch • Störungen durch Verhaltenssüchte
6C7	• Pyromanie, Kleptomanie, zwanghaftes Sexualverhalten und weitere Impulskontrollstörungen
6D1	• anhaltende strukturelle Störungen der Persönlichkeitsfunktion in Bezug auf sich selbst und interpersonale Beziehungen

Tabelle 3-2: Fortsetzung

ICD-11-Abschnitt	Zu überprüfende Kernsymptome aus dem Bereich 06 „Psychische Störungen, Verhaltensstörungen oder neuronale Entwicklungsstörungen“
6D3	• paraphile Störungen
6D5	• absichtliches Vortäuschen, Herbeiführen, Verschlechtern oder Verfälschen von somatischen oder psychischen Problemen oder Verletzungen bei sich oder anderen (oft: Kindern)
6D7	• Delir, neurokognitive Störungen, Amnesien, Demenz
6E2	• psychische Störungen und Verhaltensprobleme im Zusammenhang mit Schwangerschaft, Geburt und Wochenbettzeit • mit oder ohne psychotische Symptome
6E4	• psychologische und Verhaltensfaktoren, die Auftreten, Verlauf und Behandlung anderer diagnostizierter Krankheiten negativ beeinflussen und so das Risiko für Leiden, Behinderung oder Tod erhöhen

Neben der Einschätzung des Schweregrads der psychischen und/oder somatischen Erkrankung sowie der Dauer der Erkrankung ist für eine Indikation zur Psychotherapie von besonderer Bedeutung, welches Krankheitsverständnis und welche Behandlungserwartung die Patient:in hat (OPD-Achse 1, vgl. Tabelle 2-1).

Auslösende Situation und Schwellensituationen: Ein besonderes Augenmerk ist auf die sog. auslösende Situation zu richten, d.h. die Situationen, in denen die lebensbestimmenden Konflikte ausgelöst werden, wie z.B. Konflikte in einer Partnerbeziehung oder Arbeitsunfähigkeit (s. auch Kap. 4.1).

Besondere Beachtung soll die Therapeut:in auch auf den Beginn der Symptomatik richten, der in Zusammenhang mit den sog. Schwellensituationen wie Weggang aus dem Elternhaus, Aufnahme einer Berufsausbildung, Aufstieg in eine Führungsposition, Gründung einer Familie, Ruhestand u.a. in Verbindung steht. Solche Situationen bieten nicht selten den Anlass für die Aktualisierung der bereitliegenden unbewussten Konflikte, können die strukturellen Möglichkeiten der Patient:in übersteigen und dadurch ihre diesbezüglichen Einschränkungen offenkundig machen.

Behandlungsform und Ressourcen: Für die spätere differenzielle Indikationsstellung zur Psychotherapie ist weiter von Bedeutung, ob die Patient:in erste Hinweise auf eine Einsichtsfähigkeit in psychodynamische Zusammenhänge zeigt und für welche Behandlungsform sie motiviert ist (OPD-Achse 1). Darüber hinaus sind auch die persönlichen und sozialen Ressourcen zu eruieren. Bedeutsam können auch bisherige Behandlungsversuche sein, z.B. psychotherapeutische oder somatische.

Zusammenfassung: Somit lassen sich neben den szenischen Informationen folgende Aspekte der Eröffnungsphase festhalten:
- spontan angegebene Symptome und Syndrome und Verlauf der Störungen
- Aussehen und Auftreten der Patient:in
- auslösende Situation
- Krankheitsverhalten
- Vorbehandlungen
- Lebenssituation zum Zeitpunkt der Kontaktaufnahme
- Krankheitsverständnis

3.3.2 Ermittlung von Beziehungserfahrungen und Beziehungsepisoden

Im Laufe der Schilderungen über die Beschwerden und den Krankheitsverlauf (Phase 1) wird die Patient:in Bezugspersonen nennen oder auch signifikante andere erwähnen, z.B. Partner:in, Eltern, Chef:in, vorbehandelnde Ärzt:innen. Dies ermöglicht der Therapeut:in, einen Einstieg in die Beziehungserfahrungen der Patient:in mit den anderen zu finden. Diese Beziehungserfahrungen beziehen sich auf diejenigen im Hier und Jetzt, z.B. auf die nahestehenden anderen und auch auf die Therapeut:in, und im Dort und Damals auf frühere Beziehungen, insbesondere auf die signifikanten anderen, z.B. Eltern. Dabei können sowohl typisierende, zusammenfassende Schilderungen vorkommen wie auch einzelne Beziehungsepisoden mitgeteilt werden. Letztere sind sehr erwünscht.

Einstieg: Diese Phase kann mit der Frage eingeleitet werden:

- *„Sie haben X erwähnt. Können Sie mir etwas zu der Beziehung zu ihm/ihr schildern?“*

Die Therapeut:in kann darauf mit weiteren Fragen fokussieren. Wahrscheinlich wird die Patient:in von dieser erwähnten Beziehung auch auf andere kommen, ansonsten kann die Therapeut:in auch nach anderen zu erwartenden Beziehungen fragen. Oder danach, wie X auf ihre Erkrankung reagiert hat.

Die Therapeut:in kann erfahren, wie die Patient:in Beziehungen erlebt und welche Bedeutung sie diesen Beziehungen gibt. Sowohl Konfliktneigungen als auch strukturelle Voraussetzungen sind für die Form und den Inhalt der dysfunktionalen Beziehungsmuster konstituierend, sodass von ihnen auf die intrapsychischen Konflikte und strukturellen Merkmale einer Patient:in geschlossen werden kann. Die Beziehungsdiagnostik im Rahmen der OPD greift einige Aspekte dieses komplexen Geschehens an der Schnittstelle der intrapsychischen und interpersonellen Ebene auf. Sie stützt sich dabei überwiegend auf beobachtbares und beschreibbares Beziehungsverhalten.

Umgang mit Übertragungsreaktionen: In dieser frühen Phase der therapeutischen Begegnung ist es die Frage, wie die Therapeut:in mit wahrgenommenen Übertragungsreaktionen umgeht, da sie für die Beziehungsdiagnostik wichtig sind. Es kann sinnvoll sein, sie anzusprechen, z.B. bei höher strukturierten Patient:innen, damit das Interview vertiefend fortgeführt werden kann. Es kann aber auch sinnvoll sein, sie nicht anzusprechen und als diagnostisches Kriterium zu verwenden oder erst in einer abschließenden Zusammenfassung zu integrieren im Sinne einer Probedeutung (s. Phase 5). Besonders strukturell gestörte Patient:innen zeigen sehr früh in der Begegnung Übertragungsreaktionen, die sie aber wegen Einschränkungen in der Selbstwahrnehmung nicht reflektieren können. Daher empfiehlt es sich, sie als diagnostisches Merkmal zu verwenden und nicht zu interpretieren. Die Verwendung von Übertragungsdeutungen hängt sehr von der Erfahrung der Therapeut:in ab.

Erfragen von Beziehungsepisoden: Es sollten auch Personen, die nicht erwähnt werden, die jedoch im Leben der Patient:in eine Rolle spielen könnten, angesprochen werden, z.B.:

- *„Sie haben Ihre Ehefrau (Ihren Ehemann) noch nicht erwähnt, können Sie mir etwas über die Beziehung zu Ihrer Ehefrau (Ihrem Ehemann) sagen?“*

Als habituelles Beziehungsverhalten nach den Kriterien der OPD wird nur diejenige dysfunktionale interpersonelle Einstellung beschrieben, die bei einer Patient:in nach außen hin als *dominant* und mehr oder weniger *durchgängig* erscheint. Für die Beschreibung können die Items der Beziehungsachse zugrunde gelegt werden.

Ist die Patient:in nicht in der Lage, Beziehungsepisoden zu beschreiben, ist es Aufgabe der Therapeut:in, nach konkreten Situationen und nach Beispielen zu fragen. Die Frage nach der konkreten Beziehungssituation ist sehr wichtig, da Patient:innen dazu neigen, eine Überschau oder eine interpretative Zusammenfassung ihres Beziehungsverhaltens zu geben. Darum kann die Intervention wichtig werden:

- *„Ich kann mir die Beziehung zu X noch nicht so recht vorstellen, vielleicht können Sie mir diese anhand von Beispielen deutlich machen?"*

Die Therapeut:in sollte auch die Beziehungsepisoden so konkret wie möglich erfassen, indem sie z. B. fragt:

- *„Als X das zu Ihnen sagte, wie haben Sie sich gefühlt, was gedacht?"*
- *„Wie fühlte X sich Ihrer Meinung nach wohl in diesem Augenblick?"*

Beziehungsmuster: Bei eher konfliktbedingten Störungen stehen die Erwartungen, Wünsche und Befürchtungen innerhalb dieser Beziehungen im Vordergrund, aber auch die Reaktion des anderen auf die Erwartungen und Wünsche bzw. Befürchtungen. Bei den strukturell bedingten Störungen finden sich häufig Beziehungsgestaltungen, die zur Bewältigung einer strukturellen Vulnerabilität dienen oder bereits von ihrer Form her strukturelle Einschränkungen sichtbar machen. In dem Interview sollte sich herauskristallisieren, welche Beziehungsmuster die Patient:in in ihren verschiedenen sozialen Beziehungen immer wieder herstellt. Entsprechend dem 4-Felder-Schema aus Abbildung 2-1 wird dieses Muster in der Erlebensperspektive sowohl der Patient:in als auch der anderen (insbesondere in der Perspektive der Untersucher:in) dargestellt.

Die Therapeut:in sollte nicht nur an den aktuellen Beziehungssituationen interessiert sein, sie kann auch frühere Beziehungssituationen, z. B. zu früheren Partner:innen, zu Eltern, zu Kolleg:innen im Beruf usw. heranziehen und Beziehungsepisoden herausarbeiten, um ein dysfunktionales interpersonelles Beziehungsmuster zu ermitteln. Daher bietet sich an, die Phase der Ermittlung von Beziehungsepisoden mit der Phase des Objekterlebens zu verbinden.

3.3.3 Ermittlung des Objekterlebens und der erlebten wie faktischen Lebensgestaltung

Biografische Aspekte: Wenn die Patient:in nicht selbst auf die Primärfamilie zu sprechen kommt, was in der Regel der Fall ist, dann kann diese Phase auch mit Fragen eingeleitet werden wie:

- *„Sie haben mir erzählt, wie Sie Ihre Partner:in sehen. Können Sie mir noch etwas genauer erzählen, wie Sie z. B. die Situation mit Ihren Eltern gesehen haben, wie Sie Ihre Mutter, Ihren Vater erlebt haben?"*
- *„Was für ein Mensch ist Ihr Vater/Ihr Bruder? Welche Beziehung hatten Sie?"*
- *„Welche Eigenschaften haben Ihre Mutter/Ihre Schwester? Welche Beziehung haben Sie?"*

Diese Phase steht in enger Verbindung mit der Phase 4, der Ermittlung des Selbsterlebens. Meistens gehen sie ineinander über. Jedoch sollte die Therapeut:in insbesondere auf die Wahrnehmung und das Erleben der Objekte zentrieren, und zwar im Hier und Jetzt und im Dort und Damals. Damit kommen auch weitere biografische Aspekte, aus denen sich vielleicht verinnerlichte, unbewusste, Zeit überdauernde Konflikte und/oder strukturelle Einschränkungen erkennen lassen, ins Blickfeld der Therapeut:in. Je nach Verlauf des Interviews lassen sich unter Umständen folgende biografische Aspekte beschreiben. Dabei kommt es darauf an, nicht allein die Fakten einer Biografie zu erfragen, sondern das Erleben der Situation, also zu subjektiven Erzählungen zu ermuntern:

- Primärfamilie: Mutter, Vater, gesundheitliche, soziale und kulturelle Aspekte (Familientradition)
- Loslösung aus dem Elternhaus
- Geschwisterkonstellation, Beziehungen
- Entwicklung der Partnerschaften, sexuelle Entwicklung, Bindungserleben, Partnerwahl, Erleben von Trennungen

- eigene Familie, Beziehung zu den Kindern
- Entwicklung in der Ausbildung und im Beruf (Ziele, Lern-, Arbeits- und Leistungsverhalten, mögliche Konflikte, aktuelle ökonomische Situation)
- Geld- und Besitzverhalten
- Gruppenzugehörigkeiten (z. B. Vereine, Clubs, Sport, Hobbys), Freundeskreis
- Umgang mit Erkrankungen und Behandelnden

Es ist wichtig, von vielen Bereichen einen Eindruck zu bekommen, da dysfunktionale Beziehungsmuster und zeitüberdauernde Konflikte oder Strukturstörungen sich in verschiedenen Lebensbereichen auswirken können. Darum kann die Frage wichtig werden:

- *„Sie haben mir nachvollziehbar von Ihrer Beziehung zu Ihrem Bruder erzählt, zeigt sich die Art der Beziehung auch im Freundeskreis?"*

Die Erarbeitung des Selbst- und Objekterlebens, der kommunikativen Fähigkeiten und der Bindungen (nach innen und nach außen) geschieht in Bezug auf Lebensbereiche und Lebensabschnitte, sodass Struktur- und Konfliktanamnese parallel verfolgt werden können.

Fragendes Vorgehen: In manchen Fällen ist ein fragendes Vorgehen erforderlich, um eine Intensivierung des Objekterlebens zu erreichen, z. B. durch die Frage:

- *„Können Sie mir Ihre Partner:in (Ihre Mutter, Ihren Vater) genauer schildern, sodass ich ein möglichst lebhaftes Bild von ihm/ihr bekomme?"*

Auch in dieser Phase soll die Therapeut:in möglichst an vorausgegangene Schilderungen anknüpfen. Sie kann auch klärende und lenkende Fragen stellen, um die Patient:in anzuregen, vertieft über Gegenwart und Vergangenheit zu erzählen. So können klärende Fragen zur beruflichen Vergangenheit notwendig werden, zu ihrer Zufriedenheit mit ihrer beruflichen Situation, zu Belastungen, zu Entlohnungen, zum Verhältnis zu Vorgesetzten und Beziehungen zu Kolleg:innen. Manche Patient:innen kommen auch frei auf einige dieser Lebensbereiche zu sprechen, sodass Fragen nicht notwendig sind oder allenfalls Fragen eingesetzt werden müssen, um den Bereich vertieft zu erfassen.

Es geht immer einerseits um Fragen nach realen Lebenssituationen, andererseits um die Erfassung des subjektiven Erlebens der Patient:in hinsichtlich ihrer Erinnerungen an Beziehungen und Lebenssituationen. Ebenso werden sicher immer wieder bedeutsame Situationen und bedeutsame Beziehungen zu signifikanten anderen nicht erwähnt und ausgeblendet. Die Therapeut:in kann dies ansprechen, aber sie muss sich vergegenwärtigen, dass es oft bei Andeutungen bleibt und sie peinliche Gefühle und einen Widerstand bei der Patient:in auslöst. Letzteres kann auch auf besondere ethische, religiöse oder politische Haltungen in der Familie zutreffen sowie auf besondere und belastende Lebensereignisse oder Traumatisierungen, die gerne zurückgehalten werden. Darum kann eine Frage wichtig werden:

- *„Sie haben eben eine Sie belastende Haltung (ein belastendes Lebensereignis) angedeutet. Möchten Sie etwas mehr dazu sagen?"*

Sich wiederholende Erlebens- und Verhaltensweisen: Die Identifizierung psychodynamischer Konflikte macht es notwendig, auf charakteristische, sich wiederholenden Erlebens- und Verhaltensweisen zu achten, die durch den Verlauf der Erkrankung der Patient:in und ihre persönliche Geschichte zurückverfolgt werden können. In der Lebensgeschichte der Patient:in bildet sich ihr Bemühen ab, lebensbestimmende Konflikte adaptiv zu lösen, wie z. B. durch gelungene Anpassungen, Arbeitsproduktivität, persönliche und berufliche Beziehungen. Maladaptiv wären Lösungen, die dysfunktional sind, zu sozialen Problemen z. B. in beruflichen Beziehungen führen und klinisch mit der Entstehung von Symptomen verbunden sind.

Für die psychodiagnostische Untersuchung der Konflikte sind zudem die inszenierten Interaktionen in den interpersonellen Beziehungskonstellationen, besonders auch in der therapeutischen Beziehung selbst, aufschlussreich. Für die diagnostische Einschätzung der Struktur ist das Verhalten und Erleben der Patient:in in den letzten fünf Jahren maßgeblich, aber auch die im Untersuchungsgespräch selbst beobachteten Fähigkeiten oder Einschränkungen.

3.3.4 Ermittlung des Selbsterlebens und der erlebten wie faktischen Lebensbereiche

Die vierte Phase der Untersuchung zum Selbsterleben ist wie die anderen obligatorisch im OPD-Interview. Das Selbsterleben ist kaum zu trennen vom Objekterleben, auf das schwerpunktmäßig in der vorherigen Phase eingegangen wurde.

Selbstbeschreibung: Diese Phase kann eingeleitet werden mit der Frage:

- *„Sie haben mir über Ihre Beschwerden, über Ihre Beziehungen, wie Sie aufgewachsen sind und über Ihren Beruf erzählt. Ich möchte noch etwas genauer verstehen, wie Sie sich selbst sehen und erleben oder in der Vergangenheit gesehen und erlebt haben. Wie würden Sie sich selbst beschreiben?“*

Die Therapeut:in wird über die Selbstbeschreibungen der Patient:in feststellen können, ob diese in der Lage ist, sich selbst differenziert zu schildern, ob sie Affekte differenzieren kann, ob sie sich von den anderen abgrenzen kann, ob sie eine Identität entwickelt hat u. a. Neben diesen Merkmalen der Selbstwahrnehmung wird die Therapeut:in auch Aspekte der Selbststeuerung, der Kommunikation nach innen und der Fähigkeit zur Bindung (innere Objekte) in Erfahrung bringen können.

Wichtige Bereiche: Drei Bereiche sollen besondere Beachtung finden – das Erleben des Körpers, der Sexualität und der Emotionen:

- *„Wie würden Sie das Verhältnis zu Ihrem Körper beschreiben?“*
- *„Wie erleben Sie den Bereich der Sexualität?“*

Die Therapeut:in muss abschätzen, ob sie nicht zu eindringend ist, denn Scham und Zurückhaltung im Sprechen über diese Bereiche ist ein Merkmal einer sozialen Zensur, die auch abhängig ist von den sich wandelnden gesellschaftlichen Normen.

Die OPD-3 empfiehlt auch, näher auf das Emotionserleben einzugehen:

- *„Sie haben mir ein Bild von sich selbst vermittelt. Sie haben öfters Gefühle von Traurigkeit, Unsicherheit, Angst erwähnt. Wann treten sie auf?“*

Auch bei dieser Frage ist das Selbstverständnis der Patient:in zu beachten. Es ist möglich, dass solche Fragen sie irritieren und das Interview stockt. Ähnliches dürfte geschehen, wenn, wie empfohlen, direkt nach Aggression und Wut gefragt wird.

Da die Patient:in sich meist in bestimmten Lebensbereichen schildert, wird die Therapeut:in auch Weiteres über die Familie, die Geschwister die frühkindliche Entwicklung, die Partnerschaften und die beruflichen Lebensbereiche sowie frühere Erkrankungen erfahren können. Wie schon in der Schilderung des Objekterlebens werden also die Bereiche der biografischen Anamnese zur Sprache kommen, in denen sich die verinnerlichten Konflikte bzw. persönlichkeitsstrukturellen Störungen manifestieren. Tauchen Widersprüche zu den vorausgegangenen Schilderungen auf, dann kann die Therapeut:in die Patient:in damit konfrontieren.

Reaktionen in bedeutsamen Situationen: Wenn die Patient:in nicht schon in der vorausgegangenen Phase über ihre psychischen Reaktionen in lebensgeschichtlich bedeutsamen Situationen gesprochen hat, dann sollte in dieser Phase nachgefragt werden. Die Bereiche könnten sein: Einschulung, Pubertät, Lösung vom Elternhaus, Heirat, Geburt eines Kindes, berufliche Entwicklung, Beförderung und Todesfälle in der Familie. Diese Bereiche sind wichtig, weil in ihnen konfliktbedingte und persönlichkeitsstrukturelle Probleme (Selbstwahrnehmung, Selbststeuerung, Kommunikation und Bindung) besonders deutlich werden. Die Therapeut:in kann abschätzen, ob die Patient:in genügend intrapsychische Ressourcen hat, mit den Herausforderungen umzugehen. Hierin liegen wichtige Hinweise auf potenzielle Gefahren und Chancen für eine psychodynamische Psychotherapie und damit auch für die prognostischen Aussichten.

3.3.5 Ermittlung der Einsichtsfähigkeit, der Behandlungsvoraussetzungen, der Psychotherapiemotivation und Beendigung des Interviews

Zusammenfassende Intervention: Gegen Ende der Untersuchung ist von der Untersucher:in zu prüfen, inwieweit sie die sich aus dem Interview ergebende Psychodynamik des Hauptproblems der Patient:in erfassen und auch benennen kann. Eine solche zusammenfassende Intervention kann unter der Voraussetzung eines besser integrierten Strukturniveaus die Form einer Konfliktdeutung annehmen, die ggf. auch die aktuelle therapeutische Beziehung und die Übertragung/Gegenübertragung aufnimmt. Bei Patient:innen mit niedrigerem Strukturniveau beschreibt diese Intervention jene Überforderungen im Leben der Patient:in, die durch ihre strukturellen Einschränkungen entstehen. Dabei wird versucht, für diese Einschränkungen Worte zu finden, die für die Patient:in verständlich und annehmbar sind.

Therapieindikation und weiteres Vorgehen: Über die Reaktion der Patient:in auf solche Interventionen ist die Therapeut:in in der Lage, weitere Aussagen zur Motivation und Einsichtsfähigkeit zu machen – also zu der Indikationsfrage, ob die Patient:in sich auf einen klärenden Prozess einlassen kann oder ob ein anderes Therapieverfahren indiziert ist. Hier spielen sicher auch die Veränderungsvorstellungen und -erwartungen eine Rolle.

Das Interview sollte nicht beendet werden, ohne mit der Patient:in das weitere Vorgehen zu klären, z. B. weitere Gespräche bzw. Fortsetzungen des Interviews oder Indikation für eine Psychotherapie und Besprechung der Rahmenbedingungen in einer getrennten Sitzung.

3.3.6 Die schriftliche Darstellung des Interviews

Festhalten des Interviewverlaufes: Da die Aufzeichnung des Interviews auf Tonband oder Video optimal, aber in der Praxis manchmal schwer zu realisieren ist, wird die Therapeut:in darauf angewiesen sein, das Material, das sie in der diagnostischen Phase ermittelt, unmittelbar nach dem Interview schriftlich festzuhalten. Sie kann das Interview aus ihrer Erinnerung durch Niederschrift oder Diktat der wichtigsten Passagen festhalten, wobei sie den Verlauf des Interviews möglichst beobachtungsnah beschreiben und noch keine OPD-Kriterien verwenden sollte. Wenn es zu schwierig oder zu aufwendig ist, aus der Erinnerung zu diktieren, kann sich die Therapeut:in während des Gespräches Notizen machen, wobei dies jedoch die unmittelbare interaktionelle Begegnung mit der Patient:in stört. Es ist daher zu empfehlen, während des Interviews keine schriftlichen Aufzeichnungen zu machen und die Aufmerksamkeit ganz der Patient:in zuzuwenden.

OPD-Erhebungsbogen: Nach der Verschriftlichung des Interviewverlaufes kann die Therapeut:in erst den Erhebungsbogen der OPD (Arbeitskreis OPD-3) einsetzen und die einzelnen Achsen einschätzen. Für die OPD-Beziehungsachse kann die ausführliche Itemliste verwendet werden, da diese im Vergleich zur Liste der Beziehungsthemen eine weitaus differenziertere (und daher für die Antragstellung besser verwendbare) Beschreibung ermöglicht. Die OPD bildet einzelne Elemente der Beziehung, des Konfliktes und der Struktur ab und stellt diese nebeneinander. Ein zureichendes psychodynamisches Verständnis des Falles ist damit in der Regel noch nicht gegeben. Daher ist es notwendig, diese einzelnen Befunde in einen psychodynamischen Befund im Antrag zusammenzufassen; Hinweise dazu finden sich in Kap. 4. Die Übertragung dieser Erhebungen in den Bericht zum Antrag wird in Kap. 5 illustriert.

3.4 Beispiele für ein OPD-Interview

Die nachfolgenden Beispiele sind so ausgewählt, dass bestimmte Teile des OPD-Befundes besonders deutlich hervortreten; diese Teile werden schwerpunktmäßig herausgearbeitet. Selbstverständlich könnte grundsätzlich in allen Fällen – u. U. unter Einbezug von Material aus weiteren Untersuchungsgesprächen – auch der gesamte OPD-Befund erhoben werden.

3.4.1 Beispiel für ein OPD-Interview mit Schwerpunkt Beziehungsdiagnostik und Konfliktdiagnostik

Interviewverlauf:

Der 21-jährige Patient wendet sich wegen einer Angststörung an mich. Er erzählt folgende Szene: Er ist mit sechs anderen Studenten auf einer Studienreise in Amerika. Nach einigen Tagen bekommt er Panikzustände, er sei zu weit weg von seiner Freundin. „Ich habe die Angst, sie zu verlieren." Ihm ging es so schlecht, dass er die Reise abbrechen musste. Nun fragt er sich, wieso er so stark in der Beziehung zu der Freundin gebunden sei, dass er immer die Angst habe, sie zu verlieren. Er müsse die Kontrolle über die Freundin haben, ob alles in Ordnung sei. Wird sie untreu, hat sie eine Beziehung zu einem andern? Er hat die Freundin auf einer Feier kennengelernt, damals war sie noch mit einem anderen Freund zusammen. Auch das beunruhige ihn, ob sie nicht jetzt auch andere Kontakte habe, so wie er selbst damals zu ihr den Kontakt aufgenommen habe. Er kennt die Freundin seit zwei Jahren.

OPD-Befund:

Der Patient kann nachvollziehbar schildern, in welchem zeitlichen und inhaltlichen Zusammenhang die Ereignisse stehen, was für eine gute Selbstreflexions- und Affektdifferenzierungsfähigkeit spricht. Von seiner Haltung her wendet er sich an den Therapeuten als ein potenziell vertrauensvolles und hilfreiches Objekt, was als ein Hinweis auf eine gute Objektwahrnehmung gewertet werden kann.

Er schildert die Freundin als sehr sympathisch, offen, sicher und fröhlich. Sie habe klare Pläne, denke nicht so viel nach wie er, komme sehr gut zurecht und denke überhaupt nicht an einen anderen Freund. Es komme zu Streit, wenn

In die gleiche Richtung deutet die Tatsache, dass der Patient seine Freundin lebendig und freundlich schildert. Er kann seine Befürchtung bzgl. ihrer Treue von der Realität der Freundin sicher unterscheiden.

er von der Freundin ein Signal haben wolle. Er telefoniere oder schreibe SMS, erwarte dann eine Antwort. „Ich brauche Signale, dass ich wichtig bin.“ Das sei das, was er erwarte – dass alles toll sei. Sie soll lustig sein, lachen und zeigen, dass sie nur mit ihm zusammen sein wolle. „Wenn das nicht der Fall ist, dann vermute ich, dass es nur an mir liegt.“ Dann habe er Angst, er sei ihr nicht wichtig. Er verurteilt sich wegen seiner Abhängigkeit. „Ich finde das bescheuert.“ Er solle sich doch aufs Studium konzentrieren. Er unternehme mit ihr „schöne Dinge“, um ihr zu zeigen, wie wichtig sie ihm sei. Dies geschehe in der Erwartung, dass sie dasselbe für ihn tue. In einer vorherigen längeren Beziehung vom 16. bis 19. Lebensjahr sind diese Gedanken auch aufgekommen, jedoch nicht so stark. Die Freundin sei eine Person, die ihm alles gebe, bei der er sich fallen lassen könne. Die Eltern könnten ihre Bedeutung nicht ersetzen, auch nicht andere Freunde.

Meine Interpretation des Beziehungsmusters, etwa nach folgendem Tenor, bestätigt er: Die Freundin solle immer da und anwesend sein, heiter und lustig sein wie eine Mutter, die ihr Kind besonders liebevoll und freudig versorgt, es besonders liebt und es für sehr wichtig hält.

Danach erzählt er, dass seine Eltern sich in seinem sechsten Lebensjahr getrennt haben. Der Vater wollte die Beziehung zur Mutter nicht mehr. Die Mutter ist dann ausgezogen. Der Trennungsprozess muss über einen längeren Zeitraum gegangen sein. Er erinnert sich aber nicht an starke Trennungsreaktionen. Er lebte bei seinem Vater und hat die Mutter oft besucht. Die Mutter habe sich auch gut um ihn gekümmert. Er schildert eine Episode, wie er und seine beiden Schwestern (älter) sich im Dachgeschoss eingeschlossen haben, weil die Eltern gestritten haben und sie alle drei geweint haben. Die Dramatik der Trennung und Auseinandersetzung muss also schon intensiver gewesen sein, sodass die Bedeutung des Objektes, jetzt der Freundin und vormals der Mutter, besonders hoch war. Er hat Angst, verlassen zu werden.

Aus dieser Beziehungskonstellation ergibt sich folgendes Bild: Der Patient erlebt die Freundin so, dass sie ihn vernachlässigt oder ihn im Stich lässt. Er fordert daher Signale, dass er besonders wichtig ist und gebraucht wird, beklagt aber gleichzeitig seine Abhängigkeit. Der Patient erlebt selbst, dass er die Freundin bedrängt, ihr wenig Freiraum lässt. Die Freundin erlebt den Patienten wahrscheinlich so, dass er bestimmt, kontrolliert, Ansprüche stellt und ihr Vorwürfe macht.

Der Therapeut versteht den Patienten und es gelingt, dass eine weiterführende Interpretation erfolgen kann. Der Patient spinnt den Faden weiter, indem er Passendes assoziiert. Auch dies spricht für ein gutes Strukturniveau.

Konfliktdiagnostik: Das Beziehungsmuster zur Freundin kann als Ausdruck eines ödipalen Konfliktes mit Versorgungs- und Geborgenheitswünschen verstanden werden, der sich in Beziehungen wiederholt. Die Abhängigkeiten in der Primärfamilie werden verleugnet, in der Partnerschaft ist die Abhängigkeit ausgeprägt. Strukturell hat er eine weitgehend gut integrierte Selbst- und Objektwahrnehmung, zeigt aber eine übermäßige Objekt-Abhängigkeit und eine geringe Kompetenz, Bindungen zu lösen und variable Bindungen einzugehen.
Diese rationalisierende, steuernde Funktion, die er mir in der Übertragung zuschreibt, hängt möglicherweise mit der erlebten Beziehung zum Vater zusammen, den er als sehr distanziert, verschlossen und abweisend beschreibt und den er doch als steuerndes Objekt er-

Im weiteren Gesprächsverlauf berichtet der Patient, dass er durch ängstigende Träume stark beunruhigt wird. Diese Mitteilung veranlasst mich, ihm zu erklären, was Träume bedeuten können und wie wir mit Träumen umgehen.

sehnt, damit er seine Abhängigkeit im Sinne von Versorgungswünschen gegenüber mütterlichen Objekten überwinden kann. Mit meiner Erklärung habe ich in der Gegenübertragung diese Funktion übernommen. Hier deutet sich eventuell ein Triangulierungswunsch an den (männlichen) Therapeuten an, der die therapeutische Arbeit erleichtern und daher als günstiges prognostisches Zeichen erwähnt werden könnte.

Zusammenfassung: Nach dem OPD-Interview ergibt sich ein ödipaler Konflikt mit Anteilen eines Versorgungs-versus-Autarkie-Konfliktes. Das Strukturniveau ist mäßig integriert; Schwierigkeiten zeigen sich (konfliktbedingt) im Bereich des Bindungsverhaltens (ST5.3 „Variable Bindungen“ im Sinne dyadischer Bindungen) und ST5.6 „Bindungen lösen“ im Sinne des Anklammerns. Das dysfunktionale habituelle Beziehungsmuster lässt sich etwa so formulieren: Der Patient erlebt, dass andere sich abwenden und ihn im Stich lassen. Er reagiert darauf stark abhängig und versucht, sich ihrer Zuneigung und ihres Interesses zu versichern. Andere erleben dies als bedrängend, kontrollierend und eventuell vorwurfsvoll. Zu einer Eskalation kommt es wahrscheinlich dann, wenn sich andere gegen diesen Zugriff wehren oder sich ihm entziehen.

3.4.2 Beispiel für ein OPD-Interview mit dem diagnostischen Schwerpunkt einer strukturellen Störung

Interviewverlauf:

Phase 1: Nach der einleitenden Formulierung äußert die Patientin: „Also primär die Suizidneigung und die Unfähigkeit zu kontrollieren im Moment, das ist der Grund, warum ich stationär erst mal vier Wochen in der Psychiatrie-Station war und jetzt hier.“

Ich kläre zunächst weiter die Suizidneigung und stelle fest, dass sie diese schon seit dem 10. Lebensjahr hatte. Die ersten Suizidgedanken waren nach Beendigung der Grundschule und der Trennung von wichtigen Freundinnen, z. B. Gefährten aus der Grundschulzeit, aufgetreten. Eine konkrete Vorstellung hatte sie nicht, wie sie sich umbringen wollte. „Ich wollte einfach nur sterben, lieber Gott, lass mich sterben, aber ohne das irgendwie in concreto auszuführen, sich irgendwelche Methoden auszudenken.“

OPD-Befund:

Struktur: Sie beginnt sofort mit einem Hinweis auf eine strukturelle Störung, und zwar die der Impulssteuerung. Offensichtlich hatte sie Impulsdurchbrüche, die jetzt stärker werden.

Beziehung: Ich erlebe die Patientin im Interview als sehr stark kontrolliert, verschlossen und abgeschottet. Mimisch und gestisch zeigt sie Ablehnung und Verachtung. Ich erlebe mich ihr gegenüber vorsichtig und auf der Hut, so als müsste ich mich wie die von ihr beschriebene Mutter vor ihren Angriffen schützen.

Als ich sie frage, ob sie mit jemandem darüber gesprochen habe, verneint sie dies. Sie habe mit den Eltern überhaupt nicht sprechen können. Mit der Mutter könne sie heute noch nicht darüber sprechen. Diese fühle sich durch die Drohung, wie sie es nenne, unter Druck gesetzt und glaube letztlich, dass sie damit nur irgendetwas bezwecken wolle, dass dahinter aber nicht der Wunsch nach dem Tod stehe. Ich kläre weiter, dass sie bisher keinen Suizidversuch unternommen hat, sie sich jedoch in Gefahr gebracht hat, z.B. im Straßenverkehr, oder sich eine Zeit lang auch pyrogene Substanzen intramuskulär gespritzt hat, sich jedoch nicht behandeln ließ. Auf meine Frage hin, ob der Gedanke ständig sei oder wechselnd sagt sie: „Natürlich habe ich auch andere Gedanken, aber im Hintergrund spielt der Selbstmord die einzige und die wichtigste Rolle in meinem Leben.“

Struktur: Aus struktureller Perspektive ist entscheidend, dass sie eher unpersönlich bleibt, also in der Kommunikation emotional vermeidend und bestimmt von negativen Affekten. Es scheint hinsichtlich der Bindungsfähigkeit kein positives Introjekt vorhanden zu sein. Sie kann Hilfe nicht in Anspruch nehmen. Die Schilderungen sind ganz von dem negativen Affekt gegenüber der Mutter bestimmt. Sie stellt die Steuerungsfähigkeit ganz in den Vordergrund, dabei wirkt sie sehr stark affektkontrolliert. Es ist anzunehmen, dass die negativen Affekte, die sie bei der Mutter erlebt, Ergebnisse der interpersonell organisierten Abwehr im Sinne der projektiven Identifikation sind, da sie selbst in der Interaktion mit dem Therapeuten Verachtung gegenüber der helfenden Person zeigt.

Neben dem Genannten bestehen weitere selbstschädigende Tendenzen, z.B. ihre Magersucht und ihre Selbstverletzungen, indem sie sich Stecknadeln in die Beine sticht. Die Verletzungen, die sie sich damit zufügt, sind so gering, dass sie nicht zum Arzt geht. Sie zeigt die vernarbten Nadelstiche zum ersten Mal den Ärzten auf der psychiatrischen Station. Auch die Selbstverletzungen bestehen seit 12 Jahren.

Die berichteten Inhalte lassen auf immer wieder auftretendes und selbstschädigendes Agieren und somit auf eine deutliche Untersteuerungstendenz (und somit geringes Strukturniveau) schließen.

ICD-10: Aufgrund der Symptomatik ist als vorläufige ICD-10-Diagnose anzunehmen, dass es sich um eine emotional instabile Persönlichkeitsstörung handelt.

Phase 2: Ich wechsle nun und strukturiere mit einer Frage nach der Beziehung zur Mutter. Sie antwortet sofort „Ich nehme an, dass ich den Hass, den meine Mutter mir entgegengebracht hat, übernommen habe.

In der Kindheit war es ausgesprochen ambivalent, sie hat mich montags geliebt oder mindestens vorgegeben mich zu lieben und dienstags hasste sie mich dann und nannte mich Teufel in Menschengestalt und es war dieses ständige Heranziehen und Wegstoßen, sodass ich als Kind dann schon angefangen habe, sehr feine Antennen zu entwickeln für die Launen meiner Mutter und ich wusste, wann ich etwas sagen darf und wann nicht. Also so eine Art Tretminenkindheit. Ich musste ständig ausweichen und lavieren.“

Beziehung: Die Patientin erlebte die Mutter offenbar so, dass sie klein gemacht und entwertet wird, dass ihr die Zuneigung willkürlich entzogen und sie dann angegriffen und bedroht wird. Bezogen auf sich selbst erlebt sie, dass sie sich der Mutter extrem anpasst und sich gleichzeitig selbst ablehnt, entwertet und hasst. Die Mutter ist das Objekt ihrer projektiven Identifikation.

Ich greife das Bild der Tretmine auf und wir kommen dazu, dass es manchmal „Explosionen“ gab und der Grund dafür von ihr darin gesehen wird, dass sie abgelehnt wurde, weil sich die Mutter „ein anderes Kind gewünscht“ habe. Als Begründung, warum sie unerwünscht sei, kommt von ihr: „zu frech, zu vorlaut, zu ungestüm, zu wenig weiblich“.
Sie erlebt die Mutter als sehr dominant, als verlogen, sehr weiblich, also das Gegenteil von ihr. Sie sei ihrem Vater ähnlich, daher fühle sie sich abgelehnt. Die Eltern haben sich nach ihrer Geburt relativ schnell getrennt, die Mutter hat ihn „an die Luft gesetzt“. Vom Vater gibt es keine Erinnerungsbilder, allenfalls aus Erzählungen der Großmutter. Er soll sehr weich gewesen sein, deswegen habe die Mutter ihn auch abgelehnt. Auf Nachfrage von mir stellt sich noch heraus, dass die Familie des Vaters aus Armenien stammt.
Sie ist als einziges Kind und alleine mit der Mutter aufgewachsen, die nicht mehr geheiratet hat. Die Mutter hat sehr viel gearbeitet, sie war bei Kindermädchen, bei den Großeltern. Sie sagt: „Wer gerade Zeit hatte für das Balg.“

Struktur: Unter der strukturellen Perspektive ist das Introjekt Mutter eher ein kritisierendes, forderndes, malignes und schädigendes. Ein gutes Objekt oder eine ambivalente Einstellung sind nicht erkennbar. Die Internalisierung ist unter dem Aspekt der Bindung eher eine paranoid bedrohliche Objektvorstellung. Die Objektwahrnehmung ist wegen der projektiven Identifikation radikal negativ und entsprechend wenig ganzheitlich oder realistisch. Eine Empathie für das Objekt ist nicht festzustellen.
Die Selbstwahrnehmung ist wenig differenziert, weil Affekte generell negativ sind. Die Selbst-Objekt-Differenzierung scheint durch ihre Projektionen und die Wut auf die Mutter verwischt. Die Selbstreflexion ist nur negativ. Auch werden Steuerungsprobleme im Hinblick auf die Selbstwertregulierung deutlich. Ihr Selbstwert ist sehr schnell bedroht.

Als ich die Ablehnung durch die Mutter wegen Ähnlichkeit mit dem Vater anspreche, antwortet sie etwa: Vielleicht sei sie ja auch mit so vielen schlechten Eigenschaften ausgestattet, sie wisse es nicht. Sie wisse nur, dass sie das komplette Gegenteil von der Mutter sei in puncto Gefühle und in puncto Intellekt und Durchsetzungsvermögen. „Vielleicht mag sie mich deswegen nicht.“

Dieser Passus belegt wiederum eine problematische Selbst-Objekt-Differenzierung und Objektwahrnehmung, außerdem die Dominanz negativer Affekte in der Selbst- und Objektwahrnehmung (Wut, Entwertung, Verachtung). Auch die Selbstbestimmung gleichsam als Negativ der Mutter erscheint defizitär i.S. einer wenig stabilen Identität.

Phase 3: Ich komme auf andere Personen zu sprechen, da sie bisher nur von der Mutter gesprochen hat. Ich frage nach Freunden und Freundinnen. Sofort erwähnt sie, dass eine beste Freundin verstorben ist. Zunächst will sie nicht darüber reden, sie verschließt sich wie vorher. Dann erfahre ich auf Nachfragen, dass die Freundin vor 6 Jahren an multiplem Organversagen infolge einer Sepsis verstorben ist. Ihr treten Tränen in die Augen. Ich bemerke das und frage, wieso die Freundin an der Sepsis verstorben sei. Sie habe eine Wunde gehabt, die nicht adäquat behandelt worden sei. Sie habe der Freundin noch gesagt, sie solle am nächsten Tag zum Arzt gehen, sie wollte das aber nicht. Einen Tag später sei die Freundin gestorben.

Ich erfahre dann, dass sie zusammengelebt haben und dass es eine sehr enge Freundschaft war, die schon 14 Jahre bestand. Es war eine ältere Freundin. Als ich deute, dass ich den Eindruck habe, dass ich in sie eindringe, sagt sie: „Das ist eine sehr schmerzhafte Erinnerung und ich heule nicht so gerne coram publico."

Beziehung: In dieser Szene erlebe ich mich so, dass ich mich aufdränge, vielleicht auch taktlos bin, ihr wenig Freiraum lasse und mich einmische. Ich erlebe umgekehrt die Patientin so, dass sie sich zurückzieht, abschottet, sich verschließt, trotzt und sich widersetzt.

Da mir diese Beziehung sehr bedeutsam erscheint, versuche ich sie etwas näher zu klären. Die Freundin hatte, wie sie, Suizidgedanken, hat sich auch einmal die Pulsadern aufgeschnitten. Auch die Infektion, die schließlich zum Tode führte, war auf eine Selbstschädigung zurückzuführen. Die Patientin hätte es wissen können, hatte sich aber nicht damit auseinandergesetzt. Sie erlebt Schuldgefühle.

Struktur: In der Objektbeziehung taucht zum ersten Mal in der Objektwahrnehmung eine positive Bezugsperson auf. Die Freundin scheint für sie eine überhöhte emotionelle Bedeutung zu haben (Abwehrmechanismus der Idealisierung), sodass man auch auf Abhängigkeit schließen könnte. Der duale Bezug ist deutlich und den Verlust hat sie noch nicht verarbeitet (Bindung).

Ich greife das Schuldgefühl, ihr Verantwortungsgefühl an dem Tod der Freundin und ihren Selbsthass auf und bringe dies in einer Deutung zusammen: Dieses Schuldgefühl ist Grund, warum Sie sagen, ich kann mich nicht mögen ... ich muss mich hassen?"

Sie: „Ich habe mich davor schon gehasst, aber es war sicherlich noch eine Zuspitzung dieses Gefühls. Das war kurz vor Ende meiner Ausbildung, die ich dann auch nicht zu Ende gebracht habe. Irgendwie musste ich mich dafür bestrafen, was ich getan hatte bzw. unterlassen hatte."
Wir kommen dann weiter auf die Freundin zu sprechen: „Ich weiß nicht, ob es sich danach intensiviert hat, ich weiß es nicht. Ich weiß, dass ich an diese ganze Zeit kaum noch konkrete Erinnerungen habe. Ich weiß, dass wir kurz davor noch zusammen verreist waren, aber das Ganze ist irgendein amorphes Etwas, das ich kaum noch fassen kann, das einzig Konkrete ist nur der Todestag.

Struktur oder Konflikt? In einer konfliktbezogenen Interpretation könnten die Schuldgefühle als Grund für den Selbsthass angesehen werden, eine strukturbezogene Sicht hingegen würde den generalisierten Charakter der negativen Kognitionen und Handlungen dem Selbst gegenüber unabhängig von einer umschriebenen Schuldproblematik in den Vordergrund rücken und deshalb von einem „Schuldkonflikt-Schema" sprechen. Dieser Punkt wird am Ende des Abschnitts nochmals diskutiert.

Ich weiß nicht, ob ich damals sehr intensiv selbstschädigend gehandelt habe oder ob ich gelähmt war, ich weiß es nicht mehr ... ich kann darüber nicht nachdenken, ohne zu heulen, und ich werde das auch niemals akzeptieren können." Ich spreche dann die Bedeutung der Beziehung an. Sie spricht von „Seelenverwandtschaft", sie war irgendwie „die Vermittlerin zwischen mir und der Welt. Sie half mir, Dinge zu erkennen, die sonst für mich ewig im Dunkeln geblieben wären ... Ich neige dazu, im Verhalten anderer Menschen immer eine negative Attitüde gegen mich zu implizieren und sie hat mir einfach nur erklärt, dass es so und so gesehen werden kann und dass es auch ganz anders gesehen werden kann, sie hat mir einfach die Welt erklärt."

Hier könnte auch der Gedanke einer traumabedingten dissoziativen Erinnerungsstörung aufkommen. Aus strukturbezogener Sicht kann andererseits argumentiert werden, dass mit den damaligen Ereignissen unerträgliche Affekte (Scham, Schuld) verbunden sind, die die Patientin von sich fernhalten muss (strukturelle Einschränkungen bzgl. der Selbststeuerung, vor allem Affekttoleranz und Selbstwertregulation).

Ich verstehe diese Äußerungen im Sinne einer Mutter-Kind-Beziehung. Sie korrigiert, die Freundin sei fünf Jahre älter gewesen, sie sei mehr eine große Schwester gewesen. Sie beschreibt auch, welche Teile des Lebens die Freundin ihr erklärte, z. B. die Natur, mit ihr zusammen wäre Natur plötzlich spannend geworden, anregend und kreativitätsfördernd, z. B. Landschaften, Wälder.

Im Hinblick auf ihre Bindungsfähigkeit ist sie in der Lage, Hilfe von anderen als gutes Objekt in Anspruch zu nehmen, jedoch zeigt sich dies nur bei dieser idealisierten Freundin, nicht jedoch bei anderen Objekten.
Deutlich ist die Spaltung in der Objektwahrnehmung: Die gute Freundin und die böse Mutter. Diese setzte sie zu ihren Zwecken ein, instrumentalisierte sie.

Phase 4: Hier bietet sich an, nach dem Selbsterleben zu fragen. Sie erlebt sich selbst als negativ, als ehrgeizig, jedoch belüge sie sich wenigstens nicht selbst wie die Mutter, „ich bin nicht diszipliniert. Ich denke, das sind die primären Eigenschaften meiner Mutter, die ich nicht habe."
Ich: „Und darüber hinaus? Was haben Sie, was die Mutter nicht hat?"

Sie: „Ich weiß nicht, Fraueneigenschaften. Ich weiß, es ist sehr wenig Konstanz in meinem Gefühlsleben und dementsprechend auch wenig Konstanz in allen Äußerungen, Verhaltensäußerungen. Ich weiß nicht, ich kann impulsiv sein, aber ich kann auch sehr rigide Pläne ausarbeiten, nach denen ich dann lebe. Es ist nie eindeutig."

Mit einer durchaus vorhandenen Fähigkeit zur Selbstreflexion beschreibt die Patientin ihre Wechselhaftigkeit mit Phasen von Über- und Untersteuerung. Erneut zeigt sich eine Unsicherheit und Ratlosigkeit bzgl. der eigenen Identität.

Sie erläutert, dass sie Pläne ausarbeitet, z.B. über den Tagesablauf, über das Essen, und sie begründet die Impulsivität mit zwei Beispielen, z.B. impulsive Abmeldung von der Schule kurz vor dem Abitur und Zerreißen der Einschreibung für das gewünschte Studium. Sie ist sich bewusst, dass sie sich damit schadet.

Weitere Beispiele für die mangelnde Impulssteuerung.

Ich führe dann die Selbstschädigungen auf den Selbsthass zurück, wobei ich mich sehr vorsichtig ausdrücke und sie den Selbsthass benennt. Sie mag sich nicht: „Ich verachte mich."
Ich: „Es gibt nichts, was Sie mögen."
Sie: „Nein ..."

Beziehung: Ich erlebe die Patientin so, dass sie sich immer wieder klein macht, entwertet und Vorwürfe macht. Ich erlebe mich gegenüber der Patientin, dass ich mich anpasse, zurücknehme und ihr viel Raum lasse. Weiterhin bin ich sehr vorsichtig und jederzeit auf Angriffe gefasst.

Wir kommen dann auf ihren Leistungsbereich. Sie studiert Literaturwissenschaften und Philosophie. Sie liebt insbesondere die Literatur und benennt auch ihre Lieblingsautoren, deren Namen ich teilweise nicht kenne. Herablassend bemerkt sie: „Sie müssen nicht."
Sie bleibt bei ihrem Literaturinteresse und bei ihrer Herablassung gegenüber Menschen, die sich nicht für Literatur interessieren. Ich deute das Interesse für Literatur als Lebendigkeit und dass doch mehr in ihrem Inneren ist, was lebendig ist. Ich sage ihr, ich erlebte sie als verschlossen und dahinter sei doch etwas Lebendiges.

Ich erlebe sie hier entwertend und beschämend. Sich selbst macht sie wichtig, sie stellt sich in den Mittelpunkt.

Sie daraufhin: „Ich weiß nicht, ich habe ein sehr durchstrukturiertes System, nach dem ich lebe, und ich bin ja eigentlich hier, um doch irgendwie den Ausgang zu finden. Ich weiß nur nicht, ob Veränderung wirklich möglich ist. Das ist die Frage, die mich quält, und deswegen bin ich vielleicht auch etwas unwillig den Therapeuten, dem Pflegepersonal gegenüber – freundlich ausgedrückt." Ich sage dann: „Ablehnend sind Sie. Sie suchen Antworten zu bekommen."

Hier ergibt sich eine Aussage zur Motivation für eine Psychotherapie und über ihre Beziehungsgestaltung zum Pflegepersonal und den Therapeuten: Sie nimmt selbst wahr, dass sie es ihren Helfern nicht leicht macht, sich abschottet und die Kontrolle bewahrt, bei allen Zweifeln aber doch eine Veränderung erreichen möchte.

Sie sucht nach dem „erlösenden Wort", weiß aber, dass es das nicht gibt. Sie kommt auf die Literatur zurück, die ihr Halt gibt, um „damit das eigene verpfuschte Leben zu erklären". Dabei wird sie traurig. Ich spreche das an.

Sie: „Ein 28-jähriges, verpfuschtes Leben bereitet nicht unbedingt Freude." Sie begründet den Ausdruck „verpfuschtes Leben" – also ihre Bewertung – mit ihrem Scheitern im Studium (zunächst Biochemie) und auch jetzt laufe das Studium auf Sparflamme.

Struktur: Auch hier wieder die Selbstentwertung, die Verachtung, der Ekel, die Wut. Sie zeigt aber auch deutlich einen traurigen Affekt.

Phase 5: Ich greife diese Bilder auf und beziehe sie auf die Möglichkeiten in der anstehenden Therapie, die Beziehung zu dieser Freundin näher zu klären, insbesondere die Schuldgefühle wegen deren Selbstmord.

Ich komme dann auf die Schwierigkeit, darüber zu sprechen, und sie bestätigt mir, dass dies der Punkt gewesen sei, wo sie die erste Therapie (30 Stunden bei Therapeuten der Universität) abgebrochen habe: „ ... als wir begonnen haben, über dieses Thema zu sprechen und ich nicht mehr in der Lage war, die Gefühlsausbrüche und das Weinen zu unterdrücken."

Ich erlebe diese Äußerung als Signal dafür, dass sie sich aus Angst vor Nähe wieder distanziert bzw. verschließt: Sie erklärt, dass das Ereignis doch nicht so entscheidend ist wie von mir angenommen und deutet zudem an, dass ich ihr im Falle einer Annäherung sehr wehtun kann.

Ich komme zu dem Therapieziel, wie sie mehr Selbstfürsorge und Selbstakzeptanz entwickeln könnte. Sie stimmt zu. Sarkastisch meint sie, dass das schon seit vielen Jahren ihre Frage sei, aber sie könne nicht authentisch sein, sie müsse immer etwas vorspielen. Sie fühle sich immer fremd. Ich bleibe dabei, dass es für mich eine Frage der Psychotherapie ist, Selbstfürsorge zu entwickeln. Sie bleibt dabei, dass alles fremd ist.

Versuche, ihre abwehrende Haltung zu überwinden.

Auf meine Äußerung, dass wir erst am Anfang der Therapie stehen und dass es ja positive Aspekte von Beziehungen gibt, bleibt sie skeptisch. Sie fühlt sich eher am Ende als am Anfang einer hoffnungsvollen Therapie. Zum Abschluss des Interviews besteht somit keine zuversichtliche Stimmung.

Beziehung: Ich erlebe mich ihr gegenüber, dass ich die Seite der Hoffnung vertreten muss, während sie die Übermacht des Negativen betont.

Zusammenfassung des OPD-Befundes

Die Befunde zur Beziehungsachse und die Befunde zur Konflikt- und Strukturachse weisen eindeutig auf eine persönlichkeitsstrukturelle Störung hin.

Beziehungsdynamische Formulierung

Die Patientin erlebt immer wieder, dass andere sich von ihr abwenden oder sie angreifen und entwerten. Sie reagiert in ihrem Erleben darauf, indem sie sich einerseits klein macht, anpasst und selbst entwertet, andererseits aber auch abschottet und die Kontrolle bewahrt. Andere erleben die Patientin ebenfalls immer wieder als abgeschottet und kontrollierend, aber auch als entwertend und mitunter scharf attackierend. Sie werden dadurch veranlasst, sich entweder beschwichtigend zurückzunehmen und sich dadurch selbst zu schützen oder aber dem Druck zu entgegnen und dann Gefahr zu laufen, durch mutigere Interventionen intrusiv, kränkend oder sogar verletzend zu sein. Dies würde die Patientin entsprechend ihres habituellen Musters wieder so erleben, dass sie angegriffen und entwertet wird. (Aber auch eine zurückgenommene und beschwichtigende Haltung könnte die Patientin als latent bedrohlich wahrnehmen.)

Struktur

Selbstwahrnehmung: Selbstreflexion ist zwar möglich, wirkt aber oft intellektualisierend und inkohärent, was die Darstellung der eigenen Person betrifft; oft bleiben unterschiedliche Selbstaspekte einfach unverbunden nebeneinander stehen. Die Affektdifferenzierung ist eingeschränkt, da negative Affekte überwiegen bzw. völlig dominieren; bei besonders schwierigen Themen scheint eine Differenzierung von Affekten gar nicht mehr möglich (z. B. bzgl. des Todes der Freundin). Im affektiven Ausdruck dominieren Verachtung und Ekel. Die Identität ist ebenfalls gering integriert, da kaum eine konstante psychische und sexuelle Identität erkennbar ist. Selbstwahrnehmung ist daher überwiegend gering integriert, im Falle der Selbstreflexion eventuell mäßig.

Objektwahrnehmung: Die Objektwahrnehmung scheint hinsichtlich der Selbst-Objekt-Differenzierung deutlich erschwert; die Objekte erscheinen in ihrer Schilderung mit Eigenschaften der Patientin ausgestattet und umgekehrt. Auch eine ganzheitliche Objektwahrnehmung ist gering integriert, es werden nur negative Affekte der Mutter und auch dem Therapeuten und den Ärzten gegenüber wahrgenommen sowie nur idealisiert positive gegenüber der Freundin (Spaltung). Die realistische Objektwahrnehmung ist ebenfalls gestört, wahrscheinlich spielen sehr viele Projektionen eine Rolle. Die Objektwahrnehmung ist insgesamt gering integriert.

Steuerung: Hinsichtlich der Steuerung ist festzustellen, dass die Impulssteuerung in mehreren Bereichen gestört ist. Es werden schwerwiegende Beispiele von Untersteuerungen berichtet, gegenüber denen das ebenfalls deutlich erkennbare Bemühen um kompensatorische Übersteuerung für die diagnostische Beurteilung der Struktur weniger ins Gewicht fällt. Die Affekttoleranz ist gering integriert, da die Patientin von negativen Affekten überflutet wird und dann impulshaft handelt. Auch die Regulierung des Selbstwertes ist nur gering integriert, da eine große Kränkbarkeit erkennbar und Ekel vor sich selbst deutlich werden. Beziehungen können ebenfalls nicht geschützt werden, d. h., Impulse werden nicht intrapsychisch, sondern interpersonell verarbeitet. Ein Interessenausgleich zwischen der Patientin und anderen gelingt kaum, es fehlen Vorstellungen über die Realisierung eigener Interessen. Die Antizipation hinsichtlich handlungssteuernder Affekte ist nicht gut beurteilbar. Selbstregulierung und die Regulierung des Objektbezugs sind insgesamt als gering integriert zu beurteilen.

Abwehr: Hinsichtlich der Abwehr zeigen sich überwiegend unflexible, interpersonelle Abwehrformationen, die zu erheblichen Einschränkungen der Objektwahrnehmungen führen. Die bevorzugten primitiven Abwehrmechanismen sind Spaltung, projektive Identifikation und Überidealisierung wie Entwertung.

Emotionale Kommunikation: Bezüglich der Fähigkeit zur emotionalen Kommunikation ist festzustellen, dass die Internalisierungsprozesse gestört sind, es sind überwiegend negative Affekte wie Wut und Verachtung erkennbar. Äußerungen über den Körper gibt es nicht direkt. Im Kontaktverhalten ist die Patientin eher aggressiv entwertend oder kontrollierend distanziert. Die Affektmitteilungen sind überwiegend entwertend sowie distanzierend und ein Mangel an Bezogenheit ist erkennbar. Der Untersucher spürt im Kontakt mit der Patientin eine große Distanz und wird zu Überengagement oder aber Resignation verleitet. Die Empathie ist ebenfalls sehr eingeschränkt, soweit man dies aus dem Interview entnehmen kann. Alles in allem ist die emotionale Kommunikation nach innen und nach außen als gering integriert zu bewerten, wobei die Beurteilungsgrundlage (vor allem bzgl. der Kommunikation nach innen) schmal ist.

Bindungsverhalten: Zum Bindungsverhalten ist festzustellen, dass die internalisierten Objekte eine bedrohliche und maligne schädigende Qualität aufweisen, z. B. hinsichtlich des Mutterbildes oder der überidealisierten Freundin. Freundliche Introjekte, die die Patientin zur Selbstberuhigung und Selbstfürsorge nutzen könnte, sind anscheinend nicht vorhanden. Die Bindungen sind auch nicht variabel, sie sind fixiert auf das negative Mutterbild oder auf die überidealisierte Freundin. In der Bindung an äußere Objekte zeigt sich eine deutliche Objektabhängigkeit, in der sie aber die Hilfe anderer (z. B. Ärzte, Therapeuten) nicht annehmen kann, sondern eher aggressiv zurückweist. Die Bindung zu lösen ist für sie sehr schwer, da Trennung und Verlust wie bei der Freundin zu einer Art Desintegration geführt zu haben scheinen. Insgesamt geringe Integration der Struktur auch bezogen auf die Bindung.

Konflikte

In Anbetracht der insgesamt geringen Integration der Struktur treten mögliche Konflikte in ihrer Bedeutung für die Störung zurück, sodass mit Blick auf das sich andeutende Schuldthema (siehe oben) von einem „konflikthaft motivationalen Schema" im Sinne der OPD gesprochen werden muss.

Zusammenfassung

Zusammenfassend kann man feststellen, dass es sich eher um eine *gering integrierte Persönlichkeitsstruktur* handelt und die Psychotherapie als Therapie der persönlichkeitsstrukturellen Störung indiziert ist.

3.5 Besonderheiten bei der Interviewführung bei Trauma und Psychose

3.5.1 Belastende Lebensereignisse und Traumafolgestörungen

Ein historischer Beitrag der Psychotraumatologie besteht darin, die Konsequenzen hochgradig aversiver Lebensereignisse auf die menschliche Psyche systematisch zu beschreiben und zugehörige Behandlungsmethoden weiterzuentwickeln. Die Anerkennung des Störungspotenziales, das sich kausal aus einem Traumaereignis entwickeln kann, ist nicht nur für die Betroffenen, sondern auch sozialrechtlich, strafrechtlich und für die Präventionsarbeit von hoher Bedeutung. In der Praxis ist die Abgrenzung von Traumaereignissen und Lebensereignissen jedoch manchmal nicht ganz so leicht. Ebenso spielen persönliche Risiko- und Resilienzfaktoren für die Prognose eine wichtige Rolle, woran sich die Frage anschließt, an welcher Stelle eine direkte

Traumabearbeitung sinnvoll und an welcher eine Modifikation nötig erscheint.

Vorgehensweise: Die OPD kann hier eine wichtige integrative Rolle übernehmen. Im OPD-3 Manual zur Ereignis- und Traumaverarbeitung (Burgmer et al., 2024) wird daher eine Vorgehensweise vorgeschlagen, die einen Fokus legt auf eine genaue Beschreibung

- des Traumaereignisses,
- der individuellen Traumaverarbeitung,
- der aus der Verarbeitung resultierenden Folgen in Bezug auf Erkrankung und Gesundheit sowie
- der individuellen psychodynamischen Konstellation.

Ebenso gibt es im Manual Hinweise auf spezifische Herausforderungen der Interviewführung im Spannungsfeld von Intrusion und Vermeidung bei Menschen mit Traumafolgestörungen sowie mögliche Lösungen.

Trauma oder Belastung? Zunächst wird geprüft, ob ein Traumaereignis vorliegt. Hier wird vorgeschlagen, sich an den definitorisch strengeren Kriterien von DSM-5 und ICD-11 zu orientieren. Dies soll helfen, einerseits die Diagnose einer Traumafolgestörung sicherer stellen zu können, andererseits jedoch auch den Einfluss von anderen belastenden Lebensereignissen nicht abzuwerten. Allein, dass eine posttraumatische Belastungsstörung per Definition nur infolge eines Traumaereignisses entstehen kann, bedeutet eben nicht, dass Menschen nicht auch unter den Auswirkungen anderer Lebensereignisse starkes Leid entwickeln können.

Traumaspezifische Veränderungen: In einem zweiten Schritt werden dann, wenn möglich, neben der allgemeinen, biografisch stabilen Psychodynamik traumaspezifische Veränderungen in Beziehungs-, Konflikt- und Strukturachse seit dem Traumaereignis beschrieben. Diese Vorgehensweise wird insbesondere vorgeschlagen, wenn das Traumaereignis nicht länger als fünf Jahre zurückliegt, um mehr Sicherheit im Herstellen des Bezuges zur Traumatisierung zu gewährleisten. Lebensgeschichtlich frühe und anhaltende Traumatisierungen werden in ihren Auswirkungen bereits jetzt durch die Strukturachse der OPD gut abgebildet sowie in der Ausgestaltung von Konfliktthemen.

OPD-3 Traumamodul: Im ergänzenden Traumamodul zur *Achse I* werden zudem folgende Aspekte in den Fokus genommen: Objektive und subjektive Schwere des Indexereignisses, Charakteristika des Ereignisses in Bezug auf Art des Traumas, persönliche Beteiligung, Anzahl der Mitbetroffenen, temporale Aspekte, Ein- vs. Mehrmaligkeit sowie Anzahl früherer Ereignisse, fortbestehender Täter- oder Situationskontakt und Vermeidungsverhalten, ereignisbezogene Krankheits- und Veränderungskonzepte sowie Ressourcen und das affektive Erleben bzw. die affektive Reaktion in Bezug auf das Ereignis.

In der *Achse II* wird das subjektive Erleben der Patientinnen und Patienten bezüglich der Beziehungsangebote der anderen und der eigenen Reaktion darauf seit dem Traumaereignis abgebildet. Ein verändertes Erleben und Reagieren der anderen auf die Beziehungsangebote der Patientinnen und Patienten kann ebenfalls erfasst werden, dies sollte jedoch nur bei hoher Eindeutigkeit geschehen.

In Bezug auf *Achse III* wird zusätzlich zur üblichen Konfliktdiagnostik nach OPD-3 insbesondere geprüft, ob es nach dem Traumaereignis einen Wechsel in der Einschätzung von einer vorbestehenden Konfliktspannung in eine neurotische Konfliktdynamik gegeben hat, also ob das Traumaereignis eine vorbestehende innere Balance in Bezug auf die Verarbeitung von Lebensthemen verändert hat.

Temporäre Einschränkungen der Verfügbarkeit struktureller Fähigkeiten sind in der Strukturachse *(Achse IV)* der OPD-3 bereits jetzt im sog. „Variabilitätsrating“ (Abbildung 2-2) gut beschreibbar. Im Traumamodul wird zusätzlich erfasst, in welcher oder welchen Strukturdimensionen diese Veränderung besonders prominent erscheint.

Alle diese Informationen sollen ein präziseres Verständnis des Zusammenspieles von Traumaereignissen und individuellen psychodynamischen Schutz- und Risikofaktoren sowie der daraus resultierenden Verarbeitung in Bezug auf Erkrankung, Gesundheit und Persönlichkeit ermöglichen. So sollen sie helfen, die Behandlungsplanung sowohl in Bezug auf traumaspezifische Methoden als auch allgemeine psychodynamische Psychotherapie anzupassen.

3.5.2 Psychose

Obgleich die Psychosenpsychotherapie eine lange psychodynamische Tradition und wissenschaftliche Evidenz hat, wurde eine Indikation zur Richtlinienpsychotherapie erst 2014 erreicht (G-BA, 2014). Leitliniengerecht ist Psychotherapie für Menschen mit Psychosen in jeder Phase und bei jeder Schwere der Erkrankung – also im akuten und im langzeiterkrankten Zustand sowie bei leichtgradiger ebenso wie bei schwerer seelischer Beeinträchtigung. Bis zur Überarbeitung der Leitlinie – und leider oft auch heute noch – wurde meist gelehrt, dass bei Menschen mit Psychosen psychodynamisches Arbeiten kontraindiziert sei. Durch diese Lehrmeinung mieden nicht nur Psychotherapeut:innen, sondern auch Patient:innen und deren Angehörige diese Therapieform. Aufgrund der fehlenden Indikation fehlte bisher auch im OPD-Antragsbuch eine differenzierte Anleitung zur Diagnostik und Behandlung von Menschen mit Psychosen.

Tatsächlich ist die Diagnostik bei Menschen mit schizophrenen und bipolaren Psychosen unter Berücksichtigung einiger Aspekte, die im Folgenden beschrieben werden, gut möglich. Wichtig sind insbesondere Hinweise zum Krankheitskonzept und zum sozialpsychiatrischen Umfeld, eine Sensitivität für Schwierigkeiten der Patient:innen in Nähe-Distanz-Regulation und ein sensibler Umgang mit Wahn. Dies drückt sich auch aus im Rollenverständnis der Interviewer:in als Begleitung, das mit einer Beifahrermetapher beschrieben werden kann. Die Gegenübertragung zeigt sich als wichtiges diagnostisches Instrument. Diese Hinweise sind Ausdruck einer Haltung, die für die Interviewtechnik relevant ist (von Haebler et al., 2022) und sich daher von dem „Standard"-OPD-Interview unterscheiden kann.

Krankheitskonzept: Die Vorstellungen der Patient:in darüber, woher ihr Leiden kommt, kann sich deutlich vom Verständnis der Psychotherapeut:in unterscheiden. Entscheidend ist zunächst jedoch nicht eine vermeintlich notwendige „Krankheitseinsicht" oder „Compliance", sondern, dass die Patient:in kommt und eine Psychotherapie will. Wie die Patient:in ihr Leiden beschreibt, birgt hingegen häufig wichtige Informationen, die im OPD-Interview verwendet werden können. Oft enthalten sind darin auch Hinweise auf Motivation und Therapieziele.

Sozialpsychiatrisches Umfeld: Menschen mit Psychosen, etwa bei schizophrenen oder bipolar affektiven Störungen, sind meist schwer bzw. komplex erkrankt. Das bedeutet auch, dass die Psychotherapie häufig von Psychopharmakotherapie und auch von psychosozialen Hilfen begleitet wird. Das sozialpsychiatrische Umfeld ist damit auch für die Diagnostik und Psychotherapie wichtig. Angehörigen kann in der Therapieaufnahme und auch im Verlauf eine besondere Rolle zukommen: Menschen mit Psychosen kommen teils fremdmotiviert; Betreuende oder Angehörige vereinbaren Termine oder begleiten. Hier ist es wichtig, genau hinzuschauen: Dies kann eine wertvolle Hilfe und eine wichtige Brücke sein, wenn die Patient:in aktuell nicht in der Lage ist, einen diagnostischen oder therapeutischen Kontakt herzustellen. Es kann aber auch ein Zeichen von unangemessener Fürsorge oder Verzweiflung im Umfeld sein – und damit schon ein Hinweis auf die Psychodynamik. Solange das nicht klar ist, sind Angehörige oder Betreuende, die Termine vereinbaren und ggf. auch zum Termin begleiten, willkommen.

Nähe-Distanz-Regulation: Menschen, die an einer schizophrenen oder bipolaren Psychose erkrankt sind, haben besondere Schwierigkeiten, Nähe und Distanz zu regulieren (s. Kap. 2.5.1). Diese Regulation kann von der Psychotherapeut:in zunächst und immer wieder mit übernommen werden. Ein Signalisieren tatsächlichen Interesses und ein nicht intrusiver Fragestil sind dabei notwendig, um die Grenzen der Patient:in zu schützen. Hier ist ein genaues Achten auf die Gegenübertragung sowohl diagnostisch wegweisend als auch therapeutisch notwendig. Ein sensibles Vorgehen hilft, Themenkomplexe ggf. auszusparen oder beim Nachfragen nicht zu insistieren, sondern zum nächsten – idealerweise von der Patient:in selbst eingebrachten – Thema überzugehen. Das Hinzuziehen der Gegenübertagung kann zudem helfen, eine psychodynamische Hypothese zu bilden, wenn nicht alle Aspekte des Interviews abgedeckt werden konnten.

Umgang mit Wahn: Menschen mit schizophrenen und bipolaren Psychosen sind häufig von einer tiefgreifenden Verunsicherung betroffen, die nach Entwicklung eines Wahns emotional weniger bedrohlich wirkt. Der Wahn ist häufig ein Konstrukt, das das psychische Überleben sichert (s. Kap. 2.5.1). Dieses Konstrukt in seiner Bedeutung anzuerkennen, öffnet einen Raum. Den Wahn „weghaben zu wollen" verschließt diesen Raum und vernichtet häufig den Weg zum Verstehen – hierin liegt auch eine potenzielle Gefahr reiner Pharmakotherapie. Das Erleben der psychotischen Patient:innen ist ihre Realität, die die Interviewer:in meist nicht teilt und auch nicht teilen muss. Nach Abklingen des Wahns gelingt manchmal ein gemeinsamer Blick von außen auf den Wahn. Oder aber das Konstrukt des Wahns ist weiterhin so wichtig, dass – obgleich die Patient:innen in dem Moment nicht wahnhaft sind – der Wahn noch geschützt werden muss. Hier ist es besonders wichtig, zwei Positionen zuzulassen und zu etablieren: das Erleben der Patient:in und das eigene. Die Interviewer:in erfährt viel, wenn sie nicht versucht, zu korrigieren oder mit Fragen den Wahn zu widerlegen. Offene Fragen, Unerwartetes zulassen und als Therapeut:in das eigene Nichtverstehen einzugestehen, ermöglicht es wiederum der Patient:in, im Interview über sich zu sprechen.

Art der Fragestellung: Konkretistisches Denken seitens der Patient:innen führt manchmal dazu, dass eine Nachfrage, die mit einem Vorschlag verbunden ist, sofort übernommen wird. Ein Beispiel: Auf die Frage „Oh, war der Weg hierher schwierig?" folgt die Antwort: „Der Weg hierher war schwierig." Um die Richtung nicht zu stark vorzugeben, empfiehlt es sich eher, mehrere Antwortmöglichkeiten für eine gestellte Frage zu benennen oder offene Fragen zu stellen. Dann kann die Patient:in eine davon auswählen, alle verwerfen oder bestenfalls eine eigene Antwort formulieren. Die Gesprächsführung ist also ein Begleiten, ähnlich der Rolle einer Beifahrer:in. Das zeigt sich durch interessiertes Nachfragen sowie durch Anerkennung der aufkommenden Emotionen und des Geschilderten. Themenwechsel seitens der Therapeut:in sollten eher Vorschläge sein. Ein Ausweichen der Patient:in ist oft ein wertvoller Hinweis auf Dilemmanähe und damit auch relevantes Interviewmaterial.

Phasen des OPD-Interviews: In Bezug auf die Reihenfolge des OPD-Interviews kann es notwendig sein, diese anzupassen und nach der Eröffnungsphase 1 mit der Phase 4 – dem aktuellen Erleben und dem Selbsterleben – fortzufahren. Die Reihenfolge der Phasen 2 (Ermittlung von Beziehungserfahrungen und Beziehungsepisoden), 3 (Ermittlung des Objekterlebens und der Lebensgestaltung) und 4 kann grundsätzlich variieren.

OPD-Achsen: Bei *Achse I* (Krankheitserleben und Behandlungsvoraussetzungen) ist ein besonderes Augenmerk auf sowohl aktuell als auch in der Vergangenheit eingenommene Medikation und Substanzen sowie auf das psychosoziale Hilfesystem zu legen.

Bei *Achse II* (Beziehung) ist das szenische Geschehen vor, im und nach dem Interview ebenso wie Übertragung und Gegenübertragung von besonders großem Wert und kann bei Fehlen von anamnestischen Angaben für den Antrag genutzt werden.

Bei *Achse III* (Konflikt) erfolgt hier ein Verweis auf Kap. 2.5.1. Eine Konfliktdiagnostik kann insbesondere dann sehr hilfreich sein, wenn auch die im OPD-3-Handbuch im Kapitel 4.4 „Zur weiteren Forschung vorgesehen" beschriebenen Dilemmata eingeschätzt werden. Hier sind insbesondere K1 und K4 etabliert und sehr hilfreich für Diagnostik und Antrag.

Bei *Achse IV* (Struktur) ist es oft notwendig, abbilden zu können, dass Menschen, die Beziehungen und einen Arbeitsplatz haben – im Alltag also gut funktionieren – zu anderen Zeiten oder in bestimmten Konstellationen bzw. Umfeldern psychotisch reagieren oder exazerbieren. In diesen Momenten bzw. in diesen spezifischen Lebensbereichen ist die Verfügbarkeit der strukturellen Fähigkeiten eingeschränkt. Dies kann nun mit dem „Variabilitätsrating" (s. Kap. 2.4.1 und Abbildung 2-2) gut abgebildet werden.

Das folgende klinische Fallbeispiel veranschaulicht einige der Aspekte, die für die Interviewführung bei Menschen mit Psychosen relevant sind.

Klinisches Beispiel

Ein Patient bekommt nach langem Warten einen Termin im Rahmen eines psychotherapeutischen Vorgesprächs zum OPD-Interview. Er berichtet relativ rasch, dass er vorhabe, nach Australien auszuwandern, und die restlichen Vorkehrungen dazu treffe. Er habe dafür bereits seinen Job gekündigt, es handele sich nur noch um Wochen. Sein Fortgehen sei gefährlich, er müsse zurzeit besonders aufpassen, weil die Nachbarn es auf seine Wohnung abgesehen haben. Er merke das daran, dass diese sich mit dem Hausbesitzer gut gestellt haben und dass sich seit einiger Zeit, wenn er nach Hause käme, seine Türe anders öffne als noch vor einigen Wochen. Wenn er auf dem Balkon rauche, dann höre er die Nachbarn telefonieren und sich über sein Rauchen beschweren, obwohl es nicht verboten sei, auf dem Balkon zu rauchen.

Es bleibt unklar, was an dieser Schilderung real und was psychotisches Erleben des Patienten ist. Vorschnelle Vermutungen helfen an dieser Stelle genau so wenig weiter wie ein Einsteigen auf die vermutete Paranoia. In der Gegenübertragung sind Unsicherheit und Angst zu spüren. Dies zeigt sich in dem Gefühl, dass der Patient auf der Flucht scheint, jederzeit das Gespräch abbrechen und gehen könnte. Die eigenen Fragen fühlen sich wie eine Zumutung für den Patienten an. Vorsichtige Nachfragen zeigen ein echtes Interesse am Gesagten, was sehr relevant ist. Gleichzeitig kann behutsam versucht werden, ein Thema zu finden, bei welchem der Patient freier und differenzierter sprechen kann, in diesem Fall etwa so: „Danke, dass Sie mir Ihre Situation in Ihrer Wohnung so nachfühlbar geschildert haben. Es scheint doch sehr unangenehm für Sie, dort zu sein – wie ist das denn, wenn Sie die Wohnung verlassen, gibt es Orte, wo der Einfluss der Nachbarn nicht hinreicht, wo Sie in Ruhe rauchen können?"

Die psychodynamische Hypothese, dass die lang ersehnte Psychotherapie eine fast unerträgliche Herausforderung ist, liegt nahe: Um seine Autonomie zu wahren, schildert der Patient in den probatorischen Sitzungen Gründe, warum er nach Australien auswandern werde, was ja bedeuten würde, dass eine Psychotherapie gar nicht möglich wäre. Ein Identitätsdilemma oder Nähe-Distanz-Dilemma (entsprechend K1) wird deutlich und auch in der Gegenübertragung spürbar. Es kann die Hypothese formuliert werden, dass aufgrund einer unbewältigten Autonomieentwicklung bzw. Individuation interpersonelle Nähe das Ich überfordert und zu einer psychotischen Dekompensation führt. Hierfür sind Entsprechungen in der biografischen und Beziehungsanamnese wahrscheinlich, die als Beispiele im Antrag herangezogen werden können.

4 Vom OPD-Befund zur psychodynamischen Fallformulierung

Die diagnostische Beurteilung mit der OPD gründet zum einen auf den Mitteilungen der Patient:in zur aktuellen Lebenssituation und zur biografischen Entwicklung, zum anderen auf den Beobachtungen, die die Interviewer:in im Gespräch mit der Patient:in unmittelbar machen kann. Beide Informationsquellen geben Hinweise

- auf die zentralen konflikthaften Themen, die die Patient:in vor allem bewegen und ihren Umgang mit den Lebensanforderungen prägen (Konflikte),
- auf ihre Fähigkeiten zur Selbst- und Objektwahrnehmung, Steuerung, Kommunikation und Bindung (Struktur) sowie
- auf die typischen Muster, nach denen sie ihre Beziehungen zu anderen Menschen gestaltet.

Im Ergebnis verfügt die Untersucher:in über ein Profil klinisch bedeutsamer Merkmale, in dem jene problematischen Bereiche besonders hervorgehoben sind, die Risiken für die psychische Balance darstellen und für das Auftreten einer Störung prinzipiell ursächlich sein können.

Krankheitswertigkeit: Dysfunktionale Beziehungsmuster, Konfliktbereitschaften und strukturelle Einschätzungen sind für sich alleine genommen noch nicht notwendigerweise krankheitswertig. Erst wenn belegt werden kann, dass die genannten psychodynamischen Dispositionen und Vulnerabilitäten unter dem Einfluss von speziellen Ereignissen oder Lebensumständen so weit destabilisiert werden, dass Beschwerden auftreten, kann deren Krankheitswertigkeit geprüft und das Vorliegen einer psychischen oder psychosomatischen Störung beschrieben werden (vgl. Kap. 5).

Therapeutische Foki: Nicht nur diagnostisch, sondern auch mit Blick auf die Therapieplanung ist die Frage von großem Interesse, welche Aspekte des OPD-Befundes es genau sind, die durch das symptomauslösende Ereignis angesprochen wurden. Denn diese speziellen Ausschnitte des Gesamtbefundes sind es, die für die Entstehung und Aufrechterhaltung der Beschwerden wahrscheinlich ursächlich sind und die deshalb als therapeutische Foki infrage kommen. In einem weiteren Schritt kann dann überlegt werden, wie sich die so umschriebene Problematik im aktuellen Leben der Patient:in und in der therapeutischen Situation selbst darstellt, um auf diese Weise die therapeutische Aufgabe zu konkretisieren und Ansatzpunkte für die praktische Arbeit mit der Patient:in zu definieren. Darauf basierend lassen sich schließlich Folgerungen für die Wahl der therapeutischen Haltung, der therapeutischen Strategien und Techniken ziehen, die für die Bearbeitung der speziellen Problematik passend sind. Diese Überlegungen markieren den Stellenwert der OPD-Diagnostik im Rahmen der umfassenderen Aufgabe, eine Störung klinisch zu beurteilen und einen Therapieplan zu entwerfen.

Ebenen der OPD-Diagnostik: Die OPD beschreibt ein spezielles Muster von Konflikten, Strukturmerkmalen und problematischen Beziehungsbereitschaften, das die jeweilige Patient:in charakterisiert und verschiedene Ebenen verbindet, nämlich:

- die Beschwerden und Symptome, die die Patient:in berichtet und/oder die für die Untersucher:in feststellbar sind,
- die äußeren Umstände und Bedingungen, unter denen diese Beschwerden aufgetreten sind (auslösende Situation),
- die inneren Voraussetzungen (Konfliktbereitschaften und strukturbedingten Vulnerabilitäten) der Patient:in, die verständlich machen, warum sie unter diesen speziellen Umständen zu diesem Zeitpunkt erkrankt ist (und warum die Erkrankung andauert); ggf. auch bestimmte Strategien zur Bewältigung dieser Vulnerabilitäten, die möglicherweise dysfunktional und damit selbst symptomwertig geworden sind (z. B. bestimmte Beziehungsmuster),
- die biografischen Voraussetzungen, aus denen heraus sich die Vulnerabilitäten und Bewältigungsstrategien entwickelt haben,
- die Art und Weise, wie sich die durch die Auslösungssituation aktualisierte Problematik in den verschiedenen Lebensbereichen der Patient:in zurzeit darstellt,
- die Art und Weise, wie sich die Problematik in der Beziehung zur Therapeut:in darstellt,
- die daraus resultierende therapeutische Aufgabe (Fokus) und der Plan einer Behandlung, die dieser Aufgabe gerecht wird.

4.1 Auslösende Situation

Die auslösende Situation stellt sich unterschiedlich dar, je nachdem ob es sich um eine Konflikt- oder eine Strukturpathologie handelt. Darüber hinaus finden wir Fälle, in denen die von der Patient:in entwickelte Art der Bewältigung zum Problem wird, weil sie infolge von Veränderungen instabil wird oder aufgrund ihrer Dysfunktionalität selbst Störungscharakter annimmt.

4.1.1 Auslösende Situation bei konfliktbedingten Störungen

Im Konfliktfall trifft ein aufgrund biografischer Erfahrungen entstandenes inneres Muster auf ein äußeres Ereignis (eine Situation, Veränderung), welches dieses Muster anspricht und die damit verbundenen unbewussten Wünsche und Befürchtungen aktualisiert. Das Ereignis nimmt dabei aufgrund der unbewussten inneren Motivlage die Bedeutung einer Versuchung oder Versagung an: Ein lange zurückgedrängter Wunsch scheint durch eine Veränderung plötzlich realisierbar zu sein, eine insgeheim gehegte Hoffnung verliert durch ein Ereignis ihre bisherige Rechtfertigung.

Die Wirkmächtigkeit des äußeren Anlasses ist nach objektiven Maßstäben oft nicht nachvollziehbar und lässt sich nur vor dem Hintergrund dieser unbewussten Bedeutungszuweisungen verstehen, die im Gespräch mit der Patient:in zu erschließen sind. Mitunter führt auch eine allmähliche Entwicklung dahin, dass eine bisher gehaltene Balance schließlich verloren geht, z. B. eine wichtige Hoffnung verloren geht oder eine bislang niedergehaltene Enttäuschung aufbricht. In solchen Fällen kann das letztendlich auslösende Moment von außen betrachtet sehr geringfügig und deshalb u. U. nur schwer zu finden sein.

Klinisches Beispiel

Eine 54-jährige Patientin berichtet über Niedergeschlagenheit und chronische Rückenschmerzen, die vor ca. 1½ Jahren begonnen haben und für die es keine ausreichend erklärenden somatischen Befunde gibt. Im Gespräch ergibt sich, dass sie zum Zeitpunkt des ersten Auftretens der Beschwerden erfahren hatte, dass sie (aus ihrer Sicht) im Testament ihrer Eltern gegenüber dem jüngeren Bruder benachteiligt werden sollte, was sie sehr verletzte und auch noch aktuell sichtlich verbittert. Ihre heftige und anhaltende Reaktion wird aufgrund ihrer Biografie verständlich: Sie wurde von der Mutter gegenüber dem ersehnten männlichen Nachkommen immer wieder zurückgesetzt. Der Bruder nahm im Unterschied zu ihr eine schwierige Entwicklung (Alkoholprobleme, Scheidung), sodass sie sich inzwischen gleichsam rehabilitiert fühlte und insgeheim mit einer Anerkennung oder Gleichstellung durch die Mutter rechnete. Im Sinne der OPD handelt es sich um einen Versorgungs-Autarkie-Konflikt (K3), in den sich Aspekte eines Selbstwertkonfliktes (K4) mischen. Die Mitteilung der Eltern bedeutet eine schmerzliche Versagung, da die Patientin sich unbewusst eine Entschädigung und Wiedergutmachung für die in der Vergangenheit erlittenen Zurücksetzungen erhoffte.

4.1.2 Auslösende Situation bei strukturell bedingten Störungen

Im Fall der strukturell begründeten Störung enthält das kritische Ereignis (z. B. Lebensveränderungen oder Entwicklungsaufgaben) eine neue oder veränderte Anforderung, die die Patient:in mit den ihr zur Verfügung stehenden strukturellen Mitteln nicht mehr bewältigen kann. Aus diesem Grund sind es oft die typischen Schwellensituationen im normalen Lebenslauf oder der Wegfall äußerer Stützen und Strukturierungshilfen, die ein strukturelles Unvermögen sichtbar werden lassen. Schwellensituationen (z. B. Aufnahme intimer Beziehungen, Auszug aus dem Elternhaus, Heirat, Geburt von Kindern, Ausscheiden aus dem Berufsleben etc.) stellen veränderte Anforderungen sowohl an die Autonomie- als auch die Bindungsfähigkeit eines Menschen, die seine strukturellen Möglichkeiten ggf. übersteigen. Der Wegfall von Stützen und Steuerungshilfen kann deutlich machen, dass das bisherige Funktionsniveau einer Person von den speziellen Bedingungen einer sie schützenden „Nische“ abhängig war, nach deren Verlust bestimmte Defizite plötzlich auffällig werden.

Besonders bei schweren strukturellen Störungen lassen sich ernste Probleme (z. B. selbstschädigendes Verhalten, chronische Beziehungsprobleme usw.) im Bericht der Patient:in u. U. schon weit in die Vergangenheit zurückverfolgen, ohne dass es zu einem größeren Leidensdruck und einem Therapiewunsch gekommen wäre; in solchen Fällen ist zu prüfen, welche aktuellen Ereignisse und Veränderungen eine zusätzliche Anforderung mit sich gebracht haben, sodass die Möglichkeiten der Patient:in nunmehr endgültig überschritten wurden.

Klinisches Beispiel

Die 24-jährige Patientin klagt über aktuelle Anfälle von Verzweiflung, Weinen-Müssen, gelegentlichen Selbstverletzungsimpulsen und abendlichen Essanfällen. Es bestanden „schon immer“ erhebliche Selbstzweifel, Ablehnung des eigenen Körpers, problematisch scheiternde Beziehungen. Als gelernte Erzieherin hat sie jetzt erstmals eine feste Anstellung erhalten und muss sich deshalb am neuen Ort ein Zimmer nehmen, nachdem sie bislang bei der Mutter gelebt hatte. Das Verhältnis zu der bald nach Geburt der Patientin vom Vater geschiedenen und fortan partnerlos lebenden Mutter war spannungsreich und zwiespältig, die Patientin fühlte sich für die Mutter zuständig. Jetzt spürt sie, dass sie das Alleinsein nicht aushalten kann und speziell abends unter heftigen Affektausbrüchen leidet. Bei der Arbeit fühlt sie sich kritisch angeschaut, nicht ernst genommen und übermäßig kritisiert. Symptomauslösend ist der Entwicklungsschritt der Verselbstständigung aus einer ambivalent engen Mutterbindung in das selbstverantwortete Erwachsenenleben. An dieser Stelle ist die Patientin strukturell überfordert: Die Ungetrenntheit von ihrer Mutter erlaubt keinen Abschied von zu Hause, sondern lässt das Gefühl entstehen, die Mutter dem Unglück ausgeliefert zu haben und selbst zugrunde zu gehen. Ihre mangelnde Affekttoleranz macht es ihr fast unmöglich, Spannungen des Alleinseins und der neuen beruflichen Anforderung auszuhalten.

4.1.3 Auslösende Situationen in Verbindung mit der Bewältigung bzw. Konfliktabwehr

Das auslösende Moment eines Ereignisses oder einer Veränderung kann schließlich auch darin liegen, dass eine bestimmte Form der Bewältigung nicht mehr trägt oder dysfunktional wird. Patient:innen entwickeln auf der Grundlage ihrer Konfliktbereitschaften und Struktureinschränkungen Bewältigungsstrategien, um ein möglichst gutes Funktionsniveau aufrechtzuerhalten. Dies betrifft u.a. den zwischenmenschlichen Bereich, in dem die Betroffenen ein möglichst hohes Maß an Befriedigung bei gleichzeitigem Schutz ihrer Vulnerabilitäten suchen.

Bewältigung ist in diesem Sinne stets eine Kompromissbildung, die auch Kosten verursacht und deshalb instabil werden kann. Diese Kosten betreffen zum einen das Selbst, wenn sich die Bewältigung vor allem an den Ansprüchen der Umwelt orientiert und die eigenen Bedürfnisse zurückstellt. Sie ist dann langfristig erschöpfend und kann schließlich einbrechen.

Klinisches Beispiel

Ein 34-jähriger Patient klagt über körpernahe Ängste und depressiv getönte Selbstzweifel. Die psychodynamische Diagnostik lässt auf der Konfliktebene vorrangig Selbstwert- sowie Unterwerfungs-Kontroll-Konflikte erkennen, die seine zwischenmenschlichen Beziehungen einfärben. Strukturell wird ein erheblicher Empathiemangel erkennbar, der es ihm fast unmöglich macht, seine Wirkung auf andere zu verstehen. Seine Bewältigung ist gekennzeichnet durch das Bemühen um strikte Versachlichung im beruflichen und privaten Bereich, er wirkt darin schizoid-zwanghaft. Als in der Firma ein neuer Juniorchef „alles auf den Kopf stellt“ und seine langjährige Freundin, mit der er nicht zusammenwohnt, ihren Kinderwunsch zum Ausdruck bringt, reagiert der Patient mit körpernahen Ängsten.

Umgekehrt geht die Bewältigung zulasten der Umgebung, wenn die Betroffene die eigenen Ansprüche in den Vordergrund stellt. Sie mutet dann den anderen eine Anpassungsleistung zu, die diese u.U. nicht dauerhaft erbringen wollen. Ein Leidensdruck entsteht dann sekundär durch die Reaktion des Umfeldes. Die zuletzt genannte Variante findet man z.B. bei Persönlichkeitsstörungen, die durch stereotype, generalisiert auftretende und stark dysfunktionale Beziehungsmuster charakterisiert sind.

4.1.4 Zusammenfassung

Zusammenfassend sind bei der Untersuchung von Ereignissen oder Veränderungen, die als auslösende Bedingung einer Erkrankung infrage kommen, folgende Gesichtspunkte wichtig:

- Prüfen Sie, ob Ereignisse oder Veränderungen vor dem Hintergrund unbewusster konflikthafter Wünsche und Befürchtungen als „Versuchung“ oder „Versagung“ erlebt werden.
- Prüfen Sie, ob Ereignisse oder Veränderungen im Leben der Patient:in Anforderungen mit sich bringen, durch die die strukturellen Fähigkeiten der Patient:in überfordert werden (oder strukturelle Vulnerabilitäten berührt werden).
- Prüfen Sie, ob die von der Patient:in entwickelte Form der Bewältigung/Abwehr eingebrochen ist oder selbst den Charakter einer Störung aufweist, weil sie zu nicht mehr ignorierbaren Problemen (vor allem im interpersonellen Bereich) führt.

4.2 Die diagnostische Abgrenzung von Konflikt und Struktur

In der OPD-3 wird an vielen Stellen die Bedeutung einer differenziellen Diagnose von Konflikt und Struktur betont. Beide stehen in dem dort entwickelten Verständnis in einer Ergänzungsreihe, sodass ein Überwiegen struktureller Störungsanteile die Bedeutung pathogener Konflikte für das Störungsbild relativiert, während umgekehrt das Fehlen struktureller Einschränkungen dem Konfliktgeschehen mehr Gewicht zuweist. Dieser zentrale Punkt der OPD-Diagnostik wird in den folgenden Abschnitten unter verschiedenen Gesichtspunkten beleuchtet.

4.2.1 Inhalt versus Form (Konfliktinhalt versus strukturelle Fähigkeit)

Wenn nach einem Konfliktgeschehen hinter der Symptomatik gesucht wird, richtet sich das Interesse auf einen „verborgenen" Inhalt - also auf unbewusste Wünsche und Befürchtungen (z.B. die Lust an der Kontrolle und die Angst vor der damit verbundenen Aggression und ihren Folgen) und die daraus resultierenden Abwehr- und Bewältigungsbewegungen. Die sichtbaren Auffälligkeiten (Symptome, neurotische Verhaltensmuster) sind das Ergebnis eines unbewussten Prozesses, dem als Störungsursache das eigentliche diagnostische Interesse gilt. Bei strukturbedingten Störungen ist diese Suche nach einem verborgenen motivationalen Hintergrund jedoch irreführend, weil die sichtbaren Auffälligkeiten als Anzeichen nur eingeschränkt verfügbarer struktureller Funktionen selbst das Problem sind. Diagnostisch ergiebig ist deshalb nicht die Frage nach dem „Warum", sondern eine differenzierte Beschreibung der betroffenen Funktion und ihres Versagens.

Die Frage „Konflikt oder Struktur" präsentiert sich nicht selten als Unklarheit, ob die Patient:in etwas nicht „will" oder einfach nicht „kann". Natürlich verhält es sich immer so, dass Patient:innen auf die eine oder andere Weise aus eigener Kraft nicht mehr alleine weiter „können" und deshalb psychotherapeutische Hilfe suchen. Das Konfliktmodell geht jedoch davon aus, dass die Betroffene grundsätzlich das Potenzial besitzt, ihren Konflikt auf eine für sie zuträgliche Weise zu bewältigen, daran aber durch neurotische Ängste gehindert wird. Mit dieser Vorstellung ist zugleich die Erwartung verbunden, dass sie grundsätzlich in der Lage wäre, diese Ängste zu überwinden und dann ihre vorhandenen Möglichkeiten besser zu nutzen. Unter der Strukturperspektive wird hingegen davon ausgegangen, dass eine Patient:in über bestimmte Fähigkeiten nicht verfügt und dass diese deshalb auch nicht einfach „befreit" werden können. Sie müssen sich stattdessen in einem therapeutischen Prozess entwickeln können oder durch einen bewältigenden Umgang mit der Schwäche ausgeglichen werden. Die fälschliche Annahme einer Konfliktgenese führt deshalb oft dazu, dass eine Patient:in durch das therapeutische Vorgehen überfordert wird.

Klinisches Beispiel

Ein zwanghaftes, rationalisierend-distanzierendes Verhalten kann Ausdruck einer Aggressionsabwehr sein (K3), aber auch auf strukturelle Defizite in der integrierten Objektwahrnehmung (ST1.6) und auf mangelnde Empathie (ST4.6) hinweisen.

4.2.2 Mischungen auf dem Konflikt-Struktur-Kontinuum

In der klinischen Realität ist es selbstverständlich oft so, dass sich Konflikt- und Strukturaspekte mischen und miteinander interagieren. So können z.B. strukturelle Einschränkungen besonders augenfällig werden, wenn bedeutsame Konfliktthemen aktualisiert werden und dadurch intensive Anforderungen an die Regulierungsmöglichkeiten einer Patient:in stellen. In anderen Fällen kann man sagen, dass eine strukturelle Einschränkung ein Konfliktlösungsmuster gleichsam „vergröbert" und dadurch besonders problematisch macht. Eine sorgsame Einschätzung der strukturellen Voraussetzungen ist jedoch gerade in diesen „gemischten" Fällen wichtig, da bei Nichtbeachtung der strukturellen Einschränkungen die

Möglichkeiten einer Patient:in leicht überschätzt werden und das einseitig konfliktbezogene Vorgehen ineffizient bleibt.

Klinisches Beispiel

Ein 19-jähriger Mann ist wiederholt durch Schlägereien auffällig und bereits polizeikundig geworden. Im Gespräch berichtet er mit einer gewissen Betretenheit über einen kürzlich stattgehabten Vorfall dieser Art, da er inzwischen selbst von den für ihn unangenehmen Konsequenzen seiner Ausraster beeindruckt ist und sich deshalb um Kontrolle bemüht. Bei dem Vorfall hatte er einen Mann niedergeschlagen, der nach seiner Wahrnehmung zu viel Interesse an seiner Freundin zeigte. Sein Bericht lässt erahnen, dass er sich im Grunde unsicher fühlt und deshalb gelegentlich „den Rambo spielt“. Dies erklärt jedoch nicht die völlige Ungesteuertheit seiner Ausbrüche. Die eingeschränkte Selbststeuerung (ST2.1) ist deshalb ein eigenständiges Strukturproblem neben der Selbstwertthematik (K4).

Ein Konflikt überlagert ein Strukturdefizit

Eine andere Komplikation liegt vor, wenn sich eine Patient:in konflikthaft präsentiert, sodass die dahinter liegenden strukturellen Einschränkungen nicht sofort zu erkennen sind. Die Annahme einer Konfliktgenese liegt – wie im folgenden Fall – besonders dann nahe, wenn biografische Entwicklungslinien tatsächlich auf ein Konfliktthema hindeuten, das die Störung bei genauerer Prüfung jedoch nicht wirklich erklärt.

Ein Konflikt wirkt strukturierend bzw. kompensiert ein Strukturdefizit

In dieser Konstellation setzen Patient:innen ein konflikthaft wirkendes Muster ein, wenn sie aufgrund ihrer strukturellen Vulnerabilität situativ unter Druck geraten und einzubrechen drohen. Die Patient:innen wirken dann u. U. oberflächlich stabiler, als es aufgrund ihrer strukturellen Fertigkeiten eigentlich zu erwarten wäre.

Klinisches Beispiel

Die Entwicklung einer 24-jährigen depressiven Patientin ist durch Misserfolge und Abbrüche im beruflichen und sozialen Bereich gekennzeichnet. In der Anamnese sticht als belastendes Ereignis hervor, dass die Patientin einige Zeit nach ihrem Abitur einen Autounfall verursachte, bei dem ein Mitfahrer ums Leben kam. Schuldthemen lassen sich auch in der übrigen Biografie eruieren, sodass es nahe liegt, eine unbewusste Tendenz zur Selbstbestrafung als Hintergrund für das private und berufliche Versagen in den vergangenen Jahren verantwortlich zu machen (Schuldkonflikt K5). Im Verlauf der diagnostischen Phase wird jedoch immer klarer, dass die Patientin in ihrem Alltag sehr desorganisiert und mit Planungs- und Strukturierungsanforderungen jeglicher Art rasch überfordert ist.
Fremdanamnestisch ergibt sich schließlich, dass dieses Unvermögen schon vor dem Unfall auffiel, zu jener Zeit jedoch durch die Außensteuerung durch Schule und Elternhaus einigermaßen kompensiert war. Rückblickend erscheint der Unfall aufgrund des ungefähren zeitlichen Zusammenfalls mit der Verselbstständigung als die entscheidende Zäsur, die von der Patientin als Erklärung für ihr Scheitern gleichsam „angeboten“ wird. Strukturdiagnostisch muss aber vor allem das Unvermögen der Patientin abgebildet werden, sich zu entwerfen und sich Ziele zu setzen (Identität ST1.3). Mit Blick auf ihre Planlosigkeit liegen außerdem Einschränkungen im Bereich der Steuerung vor (Antizipation ST2.5).

Klinisches Beispiel

Ein 43-jähriger bereits berenteter Patient mit schweren strukturellen Einschränkungen im Bereich der Identität, Affektdifferenzierung, Affekttoleranz, Objektwahrnehmung und Antizipation schildert ein stark reduziertes äußeres bzw. soziales Leben. Die Therapeutin bringt er mitunter durch ein verbal oder szenisch übergriffiges und anzügliches Verhalten unter Druck. Dieses Verhalten tritt besonders in Momenten auf, in denen Defizite berührt werden und er in eine ohnmächtige Position zu geraten droht. Der Patient wirkt darin einerseits kontrollierend (im Sinne eines Kontrolle-Unterwerfungs-Konflikts K2), aber auch histrionisch, machohaft-werbend (im Sinne eines ödipalen Konflikts K6). Er bewirkt in der Gegenübertragung der Therapeutin Impulse, sich massiv abzugrenzen und ihm seine unbewussten Bedürfnisse zu deuten. In der Selbstreflexion wird der Therapeutin jedoch deutlich, dass der Patient weniger konflikthafte Impulse auf sie richtet, sondern sich selbst damit zu schützen und zu stabilisieren versucht. So gelingt es, eine Empathie für die zugrunde liegende Brüchigkeit und Ohnmacht des Patienten zu entwickeln und die therapeutische Antwort angemessen zu dosieren.

Ein Strukturdefizit fungiert als Konfliktabwehr

Der umgekehrte Fall liegt vor, wenn die Auseinandersetzung mit einem Konfliktthema regressiv vermieden und dies mit dem (eventuell demonstrativen) Vorweisen eines strukturellen Unvermögens gleichsam „gerechtfertigt" wird.

Klinisches Beispiel

Ein 26-jähriger Patient mit einem von Brüchen gekennzeichneten beruflichen Werdegang wird vor einer Prüfung von panischen Affekten geflutet und erwirkt eine Krankschreibung bei seinem Hausarzt, der ihn zum Psychotherapeuten schickt. Der Patient betont sein Erleben der affektiven Überforderung in schwierigen Lebenssituationen (und damit eine scheinbare strukturelle Einschränkung seiner Affekttoleranz). Anamnestisch wird jedoch eine starke Mutterbindung des Patienten nach Scheidung der Eltern und seine Position als verwöhnter Ersatzpartner erkennbar. Der Therapeut gelangt zu der Einschätzung, dass der Patient seine scheinbar strukturelle Einschränkung zur Abwehr seiner ödipalen Konfliktthematik (K6) einsetzt. Der Therapeut wird in dieser Annahme dadurch bestätigt, dass sich der Patient, auf seine männliche Identitätsthematik angesprochen, stabilisiert.

4.2.3 Therapeutische Überschätzung von Patient:innen mit eingeschränktem Strukturniveau

Im Vorausgehenden wurden verschiedene Beispiele dafür gegeben, wie Konflikte ein Strukturdefizit verdecken, überlagern oder kompensieren können. Das betrifft in der Regel Patient:innen mit ausgeprägten strukturellen Einschränkungen (gering integriert oder gering bis desintegriert) nicht, weil deren aktuelle Probleme diagnostisch unübersehbar auf strukturelle Schwierigkeiten der Steuerung des Affekterlebens und der Beziehungsgestaltung hinweisen. Therapeutische Missverständnisse gibt es am ehesten bei solchen Patient:innen, die zwar strukturell beeinträchtigt sind (Gesamtstrukturniveau 2,5, d.h. mäßig bis gering integriert), die aber in ihrem Selbstverständnis (und im Verständnis ihrer Therapeut:innen) unter habituellen neurotischen Konflikten leiden und diese in den Vordergrund ihres Behandlungswunsches stellen. Die schützende und oft geradezu identitätsstützende Funktion dieser Konflikte wurde am Anfang dieses Kapitels beschrieben.

Verständlicherweise neigen Therapeut:innen dazu, bei ihren Patient:innen des Beste anzunehmen. Daher kann es geschehen, dass sie das scheinbar sehr reflektierte und sprachlich differenzierte Angebot der Patient:innen annehmen und sich mit ihren Konflikten beschäftigen, den biografischen Hintergrund beleuchten und die Auswirkung auf die gegenwärtige Situation – einschließlich der Übertragungsbeziehung – reflektieren. Das führt jedoch zu keiner therapeutischen Veränderung, wenn die zugrunde liegenden strukturellen Defizite ein wirkliches, mentalisiertes Selbstverständnis und eine emotional getragene therapeutische Beziehung unmöglich machen. Die Patient:innen wurden in ihren therapeutischen Möglichkeiten überschätzt. Eine psychodynamische Behandlung endet u.U. ohne Effekt. Bei einer analytischen Psychotherapie besteht das Risiko, dass die Patient:innen, die sich intensiv bemüht haben, ihre von der Analytiker:in gedeuteten Konflikte zu verstehen, am Ende das Gefühl haben, versagt zu haben oder aber das Gute der Therapie noch nicht bekommen zu haben. So entsteht u. U. die gemeinsame Lösungsidee, frequenter und länger am gleichen Thema weiterzuarbeiten, was einen Erfolg nicht wahrscheinlicher macht.

Die pragmatische Lösung für Therapien, die nach der Hälfte der verfügbaren Zeit noch keine verändernde Wirkung zeigen, ist es, das zugrunde gelegte psychodynamische Konzept kritisch zu reflektieren und ggf. Setting und Vorgehensweise auf die bis dahin übersehenen strukturellen Defizite auszurichten.

4.3 Das Übertragungs-Gegenübertragungs-Geschehen als Diagnostikum

Repetitive dysfunktionale Beziehungsfiguren sind ein wesentlicher Aspekt psychischer Störungen und stehen nicht selten sogar im Mittelpunkt der von der Patient:in vorgetragenen Klage, z. B. wenn es um das wiederholte Scheitern von Beziehungen nach dem immer gleichen Muster geht. Während ein Teil der Betroffenen unter solchen dysfunktionalen Beziehungsmustern leidet, erlebt ein anderer das eigene Beziehungsverhalten als unproblematisch und gerät erst sekundär aufgrund des Scheiterns in interpersonellen Situationen unter Druck.

Dysfunktionale Beziehungsmuster: Im Verständnis der OPD sind dysfunktionale Beziehungsmuster grundsätzlich adaptive Leistungen und Abwehrleistungen, mit denen sich Patient:innen um eine Bewältigung sowohl ihrer Konfliktneigungen als auch ihrer strukturellen Vulnerabilitäten bemühen. Ziel ist es dabei, Beziehungen so zu gestalten, dass ein möglichst hohes Maß an Befriedigung interpersoneller Bedürfnisse bei gleichzeitig ausreichendem Schutz für das Selbst erreicht wird. Das resultierende Beziehungsverhalten kann deshalb als Kompromissbildung zwischen (unbewussten) Wünschen und Befürchtungen und deren Abwehr verstanden werden. Die Art der Befürchtungen kann sich jedoch stark unterscheiden, je nachdem ob es um eine primär konflikt- oder strukturbedingte Störung geht.

Übertragungs-Gegenübertragungs-Geschehen: Das daraus resultierende Übertragungs-Gegenübertragungs-Geschehen stellt sich vor diesem Hintergrund ebenfalls recht unterschiedlich, aber durchaus klinisch klar differenzierbar dar. Im Konfliktfall ist das Übertragungsangebot direkt mit der Befürchtung verbunden, dass das Objekt den Wunsch enttäuschen oder sanktionieren könnte. Im Falle strukturbedingter Störungen betrifft die Befürchtung vor allem oder zusätzlich die Möglichkeit, dass die Patient:in emotional in eine Beziehung involviert werden und ihre strukturellen Fähigkeiten dadurch überfordert werden könnten. Dies wollen wir nachfolgend näher erläutern, wobei wir uns an dem interpersonellen Schema der OPD-Beziehungsdiagnostik (vgl. Abbildung 2-1) orientieren.

4.3.1 Dysfunktionale Beziehungsmuster als Konfliktbewältigung

Im Falle der Konfliktbewältigung wird das dysfunktionale Beziehungsmuster durch den konfliktbezogenen Wunsch der Patient:in und die damit verkoppelten Befürchtungen bestimmt, dass eine ablehnende, enttäuschende oder gar strafende Antwort des Gegenübers folgen könnte. Das Beziehungs- bzw. Übertragungsangebot der Patient:in (vgl. Abbildung 2-1) enthält deshalb neben jenen Signalen, die den Wunsch zum Ausdruck bringen, weitere Anteile, mit denen sie sich bereits gegen die erwartete negative Antwort schützt. Diese (vorwegnehmende) Reaktion kann ganz unterschiedlicher Art sein: Die Patient:in kann etwa ihren Wunsch reaktionsbildend zurücknehmen oder mit besonderer Penetranz vortragen; sie kann sich enttäuscht zurückziehen oder sich durch Angriff und Entwertung für die erwartete Enttäuschung revanchieren.

Gefahr eines malignen Zirkels: Durch diese Schutzmaßnahme wird das Gegenüber in der Art einer sich selbst erfüllenden Prophezeiung paradoxerweise oft gerade zu jener enttäuschenden Antwort verleitet (z. B. im Sinne eines Gegenübertragungsimpulses), vor der sich die Patient:in eigentlich schützen möchte. So kann

Klinisches Beispiel

Eine Patientin mit histrionischem Auftreten (Selbstwertkonflikt K4, ödipaler Konflikt K6) trägt ihre Symptomklagen immer wieder mit einer übertrieben wirkenden Dramatik vor, weil sie befürchtet, dass ihre Not nicht ausreichend gesehen wird. Ihr Verhalten bewirkt jedoch gerade, dass andere sie nicht ernst nehmen und auf Abstand halten, was ihre Klagen wiederum befördert und intensiviert (Abbildung 4-1).

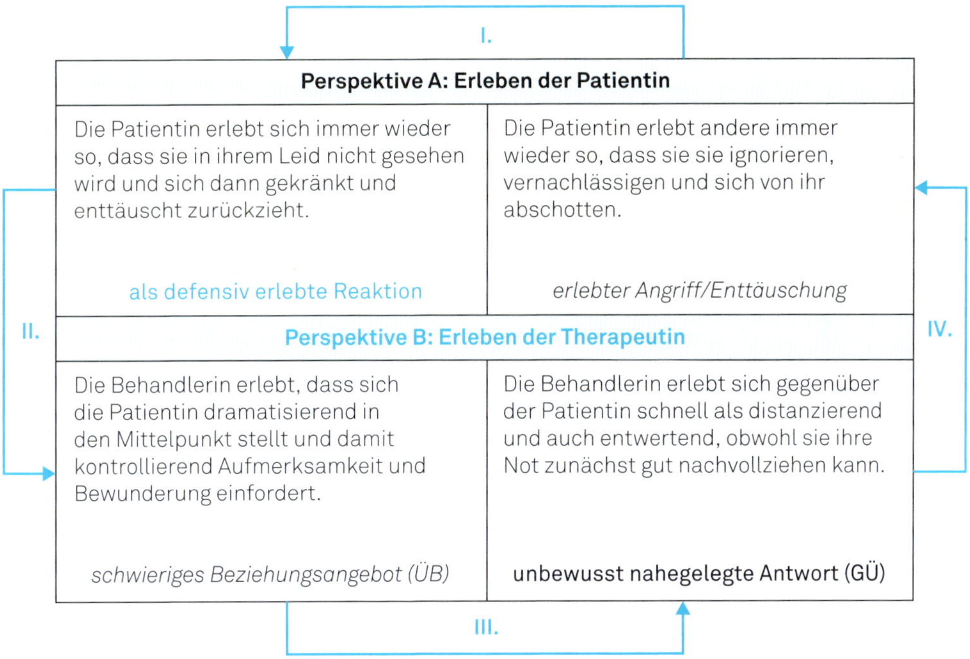

Abbildung 4-1: Illustration des Fallbeispiels im 4-Felder-Schema der OPD-Beziehungsachse.

sich das Gegenüber z. B. deshalb reserviert zeigen, weil die Patient:in aufgrund einer befürchteten Zurückweisung scheinbar Desinteresse zeigt. Die Gefahr eines malignen Zirkels (vgl. Abbildung 2-1) ist in solchen Fällen groß, zumal die Wahrnehmung der Patient:in selektiv und mit erhöhter Empfindlichkeit auf jene Botschaften ausgerichtet ist, die die negative Erwartung bestärken. Auch geringfügige Anzeichen z. B. für eine Zurückweisung unterstützen daher die Befürchtungen der Patient:in, die sich in ihrem nachfolgenden Beziehungsverhalten u. U. noch defensiver einstellt.

Übertragungs-Gegenübertragungs-Geschehen: Verallgemeinernd lässt sich das Übertragungs-Gegenübertragungs-Geschehen im Falle einer neurotischen Konfliktbewältigung folgendermaßen charakterisieren:

Die zugrunde liegende *Problematik* ist die kompromisshafte Bewältigung von konflikthaften Beziehungswünschen. Die *zentrale Intention* der Patient:in ist auf das Gegenüber, also auf das Objekt der Wünsche und Befürchtungen, gerichtet. Dieses Übertragungsangebot wird vom Gegenüber entsprechend *objektal* wahrgenommen. Man soll z. B. Verständnis und Mitgefühl (K3) zur Verfügung stellen, wird als kontrollierender Vater mit trotzigem Argwohn beäugt (K2) oder soll Selbstwertzweifel durch wohlwollende Anerkennung stabilisieren (K4). In der Gegenübertragung reagiert man durchaus *resonant* und ebenfalls *objektal,* entsprechend dem vorherrschenden Bewältigungsmodus (aktiv bzw. passiv) der Patient:in und der Eigenübertragungsanteile typischerweise mit einer konkordanten oder komplementären Gegenübertragung. Man möchte der Patient:in „machtvoll" den „richtigen Weg" weisen (K2) oder reagiert auf die scheinbare Selbstgenügsamkeit der Patient:in mit einer Haltung von „Die ist ja total kompetent, die braucht nichts!" (K3 im aktiven Modus).

Therapeutische Strategie: Die hauptsächliche therapeutische Strategie könnte eine konfliktbezogene sein, also z. B. durch Deutung der im Beziehungsarrangement sichtbar werdenden Abwehr oder Intensivierung der jeweils konfliktbezogenen Affekte innerhalb der therapeutischen Beziehung gekennzeichnet sein. Der Einsatz von Übertragungsdeutungen könnte sich ebenfalls anbieten. In jedem Fall ist die systematische Gegenübertragungsanalyse diagnostisch ungemein hilfreich und kann dazu beitragen, dysfunktionalem Gegenübertragungsagieren entgegenzuwirken.

4.3.2 Ein strukturelles Unvermögen „vergröbert" das Beziehungsmuster

Die Beziehungen können in diesem Fall ebenfalls durch ein Konfliktthema mit spezifischen Wünschen und Befürchtungen geprägt sein, sind jedoch zusätzlich durch Verhaltensweisen auffällig, die auf das Vorliegen struktureller Einschränkungen hindeuten. Die strukturellen Schwierigkeiten beeinträchtigen die *Form,* in der die Konfliktspannung in interpersonellen Situationen verarbeitet wird. Sie treten deshalb hervor, wenn das *Wie* der interaktionellen Abläufe untersucht wird, während sich das Konfliktthema besser erschließt, wenn man auf den *Inhalt* des Beziehungsgeschehens achtet, d. h. auf die zugrunde liegenden Wünsche und Befürchtungen (Frage nach dem *Warum*).

Beziehungsangebot: Das Beziehungsangebot der Patient:in ist also wie beim Prinzip der Konfliktbewältigung inhaltlich durch die eigenen Wünsche und die befürchteten negativen Antworten des Objekts darauf bestimmt. Im Falle struktureller Einschränkungen fällt das vorwegnehmend defensive Beziehungsangebot jedoch u. U. abrupter, heftiger und irritierend aus, wenn die begleitenden Affekte nicht ertragen werden und impulsive kommunikative Handlungen auslösen (Affekttoleranz, Impulssteuerung: ST2.1, ST2.2). Belastet werden darüber hinaus diejenigen strukturellen Funktionen, die zum Einsatz kommen, wenn das Selbst sich orientiert und auf das Gegenüber ausrichtet, Kontakt aufnimmt und die Interaktion steuert (Kommunikation nach außen, Steuerung der Beziehung zum Gegenüber: ST4.4 bis ST4.6, ST2.4 bis ST2.6). Das Gegenüber wird durch das schwierige Beziehungsverhalten der Patient:in unter Druck gesetzt, das interpersonelle Geschehen durch beschwichtigende und gegensteuernde Interventionen mitregulieren zu müssen. Ohne diese Bemühung kommt es leicht zu Entgleisungen in der Interaktion, d.h. zur aggressiven Eskalation, zum Rückzug und schließlich zum Beziehungsabbruch.

Objekterleben: Das Objekterleben (vgl. Abbildung 2-1 oben rechts) der Patient:in ist durch jene strukturellen Fähigkeiten bestimmt, die die „Objektwahrnehmung“ und die „Empathie“ betreffen (ST1.4 bis ST1.6, ST4.6). Bei defizitärer Ausstattung verfügt die Patient:in über reduzierte Möglichkeiten, ihre impliziten Vorannahmen zum Objekt zu überprüfen und zu korrigieren. Dies ist besonders dann fatal, wenn dysfunktionale Konfliktbereitschaften zu einer verzerrten Wahrnehmung des Gegenübers disponieren. Die Patient:in ist durch die strukturell eingeschränkte Objektwahrnehmung gleichsam noch stärker in der Welt ihrer inneren Überzeugungen (bezogen auf eine negative Reaktion des Gegenübers) gefangen, wodurch sie für korrigierende Rückmeldungen schwerer zu erreichen ist.

Selbsterleben: Das Selbsterleben der Patient:in schließlich kann durch Defizite in den Bereichen der „Selbstwahrnehmung“ und der „Kommunikation nach innen“ beeinträchtigt sein (ST1.1 bis ST1.3, ST4.1 bis ST4.3). Das bedingt u.U., dass die Folgen von Beziehungsabbrüchen oder misslungenen Interaktionen im Selbsterleben nicht angemessen repräsentiert sind, weshalb die normalerweise durch solche Fehlschläge ausgelösten Gefühle und Selbstzweifel nicht für eine Selbstkorrektur zur Verfügung stehen.

Klinisches Beispiel

Grundsätzlich sind jene Patient:innen angesprochen, bei denen die Therapeut:in erlebt, dass sie für das Gelingen der Aufnahme und Aufrechterhaltung der Kommunikation den Hauptteil der Verantwortung tragen muss, weil die Patient:in es selbst einfach *„nicht besser kann“.* Davon zu unterscheiden sind z.B. Beziehungsangebote als Ausdruck einer unbewussten Konfliktspannung, bei denen es eine Patient:in zwar von ihren strukturellen Möglichkeiten her wohl besser könnte, dies jedoch aus ihrer inneren Motivlage heraus *nicht will.* Dies lässt sich gut am Beispiel der Fähigkeit zur Empathie erläutern (Abbildung 4-2). Ein Empathiemangel (ST4.6) kann (z.B. bei schizoiden Störungen) die Folge einer echten strukturellen Einschränkung sein, sodass die Patient:in sich tatsächlich nicht gut in andere einfühlen kann. Beim aktiven Modus des Schuldkonfliktes (K5) kommt es jedoch auch vor, dass eine Patient:in die Empathie für andere gleichsam verweigert, um sich nicht verantwortlich bzw. schuldig fühlen zu müssen.

Übertragungs-Gegenübertragungs-Geschehen: Verallgemeinernd lässt sich das Übertragungs-Gegenübertragungs-Geschehen im Falle einer strukturellen Vergröberung folgendermaßen charakterisieren:

Die zugrunde liegende *Problematik* ist die kompromisshafte Bewältigung von konflikthaften Beziehungswünschen, allerdings von strukturellen Einschränkungen überlagert, die entweder im Selbstbezug (z.B. Affektintoleranz oder Selbstregulation) oder im Objektbezug (z.B. eingeschränkte Empathiefähigkeit) dysfunktional wirksam werden. Die *zentrale Intention* ist kein objektgerichteter Wunsch, sondern die Schwierigkeit, Beziehungen in Situationen emotionaler Anspannung angemessen zu interpretieren und zu steuern. Es geht also nicht um ein „Nicht-Wollen“, sondern um ein „Nicht-Können“ in einzelnen Strukturfacetten. Dieses

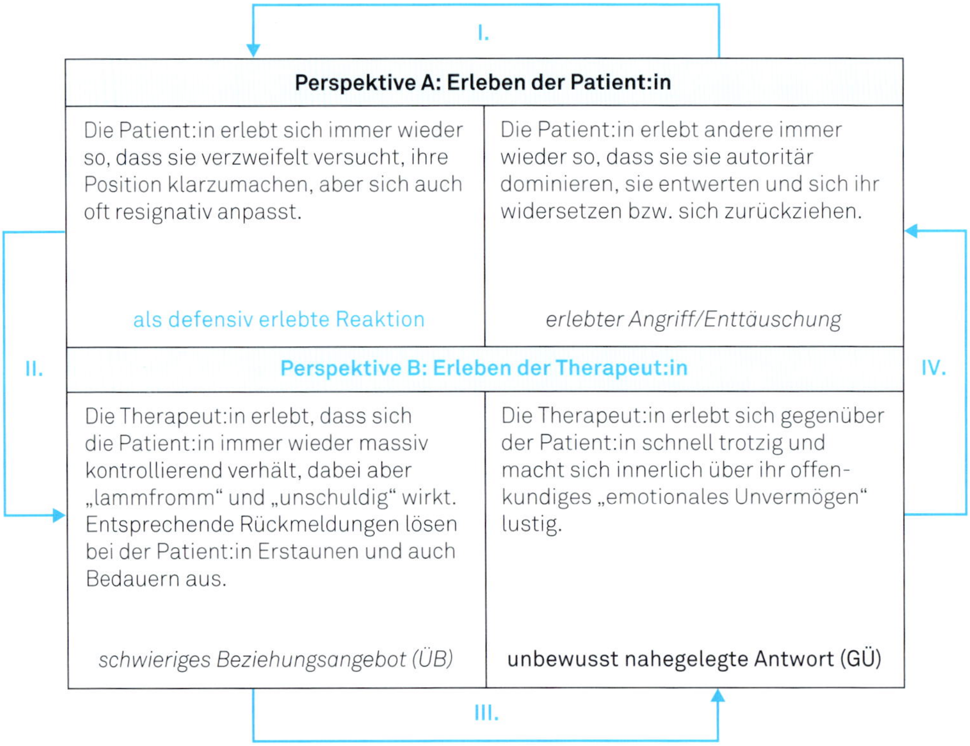

Abbildung 4-2: Illustration einer Patient:in mit einem Kontrolle-vs.-Unterwerfung-Konflikt und strukturellen Defiziten im Bereich der Empathie im 4-Felder-Schema der OPD-Beziehungsachse.

Unvermögen wird dann auch im Übertragungsangebot und in der Gegenübertragung als *nicht objektal* erlebt, weil es sozusagen unaddressiert ist. Beim Gegenüber kann Ungeduld, Langeweile und Gegenaggression oder andererseits auch Fürsorge ausgelöst werden, wobei die *Resonanz* auf die Patient:in von vergleichsweise größerer *Distanz* geprägt ist, weil das Gegenüber nicht in die Dramatik eines Konfliktthemas verwickelt wird. Die therapeutische Haltung ist dabei stärker von einer Art „Beelterung" im Sinne einer begleitenden, stützenden, Vorbild-gebenden, aber auch korrigierenden und begrenzenden Zuwendung geprägt.

Davon zu unterscheiden ist jedoch eine häufige Konstellation bei den betreffenden Patient:innen, die nicht direkt aus dem Unvermögen entsteht, sondern aus dessen Verarbeitung: Aus dem Unvermögen entsteht oft ein *Selbstwertproblem,* das sogar oft recht gut auf der Konfliktachse abgebildet werden kann, weil die betreffenden Patient:innen ihr Unvermögen selbst wahrnehmen: Sie merken, dass mit ihnen etwas anders funktioniert und dass sie bei der Meisterung von Entwicklungsschritten gegenüber anderen zurückbleiben. Das bedingt Ohnmacht und Selbstwertzweifel, die wiederum passiv oder (für die Therapie schwieriger) aktiv verarbeitet werden, sodass Kränkungsreaktionen (ohnmächtige Wut) in die Übertragungsbeziehung Eingang finden und entsprechende Gegenübertragungsreaktionen auslösen. Bei deren Reflexion und Bearbeitung wären wir dann wieder im Konfliktmodus, allerdings kompliziert durch die Verschränkung mit den Strukturproblemen. Weitere komplizierte Konstellationen entstehen dann, wenn strukturbedingte „Unfälle" und Entgleisungen mit konflikthaften Intentionen vermischt sind, sodass konflikthaft motiviertes und strukturelles Unvermögen schwer zu trennen sind.

Therapeutische Strategie: Die hauptsächliche therapeutische Strategie könnte daher zunächst eher strukturbezogen sein mit einer begleitenden, mitsteuernden (z. B. bei Affektintoleranz) oder eher dosiert Rückmeldungen gebenden (z. B. bei eingeschränkter Empathiefähigkeit) therapeutischen Haltung. Im weiteren Verlauf der Behandlung könnte sich dann ein mehr konfliktorientiertes Vorgehen anbieten.

4.3.3 Das Beziehungsmuster schützt strukturelle Vulnerabilitäten

Strukturelle Probleme lassen sich nicht nur unter dem Aspekt der eingeschränkten Fähigkeit betrachten, sondern auch unter dem der strukturbedingten Vulnerabilität. Strukturelle Vulnerabilitäten werden berührt, wenn sich die Betroffene auf Beziehungen einlässt und emotional involviert. Dann existiert neben einem Beziehungswunsch eine Bedrohung, die die Annäherung an das Objekt behindert. Die Patient:in fürchtet z. B., dass sie die eigenen Grenzen zum Objekt nicht aufrechterhalten könnte, dass sie sich selbst verliert, im Fall einer Zurückweisung wie „vernichtet" sein oder die Kontrolle über eigene Affekte mit katastrophalen Folgen für die Selbstkohärenz verlieren könnte (Identität ST1.3, Selbst-Objekt-Differenzierung ST1.4, Selbstwert- und Impulsregulierung ST2.3 und 2.1). Das resultierende Beziehungsangebot dient deshalb dem Schutz der betreffenden Vulnerabilität.

Beziehungsangebot: Der dysfunktionale Zirkel lässt sich im Fall des Vulnerabilitätsschutzes wie folgt beschreiben: Das Beziehungsangebot der Patient:in wird bestimmt durch ihre Beziehungswünsche und andererseits durch die Befürchtung, dass im Zuge der Annäherung an das Objekt strukturell vulnerable Stellen berührt werden könnten. Im Unterschied zum Konfliktfall entsteht die Befürchtung also nicht durch die Erwartung, dass das Objekt auf einen bestimmten Wunsch ablehnend reagieren könnte, sondern dass – gerade umgekehrt – eine *resonante* Antwort des Gegenübers das Selbst involvieren und dabei überfordern könnte. Die Ängste betreffen somit vor allem eine mögliche Gefährdung des *Selbst*. Das Beziehungsangebot der Patient:in reagiert – analog zum Konfliktmodus – vorwegnehmend auf diese erwartete Bedrohung. Es ist vor allem defensiv und von dem Bemühen bestimmt, das Objekt bzw. das Verhältnis zum Objekt so zu steuern, dass die Situation für das Selbst erträglich bleibt. Dies geschieht dadurch, dass die bedrohlichen Aspekte des anderen – seine Mächtigkeit, sein Anderssein, seine Bedeutung – real oder im inneren Erleben verändert werden. Zu diesem Zweck können z. B. alle möglichen Formen der äußeren und innerlichen Distanzierung, der Kontrolle und der Entwertung eingesetzt werden.

Reaktionen des Gegenübers: Die Antwort des Gegenübers wird wiederum durch jene Anteile des Beziehungsangebots bestimmt, mit denen die Patient:in sich zu schützen versucht. Ein distanzierendes Verhalten verführt dazu, die Patient:in aus dem Kontakt zu entlassen. Ein von Kontrolle und Entwertung geprägtes Beziehungsangebot legt nahe, sich zu entziehen oder aber dagegen zu halten – mit dem Risiko der Eskalation. Paradoxerweise unterstützen jedoch auch jene Reaktionen des Objekts, die den Beziehungswunsch positiv beantworten, das dysfunktionale Muster: Sie involvieren die Patient:in zusätzlich, machen sie dadurch schutzlos und fordern eine noch intensivere Gegenwehr (Kontrolle, Distanzierung, Entwertung) heraus. Infolgedessen entsteht eine irritierende und paradoxe Situation für das Gegenüber, das sich widersprüchlichen und unvereinbaren Erwartungen ausgesetzt fühlt. Therapeut:innen kennen diese Situation z. B. von Patient:innen, die durch ihre Verlorenheit in der Gegenübertragung stark fürsorgliche Gefühle wecken, sich

Klinisches Beispiel

Eine Patientin des eben beschriebenen Typs, die Nähesituationen selbst als diffus-ängstigend beschreibt (mit der Angst, sich darin selbst zu verlieren und nicht mehr spüren zu können; Selbst-Objekt-Differenzierung ST1.4, Identität ST1.3), antwortet auf eine entsprechende Nachfrage der Therapeutin, das aktuelle Gespräch sei für sie wegen seines professionellen Charakters kein Problem, denn da könne sie „eine natürlich Distanz" wahren. Im Gespräch wirkt sie oberflächlich zugewandt und engagiert, im Nachklang jedoch fassadär und affektiv entfernt (Abbildung 4-3).

durch ein engagiertes Beziehungsangebot jedoch bedroht fühlen und deshalb nicht selten aus dem therapeutischen Kontakt flüchten. Solche dysfunktionalen Zirkel sind besonders in längeren analytischen Psychotherapien zu beobachten.

Übertragungs-Gegenübertragungs-Geschehen: Verallgemeinernd lässt sich das Übertragungs-Gegenübertragungs-Geschehen im Falle eines strukturellen Vulnerabilitätsschutzes folgendermaßen charakterisieren:

Die zugrunde liegende *Problematik* liegt in ausgeprägten Internalisierungsdefekten. Die *zentrale Intention* der Patient:in besteht im Schutz oder der Restitution des Selbst bei instabilen Selbst-Objekt-Grenzen. Das Übertragungs-Gegenübertragungs-Geschehen wird als *selbstobjekthafte* Verwendung erlebt. Es geht um Funktionen in der Regulation des Selbst, weshalb das Gegenüber als austauschbar erscheinen kann. Insofern wird auch keine Resonanz mehr spürbar. Die Gegenübertragung kann von

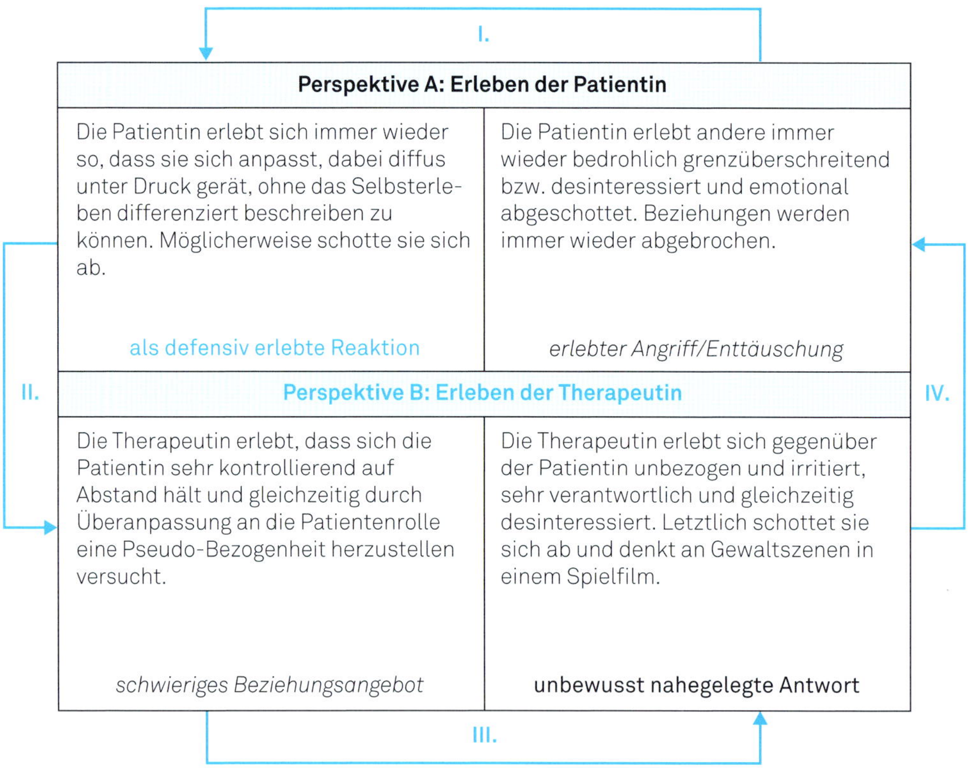

Abbildung 4-3: Illustration des Fallbeispiels im 4-Felder-Schema der OPD-Beziehungsachse.

starker Irritation, ausgeprägtem Verantwortungsgefühl („Wenn ich ihr jetzt, nach 5 Minuten Gespräch, meine Notfall-Handynummer nicht gebe, wird die Patient:in nicht weiterleben können!“) oder einem massiven Sich-Entziehen-Wollen gekennzeichnet sein. Das Erleben von projektiver Identifikation kann auch als Bedrohungsgefühl oder völliges Desinteresse spürbar werden.

Therapeutische Strategie: Die hauptsächliche therapeutische Strategie ist deutlich strukturbezogen mit Blick auf die jeweils zugrunde liegende Vulnerabilität. Es bietet sich eine verlässliche, konstante Präsenz mit klaren Grenzziehungen an. Solche Behandlungen sind sehr herausfordernd für das therapeutische Containment, den therapeutischen Rahmen und das Setting.

4.3.4 Schlussfolgerung für die Handhabung der therapeutischen Beziehung: Was intendiert die Patient:in aktiv, was erleidet sie passiv?

Diese Frage ist geeignet, die eben vorgenommenen Unterscheidungen problematischer Beziehungsgestaltungen mit einer jeweils angemessenen therapeutischen Haltung und einem dazu passenden Therapieplan zu verbinden. Die Haltung einer Therapeut:in wird nämlich wesentlich davon mitbestimmt, wie er das problematische Beziehungsverhalten einer Patient:in interpretiert und welche Ursachen und Absichten er ihm zuschreibt.

Konflikthafter Hintergrund: Hinter einem schwierigen Beziehungsverhalten mit konflikthaftem Hintergrund steht immer eine unbewusste Intention (und deren Abwehr), weshalb die Frage nach verdeckten Motiven und Befürchtungen therapeutisch sinnvoll ist. Der Patient:in kann eine Verantwortung für ihr Verhalten grundsätzlich unterstellt werden, auch wenn sie diese noch nicht erlebt und erst im Verlauf einer Behandlung schrittweise übernehmen wird. Die Patient:in soll durch die Therapie gleichsam zu der (bewusst agierenden) Regisseur:in ihres Dramas werden, die sie (unbewusst) im Grunde *schon* ist. Bei der Beschreibung der Beziehungs- und Übertragungsdynamik sind deshalb Formulierungen möglich und u. U. notwendig, die das Beziehungsangebot der Patient:in und dessen Auswirkungen als etwas von ihr unbewusst Beabsichtigtes darstellen.

Strukturelles Unvermögen: Wenn ein strukturelles Unvermögen ein Beziehungsmuster „vergröbert“, dann bedeutet dies, dass die Patient:in ihre interpersonellen Probleme nicht „absichtsvoll“ erzeugt (d.h. auch nicht unbewusst), sondern es „nicht besser kann“ (d.h., „sie passieren ihr“). Dieses Unvermögen angemessen zu berücksichtigen und von (bewusst oder unbewusst) intendierten Herausforderungen zu unterscheiden, ist eine wichtige Aufgabe, die durch die Therapeut:in beständig neu geleistet werden sollte. Der Gewinn liegt in einer fürsorglicheren Einstellung gegenüber den Defiziten der Patient:in und einer dadurch ermöglichten therapeutischen Haltung, die die Strukturentwicklung fördert.

Schutz einer Vulnerabilität: Wenn die Beziehungsgestaltung vor allem dem Schutz einer Vulnerabilität dient und die Brüchigkeit der Patient:in deutlich spürbar ist, ist eine strukturbezogene Haltung einfach zu finden. Die problematischen Beziehungsangebote präsentieren sich dann als defensive Maßnahme. Die primäre Intention der Patient:in gilt dem Schutz des Selbst, nicht dem des Gegenübers. Unter einer strukturbezogenen Perspektive sind infolgedessen Formulierungen zu vermeiden, die das Beziehungsangebot der Patient:in so darstellen, als würde dieses einer objektgerichteten (z. B. destruktiven) Intention entspringen, ohne auf ihre defensive Funktion zu verweisen.

4.4 Biografische Aspekte der Psychodynamik

Das biografische Verständnis der Patient:in liefert insofern einen wesentlichen Beitrag zur psychodynamischen Fallformulierung, als wir die Grundmuster im Erleben und Verhalten der Patient:in aus ihren lebensgeschichtlichen Erfahrungen rekonstruieren können:

- die früh erlebten konflikthaften Beziehungen als Matrix der heute aktualisierten Konflikte,
- die beeinträchtigten frühen Entwicklungsbedingungen als Voraussetzung für heute bestehende strukturelle Einschränkungen,
- die lebenslangen Verarbeitungsbemühungen im Sinne von Abwehr und Bewältigung als Grundlage der heute charakterlich verankerten Muster des Selbstverständnisses und der Beziehungsgestaltung.

Biografische Anamnese: Der biografische Zugang erfolgt innerhalb der diagnostischen Erstgespräche (vgl. Kap. 3) als „biografische Anamnese", d.h. als ein systematischer Blick auf die Lebensgeschichte der Patient:in, so wie er z.B. von Dührssen (2011) beschrieben wurde. Die biografische Anamnese gibt zum einen Aufschluss über die äußeren Bedingungen und Belastungen, unter denen sich eine Patient:in entwickelt hat, zum anderen über die inneren Bedeutungen, die sie diesen Umständen zugewiesen hat und die sie in ähnlicher Weise aktuellen Ereignissen zuweist. Die Schilderung der Lebensumstände vermittelt einen Eindruck von den objektiven Anforderungen, mit denen sich die Patient:in auseinandersetzen musste, während wir gleichzeitig ihre Perspektive einnehmend miterleben können, mit welchen Wünschen und Befürchtungen sie diesen Gegebenheiten begegnet ist und was sie daraus gemacht hat.

Äußere Bedingungen und innere Bedeutungen: Gerade dieser doppelte Blick auf die Biografie lässt die zentralen Themen plastisch hervortreten, die das Leben der Patient:in sowie die idiosynkratischen Muster ihres Lebens und Verhaltens bestimmen und die in der OPD-3 abgebildet werden. Die realen Fakten der biografischen Entwicklung sind für sich alleine genommen – ohne das subjektive Erleben der Patient:in – noch wenig aussagekräftig. Umgekehrt fehlt der Erlebensperspektive der Patient:in eine Verankerung in der realen Welt, wenn der Bericht keine äußeren Szenarien erkennen lässt, die die Bezugspunkte ihrer Bedeutungszuweisungen bilden. In dem einen Fall fehlt die subjektive Antwort der Patient:in auf ihre realen biografischen Gegebenheiten, im anderen Fall verschwindet die äußere Realität zugunsten einer ausschließlichen Fokussierung auf die innere Welt der Patient:in.

Relativ gutes Strukturniveau: Bei Patient:innen mit relativ gutem Strukturniveau lässt sich das Thema der heute aktualisierten Konflikte und der dysfunktionalen Beziehungsgestaltung oft recht gut auf konflikthafte biografische Beziehungserfahrungen beziehen (und u.U. als deren Abwehr oder Bewältigung verstehen). Beides wird auch in der Übertragungs-/Gegenübertragungssituation spürbar. Die Exploration von Schwellensituationen (Einschulung, Aufnahme von Beziehungen außerhalb der Familie und zum anderen Geschlecht, Verselbstständigung, berufliche Etablierung, Eheschließung, Geburt der Kinder etc.) ist lohnend für ein Verständnis der möglichen Konfliktdynamik, aber auch für eine Einschätzung der Stabilität/Vulnerabilität der Struktur.

Ausgeprägte strukturelle Einschränkungen: Bei Patient:innen mit ausgeprägten strukturellen Einschränkungen kann sich die diagnostische Situation schwieriger gestalten. Unter Umständen wird weder die äußere aktuelle Realität noch die reale biografische Situation deutlich erkennbar und erst recht nicht ihre subjektive Bedeutung verstehbar. Es erscheint wenig zweckmäßig, dies als Ausdruck einer Amnesie der Patient:in oder einer tiefgreifenden Abwehrhaltung zu verstehen. Wir müssen vielmehr davon ausgehen, dass strukturell gestörte Patient:innen über wenig narrative Repräsentanzen ihrer biografischen und aktuellen Situation verfügen und daher kein anschauliches Bild davon vermitteln können. Selbst wenn sich reale Belastungen abzeichnen (z. B. Suchterkrankung der Eltern, Verlust der Eltern, Vernachlässigung etc.), können wir angesichts struktureller Einschränkungen der Patient:in nicht erwarten, etwas über die inneren Bedeutungen zu erfahren, die biografische Ereignisse für die Patient:in haben können. Das Bild der Belastungsereignisse trägt freilich zur Stimmigkeit des klinischen Gesamtbildes bei. In dieser Situation kann es zweckmäßig sein, die Patient:in quasi „fremdanamnestisch" auf Dritte, z. B. Angehörige, zu verweisen, die ihr schildern können, was sie von ihrer frühen Situation wissen.

Des Weiteren lässt ein diagnostischer Blick auf die oben genannten Schwellensituationen des Lebens häufig erkennen, dass strukturell gestörte Patient:innen speziell an diesen Entwicklungsaufgaben scheitern. Eine für das biografische Verständnis struktureller Störungen besonders relevante Situation ist die Erfahrung der Patient:in in den Umbruchsphasen von Pubertät und Adoleszenz. Je ausgeprägter die strukturelle Störung ist, desto größer ist die Wahrscheinlichkeit, dass in diesen Entwicklungsperioden deutliche Auffälligkeiten sichtbar werden, z. B. das Erleben des Andersseins, des Außenseiterseins, die Zugehörigkeit zu problematischen Gruppierungen, risikoreiches, selbstschädigendes oder delinquentes Verhalten, Suchtmittelmissbrauch usw.

Aktuelles Verhalten und Erleben: Gegebenenfalls müssen wir vorläufig auf biografische Ableitungen der strukturellen Störung ganz verzichten. Unter dieser Voraussetzung ist es zweckmäßig, sich auf das aktuelle Verhalten und Erleben der Patient:in zu konzentrieren. Hier gilt es, mit der Patient:in gemeinsam abzuklären, wie es um ihre strukturellen Fähigkeiten bestellt ist, ihre Fähigkeit zur Affektwahrnehmung, Affektdifferenzierung, Affekttoleranz, Kommunikation, Empathie usw. Diese Aspekte lassen sich im direkten Gespräch erstaunlich gut erfassen und an Beispielen verdeutlichen, sodass ein plausibler Eindruck vom Strukturniveau und von den speziellen strukturellen Einschränkungen entsteht (vgl. OPD-Interview in Kap. 3.4.2).

Fazit: Das diagnostische Gespräch generell und speziell die Klärung biografischer Lebensbedingungen und Erfahrungen hat erhebliche therapeutische Implikationen. In dieser Situation versucht ein Mensch, sich ansatzweise über die eigene Person und das eigene Leben klar zu werden (unter oft heftiger emotionaler Beteiligung), oder er versucht, die sichtbar werdende Wirklichkeit seines Lebens und Erlebens vor sich selbst und der Untersucher:in zu verbergen. Es ist ein Ringen um Vertrauen und Sich-anvertrauen-Können und darin ein erster wichtiger therapeutischer Schritt. Andererseits muss sich die Therapeut:in auch bewusst sein, dass gewisse Defizite in der Beziehungsgestaltung manchmal erst im Laufe eines therapeutischen Prozesses erfasst werden können.

5 Von der Psychodynamik zur Therapieplanung

5.1 Behandlungsplanung und therapeutischer Fokus

Die Behandlungsplanung umfasst sowohl die äußerlichen Aspekte des therapeutischen Settings und der Zeitperspektive (Frequenz und Stundenzahl) als auch die inhaltliche Festlegung der therapeutischen Aufgabe, die als Fokus konkretisiert werden kann.

Definition Fokus: Als therapeutische Foki kommen diejenigen Merkmale des Befundes in Betracht, welche die Störung mitverursachen und aufrechterhalten und deshalb für die Psychodynamik des Krankheitsbildes und für die geplante Behandlung eine bestimmende Rolle spielen.

Klinische Problemstellung: Die therapeutische Aufgabe ergibt sich aus der klinischen Problemstellung und den daraus resultierenden Zielsetzungen. Die klinische Problemstellung wird im Kassenantrag in dem Abschnitt „Psychodynamik" zusammengefasst. Darin sollten die Beschwerden und Symptome, die auslösende Situation, die biografischen Voraussetzungen und das Erleben der Untersucher:in in der unmittelbaren Begegnung mit der Patient:in zu einem stimmigen Gesamtbild zusammengefügt werden. Als zentraler Bezugs- und Verbindungspunkt bietet sich nach unserem Vorschlag der OPD-Befund zu den Achsen Beziehung, Konflikt und Struktur an, der in Form eines oder mehrerer Foki beschrieben werden kann:

- **Beziehungsfokus:** Die Formulierung der dysfunktionalen Beziehungsgestaltungen ist ein obligater Fokus, da die problematischen interpersonellen Verwicklungen entweder als neurotische Kompromissbildung (konfliktbedingt) oder als Bewältigung struktureller Vulnerabilitäten (strukturbedingt) klinisch hoch relevant sind.
- **Konfliktfoki:** Sofern unbewusste Konflikte deutlich erkennbar sind: Welche vorherrschenden Konflikte sollen bearbeitet werden? Dabei sollte eine Konzentration auf das Wesentliche erfolgen. Weniger ist hierbei oftmals mehr!
- **Strukturfoki:** Sofern strukturelle Einschränkungen von klinischer Bedeutung sind, sollen bis zu drei Merkmale aus der Liste der Strukturfoki ausgewählt werden.
- **Symptombezogene Foki bzw. Foki, die sich auf das Krankheitserleben und die Behandlungsvoraussetzungen beziehen:** Sofern eine spezifische Symptomatik im Vordergrund steht (z.B. Essstörung oder Traumafolgestörung), sollte diese ebenfalls ausgewählt werden, da u.U. spezielle symptomorientierte Techniken für die Behandlung erforderlich sind. Auch das Krankheitskonzept (z.B. eine Schmerzsymptomatik als „Strafe Gottes") oder spezifische (ungünstige) Bewältigungsaspekte können zum Fokus werden, wenn sie für das Krankheitsbild wichtig geworden sind.

Die Abschnitte 1–4 des Antrages (Soziodemografie, Symptomatik und psychischer Befund, Vorerkrankungen, Biografie) sollten somit das klinische Material bereitstellen, auf dem die OPD-Beurteilung beruhen kann. Der Befund gründet einerseits auf den Informationen zu den genannten Bereichen der Anamnese; die Fokusbeschreibung interpretiert und erhellt diese jedoch auch umgekehrt.

Strukturniveau: Nachdem die Foki ausgewählt und beschrieben wurden, gilt es abzuwägen, welches relative Gewicht Konflikt- und Strukturfoki besitzen, denn die Ausgestaltung (und Behandelbarkeit) der Konflikte hängt wesentlich auch vom Strukturniveau ab. Wie in Tabelle 5-1 dargestellt, lassen sich im Hinblick auf die Verflechtung von Konflikt und Struktur unter Einbeziehung von Traumaspekten unterschiedliche klinische Typen bilden.

Klinische Typen: Aus der Einteilung in diese zehn verschiedenen klinischen Typen leitet sich ab, in welcher methodischen Variante psychodynamischer Psychotherapie (und auch in welchem Setting) die Behandlung am ehesten Erfolg versprechend ist:

- 1/2: Durchführung einer *vorwiegend konfliktaufdeckenden* Psychotherapie
- 3: Durchführung einer Psychotherapie, die *beides (Konflikt und Struktur)* berücksichtigt
- 4/5: Durchführung einer *vorwiegend strukturbezogenen* Psychotherapie
- 6-8: Durchführung einer *Trauma-adaptierten* Psychotherapie
- 9/10: Durchführung einer *Psychose-adaptierten* Psychotherapie

Konkretisierung: Obgleich mit einer solchen Fokusbestimmung im Sinne einer inhaltlichen Orientierung bereits viel gewonnen ist, bedarf es für die praktische therapeutische Arbeit einer weiteren Übersetzung der fokalen Themen, um sie in die Nähe brauchbarer Interventionen zu bringen. In der Literatur (z.B. Klüwer, 1995) werden therapeutische Foki sprachlich meistens so gefasst, dass sie die Form einer direkten und expliziten Mitteilung an die Patient:in an-

Tabelle 5-1: Klinische Typen in Abhängigkeit vom Strukturniveau.

Typ	pathogene Akzente	Strukturniveau
1	hauptsächlich konfliktbedingt	gut bis mäßig
2	weitgehend konfliktbedingt, einzelne strukturelle Aspekte	mäßig
3	Konfliktthemen maskieren erhebliche Strukturdefizite	mäßig bis gering
4	überwiegend strukturbedingt	gering
5	hauptsächlich strukturbedingt	gering bis desintegriert
6	akute Traumafolgestörung mit wenig strukturellen Auffälligkeiten	auf höherem Strukturniveau (gut bis mäßig)
7	akute Traumafolgestörung mit deutlichen strukturellen Einschränkungen	auf reduziertem Strukturniveau (mäßig bis gering und niedriger)
8	komplexe posttraumatische Störung mit deutlichen strukturellen Einschränkungen	auf reduziertem Strukturniveau (mäßig bis gering und niedriger)
9	psychotisches Dilemma mit wenig strukturellen Auffälligkeiten	auf insgesamt höherem Strukturniveau (gut bis mäßig)
10	psychotisches Dilemma mit deutlichen strukturellen Einschränkungen	auf insgesamt reduziertem Strukturniveau (mäßig bis gering und niedriger)

nehmen. Dieses Vorgehen hat viel für sich, weil bei diesem Grad der Konkretisierung rasch deutlich wird, ob der Fokus in eine stimmige und für die Patient:in förderliche Form gebracht worden ist. Fokusformulierungen in der Art einer direkten Mitteilung berücksichtigen automatisch eine Vielzahl an Randbedingungen, die jenseits des OPD-Befundes liegen, ihre Brauchbarkeit für die Patient:in jedoch wesentlich beeinflussen: Dazu gehören etwa die relative Zugänglichkeit des fokussierten Themas, die sprachlichen Voraussetzungen der Patient:in, situative Faktoren und anderes. Eine so weitreichende Differenzierung würde jedoch den im Kassenantrag vorgesehenen Rahmen sprengen, sodass für den Entwurf eines Behandlungsplans aus unserer Sicht die Benennung der OPD-Foki zusammen mit einer allgemeinen Skizze des sich aus ihnen ergebenden therapeutischen Vorgehens ausreichend ist.

5.2 Indikation zur Richtlinienpsychotherapie[1]

Psychodynamische Psychotherapie in Form von analytischer und tiefenpsychologischer Psychotherapie ist eine Leistung der gesetzlichen Krankenversicherung und der Beihilfe. Die Regularien für eine ausreichende, zweckmäßige und wirtschaftliche Psychotherapie der Versicherten, für die behandelbaren Störungsbilder, das Antragsverfahren, die verfügbaren Stundenkontingente und das Gutachterverfahren sind in der Richtlinie des Gemeinsamen Bundesausschusses niedergelegt.

Psychodynamische Verfahren und Setting: Die Frage der Therapieindikation ist eine besonders schwierige. Psychodynamische Therapien sind insgesamt wirksam (Bothe et al., 2024; Leichsenring et al., 2023). Bei komplexeren Beschwerdebildern sind psychodynamische Therapien, die in ihrer Dauer über Kurzzeittherapien hinausgehen, wirksamer als kürzere Vergleichsbehandlungen (Woll & Schönbrodt, 2020). Es gibt aber darüber hinaus kaum hochwertige empirische Untersuchungen, die eine Entscheidung für oder gegen ein spezifisches psychodynamisches Verfahren (tiefenpsychologisch oder analytisch) und erst recht nicht für oder gegen eine Settingvariante (z. B. Einzel- oder Gruppentherapie) begründen könnten.

Therapeut:innen behandeln üblicherweise diejenigen Menschen, die in ihrer Praxis erscheinen (Wester et al., 2026), und passen innerhalb ihres Verfahrens ihre Vorgehensweise an die Notwendigkeiten ihrer Patient:innen an (Stiles & Horvath, 2017). Vor diesem Hintergrund herrschen hinsichtlich des jeweils von der Therapeut:in bevorzugten Vorgehens vor allem persönliche Erfahrungen, Meinungen oder Überzeugungen vor – zumal die meisten nicht in verschiedenen Verfahren, Methoden und Settings arbeiten. Aufgrund der Erfahrungen der Autor:innen (sowohl als Gutachter:innen der Richtlinienpsychotherapie, Supervisor:innen und Behandler:innen) lassen sich Indikationsstellungen für tiefenpsychologisch fundierte und analytische Psychotherapie formulieren. Dabei zeigt sich, dass sich tiefenpsychologisch fundierte Psychotherapie prinzipiell auf sehr unterschiedliche Störungen ausrichten lässt, während analytische Psychotherapie bei komplexen, chronifizierten Störungen angebrachter erscheint.

Patientenseitige Voraussetzungen: Die jeweilige Behandlungsmethode stellt mehr oder weniger große Ansprüche an die emotionale und kognitive Bereitschaft und Belastbarkeit der Patient:in zur Kooperation und Mitarbeit. Für die differenzielle Indikationsstellung zur Psychotherapie ist neben Konflikt-, Struktur- und Traumaaspekten natürlich auch von Bedeutung, ob die Patient:in einen gewissen Leidensdruck auf-

1 in Anlehnung an Rudolf (2010, S. 115 f.)

weist, eine Einsichtsfähigkeit in psychodynamische Zusammenhänge des Krankheitsgeschehens zeigt, für die geplante Psychotherapieform motivierbar ist und über notwendige persönliche und soziale Ressourcen verfügt (das sind alles Informationen, die in der OPD über die Achse I abgebildet werden).

5.2.1 Indikation und Zielsetzung der tiefenpsychologisch fundierten Psychotherapie

Aktualisierte konfliktbedingte Störungen:

- *Klinische Bilder:* z.B. depressive Episode, Phobie, Anpassungsstörung, leichte Zwangsstörung
- *Therapieziel:* die Psychodynamik der aktuellen Konflikte im Hintergrund der Symptomatik aufdecken und durcharbeiten
- *OPD-Diagnosen:* gutes bis mittleres Integrationsniveau der Struktur, therapierelevante Konflikte

Aktualisierte persönlichkeitsstrukturelle Störungen:

- *Klinische Bilder:* z.B. Züge von emotional-instabiler, schizoider, narzisstischer, histrionischer Persönlichkeitsstörung
- *Therapieziel:* die Psychodynamik der strukturellen Einschränkungen deutlich machen, strukturelle Fähigkeiten fördern, dysfunktionale Bewältigungsmuster vor allem im Beziehungsbereich korrigieren
- *OPD-Diagnosen:* mäßiges bis geringes Integrationsniveau der Struktur, eventuell Konflikte mit Überschneidung zur Struktur (z.B. Abhängigkeit vs. Individuation, Selbstwert), ausgeprägte dysfunktionale Beziehungsmuster

Gemischte strukturelle und konfliktbedingte Störungen:

- *Klinische Bilder:* z.B. somatoforme Störungen, Essstörungen
- *Therapieziel:* die Psychodynamik parallel strukturell fördernd, fokal aufdeckend und symptombezogen bearbeiten
- *OPD-Diagnosen:* meist mäßiges Strukturniveau; ausgeprägte Konflikte (z.B. Selbstwert, Versorgung vs. Autarkie), die durch strukturelle Einschränkungen vergröbert sind

Strukturelle Störungen schwerer Belastungserfahrung/aktueller Traumatisierung:

- *Klinische Bilder:* z.B. PTSD (posttraumatische Belastungsstörung), dissoziative Störung
- *Therapieziel:* Psychodynamik der Belastungsfolgen, der affektiven Dysregulation und Dissoziationsneigung bearbeiten, negative Erfahrungen biografisch integrieren
- *OPD-Diagnosen:* Störung ist als punktueller Ausfall bzw. Einschränkung struktureller Funktionen beschreibbar

Psychotische Störungen:

- *Klinische Bilder:* z.B. Erkrankungen aus dem schizophrenen Formenkreis und affektive Psychosen
- *Therapieziel:* die Psychodynamik des Dilemmas identifizieren, dieses abschwächen und so Affekte erlebbar machen; in betroffenen Lebensbereichen strukturell fördern
- *OPD-Diagnosen:* mäßiges bis geringes oder desintegriertes, häufig in verschiedenen Lebensbereichen divergentes Integrationsniveau der Struktur, Konflikte auf Dilemmaniveau (z.B. Abhängigkeit vs. Individuation, Selbstwert)

Folgezustände von psychischen und somatischen Erkrankungen und psychosozialen Belastungen:

- *Klinische Bilder:* z.B. Zustand nach somatischen oder psychotischen Erkrankungen, nach Abhängigkeitsstörungen oder sozialen Katastrophen
- *Therapieziel:* psychodynamisch haltgebend arbeiten, Krankheitsbewältigung fördern
- *OPD-Diagnosen:* Strukturniveau je nach Fall, eventuell Konfliktspannungen

Akute Krisenzustände und Belastungsreaktionen:
- *Klinische Bilder:* z.B. akute Belastungsreaktion
- *Therapieziel:* psychodynamische Stabilisierung und Neuorientierung im Rahmen von Krisenintervention
- *OPD-Diagnosen:* unspezifisch

5.2.2 Indikation und Zielsetzung der analytischen Psychotherapie

Analytische Psychotherapie – unmodifiziert: in der Regel höhere Stundenfrequenz, Couch-Setting, auf Übertragung zentriert, Regression fördernd
- *Klinische Bilder:* chronifizierte, konfliktbedingte Störungen, tief in der Persönlichkeit verwurzelt, mit ausgeprägten Abwehrhaltungen/Charakterabwehr; z.B. chronische Depression, Persönlichkeitsstörungen (ängstlich-vermeidend, abhängig, zwanghaft)
- *Therapieziel:* Durcharbeiten der Psychodynamik der aktualisierten Konflikte und Grundkonflikte in der Übertragungsanalyse
- *OPD-Diagnosen:* mäßiges Strukturniveau, ausgeprägte Konflikte, problematische Bewältigungsformen u.a. als ausgeprägte dysfunktionale Beziehungsmuster

Analytische Psychotherapie – modifiziert: Setting und Frequenz variabel, z.B. initial niederfrequent, sitzend, begrenzte Nutzung von Regression und Übertragung, stattdessen interaktionelles Arbeiten
- *Klinische Bilder:* komplexe Störungen, in denen sich konfliktbedingte Störungen mit Zügen schwerer Persönlichkeitsstörungen (Borderline, narzisstisch, schizoid, paranoid, histrionisch) und Verhaltensstörungen (z.B. Impulskontrollstörungen, Essstörungen, Störungen der Geschlechtsidentität und der sexuellen Präferenz) und ggf. mit somatischen und posttraumatischen Störungen verknüpfen; oder psychotische Störungen (affektive und kognitive)
- *Therapieziel:* adaptives und sequenzielles Bearbeiten der unterschiedlichen, psychodynamischen Störungsaspekte; anfangs Stabilisierung und Bewältigungsorientierung, Strukturförderung; zunehmend konfliktaufdeckend und Erfahrungen in die Biografie integrierend
- *OPD-Diagnosen:* mäßiges bis geringes Strukturniveau, ggf. vorhandene Konflikte oder Dilemmata werden durch ausgeprägte strukturelle Einschränkungen verkompliziert

5.2.3 Indikation und Zielsetzung der psychodynamischen Gruppenpsychotherapie

In der Richtlinienpsychotherapie werden tiefenpsychologisch fundierte und analytische Gruppenpsychotherapie voneinander unterschieden. Während diese Differenzierung für die Einzelpsychotherapien ihre wissenschaftliche Berechtigung hat, ist sie für Gruppenpsychotherapien nur aus pragmatischen Gründen aufrechtzuerhalten, was sogar die Autor:innen der Psychotherapie-Richtlinien (Dieckmann et al., 2025) indirekt einräumen.

Psychotherapie-Richtlinie: In der Psychotherapie-Richtlinie (Fassung 2017; Gemeinsamer Bundesausschuss, 2017) wird dem Setting „Gruppe“ folgendermaßen Rechnung getragen: „In einem Gruppensetting können interpersonelle Probleme unmittelbar prozessual aktiviert und bearbeitet werden. Je nach Verfahren werden unterschiedliche psychotherapeutische Instrumente, wie z.B. Übertragungs-, Gegenübertragungs-, Widerstandsanalyse [...] angewandt, um den Behandlungs- und Heilungsprozess der Patientin oder des Patienten zu fördern. Darauf aufbauend können Techniken eingesetzt werden, die bei den Teilnehmern wechselseitig Ressourcen aktivieren (z.B. Motivation, Verstärkung). Den Patientinnen und Patienten wird vermittelt, dass andere mit den gleichen oder ähnlichen Problemen konfrontiert sind

(Spiegelphänomen). Darüber hinaus können neue Verhaltensweisen in einem weiteren sozialen Rahmen erprobt werden [...] von einer Reihe unterschiedlicher Interaktionspartner in der Gruppe [...]“ (§ 4 Abs 4.2).

Multipersonale Übertragung und Container-Funktion: Die psychodynamische Gruppenpsychotherapie baut mit ihrem Verständnis von Übertragung, Gegenübertragung, Widerstand und Arbeitsbündnis sowohl auf der intersubjektiven, psychodynamischen Behandlungstheorie als auch auf den Konzepten der sozialen Dimension des Psychischen und der multipersonalen Übertragung auf (Janssen, 2025). Im Gruppenprozess wird das Innerseelische im interpersonalen Geschehen in der Gruppe aktualisiert, wodurch die Beziehungen zu bedeutsamen anderen in der Übertragung sichtbar werden. Im Gegensatz zur Einzelpsychotherapie sind die Übertragungsszenen nicht bi-, sondern multipersonal. Des Weiteren besteht in der Gruppe als Ganzes eine Verbundenheit der Teilnehmenden über unbewusste Fantasien, über Regeln, Normwerte und Aufgaben. Diese Verbundenheit macht die Gruppenkohäsion oder die Container-Funktion (in der psychoanalytischen Terminologie) aus. Diese Funktion der Gruppe kann auch als eine entwicklungsfördernde und haltende Umgebung beschrieben werden. In der Psychotherapie wird diese Ebene als unspezifische, supportive Wirkfaktor-Ebene bezeichnet.

Grundidee: Die gemeinsame Grundidee der gruppenanalytisch begründeten oder psychodynamischen Gruppenpsychotherapie lässt sich folgendermaßen zusammenfassen:

- In der freien Assoziation und Interaktion in der Gruppensituation kondensieren und verdichten sich Gedanken, Fantasien und Erfahrungen zu einer gemeinsamen Gruppenwelt.
- Sprechen, Zuhören und Verstehen ist die Basis für eine wechselseitige innere Resonanz der Gruppenteilnehmer:innen, die von der jeweiligen aktuellen Gruppensituation abhängig ist.
- In den interpersonalen Mustern können verinnerlichte Interaktionserfahrungen aus früheren (infantilen) Beziehungen (Familienintrojekte) in personifizierter Form wiederholt werden. Diese gruppalen, interaktiven Wiederholungsaktionen sind unbewusst und werden als interaktionelle Reinszenierungen (Übertragungen) verstanden.
- In dem haltenden Rahmen der Gruppe wirken Spiegelphänomene, d. h. in den Interaktionen zeigen sich die psychische, soziale und physische Welt des Subjektes, die Realität des anderen.
- Im Prozess der Gruppe werden neue Erfahrungen mit sich selbst und anderen gemacht; sie schaffen Veränderungen in der Gruppe und durch Imitation, Identifikation und soziales Lernen psychische Veränderungen des Individuums.

Die ambulante psychodynamische Gruppenpsychotherapie – unmodifiziert:

- *Setting:* Stuhlkreis, 100 Minuten pro Woche (ggf. geteilt), störungsheterogene Zusammensetzung, schriftliche oder mündliche Vorbereitungen. Die Zahl der Teilnehmenden liegt zwischen drei und neun (bei zwei Therapeut:innen können auch 14 Personen teilnehmen). Die Gruppen sind meistens halboffene Gruppen (eine Teilnehmer:in scheidet aus und eine neue kommt dazu). Es können aber auch geschlossene Gruppen eingerichtet werden. Ebenso können auch Einzel- und Gruppenpsychotherapie kombiniert werden. Zur Kombinationsbehandlung liegen bisher nur wenige Erfahrungen vor.
- *Kontingente:* Die maximalen Kontingente sind für die beiden Methoden verschieden, wobei das Gutachterverfahren für Gruppenpsychotherapien aufgehoben wurde:
  - analytische Gruppenpsychotherapie mit 100 Minuten pro Sitzung mit insgesamt 150 Sitzungen

  - tiefenpsychologisch fundierte Gruppenpsychotherapie mit 100 Minuten pro Sitzung mit insgesamt 80 Sitzungen
- *Klinische Bilder:* Grundsätzlich können alle Störungsbilder auch in der Gruppe behandelt werden. Es soll ein Mindestmaß an interpersoneller Kompetenz bei den Teilnehmenden vorliegen. Diese kann festgestellt werden über die Exploration von Erfahrungen in sozialen Gruppen (Vereinen usw.) und durch die Auswertung der OPD-Beziehungsachse (Janssen & Sachs, 2018). Kontraindikationen gibt es für akute psychische Störungen mit massiver Symptomatik, manche akuten psychotischen Störungen und hirnorganische Störungen.
- *Therapieziel:* Erleben, Erkennen und Bearbeiten der dysfunktionalen Beziehungsmuster, der Psychodynamik der Konflikte oder/und Strukturstabilisierung
- *OPD-Diagnosen:* Gemischt strukturelle und konfliktbedingte Störungen. Die Beschreibung der dysfunktionalen Beziehungsmuster kann in der Diagnostik als Eignung für eine Aufnahme in die Gruppe sowie auch als Verlaufskriterium Verwendung finden.

5.2.4 Indikation zum Einbezug von Bezugspersonen

Dysfunktionale Interaktionen im unmittelbaren Umfeld: Gegenüber der tiefenpsychologisch fundierten oder analytischen Einzeltherapie besteht eine Indikation zum Einbezug von Bezugspersonen dann, wenn die psychische Erkrankung der Patient:in vorwiegend durch dysfunktionale Interaktionen in ihrem unmittelbaren Umfeld bedingt und aufrechterhalten wird. Die Ergänzung um das paar- oder familientherapeutische Setting ist sinnvoll, wenn bei einer Einzelbehandlung die Gefahr bestünde, dass die – zur Auflösung der Symptomatik erforderliche – direkte Auseinandersetzung mit den Bezugspersonen in der Einzelbehandlung vermieden würde, und wenn dauerhaft nicht ausgetragene Konflikte im und mit dem unmittelbaren Beziehungsumfeld als Grundlage der zu behandelnden Symptomatik angesehen werden müssen. Die Symptomatik hat in diesem Fall eindeutig „Ausdruckscharakter“, d.h., sie ersetzt die offene Kommunikation zwischen den Familienmitgliedern auf indirektem Wege.

Verständigungsprozess: Ein Einbezug der Bezugspersonen ist indiziert, wenn zu erkennen ist, dass die in der Symptomatik gebundene dysfunktionale Beziehungsgestaltung in eine offene Auseinandersetzung zwischen den Beziehungspartnern übergeführt werden kann, was zur Auflösung oder Verringerung der krankheitswertigen Symptome und Störungen beitragen kann. Unter „Auseinandersetzung“ wird hier nicht „offener Streit“ verstanden, sondern ein differenzierter Verständigungsprozess, der im Schutz des paar- oder familientherapeutischen Settings konstruktive Veränderungen in der psychischen Struktur aller Beteiligten und der Beziehungsmuster zwischen den Familienmitgliedern mit sich bringt. Dadurch wird die Erkrankung des primär behandlungsbedürftigen Familienmitglieds nicht mehr (oder weniger) durch die Beziehungsmuster im Paar- oder Familiensystem aufrechterhalten.

Fragen zur Indikation: Zur Klärung der Indikation empfiehlt sich, folgende Überlegungen anzustellen:

- Hat die einzeltherapeutische Behandlung eines Familienmitglieds eine pathogene Beziehungskrise in dessen familiärem Umfeld ausgelöst, die durch den Einbezug der Bezugspersonen behandelt werden sollte?
- Bestünde in einer Einzeltherapie der Patient:in die Gefahr, dass deren Leiden in der Beziehungssituation mit ihren Bezugspersonen sich ausschließlich in der Beziehung zur Therapeut:in (als „Klagemauer“) ausdrückt und dabei die für deren Gesundung erforderliche direkte Auseinandersetzung mit ihren Bezugspersonen (weiterhin) vermieden würde? (Gefahr: Verlängerung oder Einschränkung der Wirksamkeit bei Einzeltherapie).

- Wurde im Verlauf der probatorischen Sitzungen bzw. der bisherigen Paar- oder Familientherapie (trotz hinreichender Qualifikation der Behandler:in) erkennbar, dass diese negative Auswirkungen haben könnte, dass sie bereits negative Auswirkungen hat oder dass sie das angestrebte Ziel nicht erreichen kann? Dies könnte der Fall sein, wenn deutlich wird, dass die Paar- oder Familientherapie im Vergleich zur Einzeltherapie eine zu große Belastung der Patient:in oder anderer Familienmitglieder mit sich bringt (Kontraindikation für die Aufnahme bzw. Fortführung der Kombinationsbehandlung).
- Reicht das Behandlungskonzept voraussichtlich aus, um eine Besserung bzw. Heilung der beschriebenen psychischen Erkrankung zu erreichen? Muss es erweitert werden oder geht es über das für dieses Ziel notwendige Maß hinaus?
- Kann durch die geplante Paar- oder Familienerweiterung eventuell ein stationärer Aufenthalt der Patient:in vermieden werden (z. B. wenn maligne Zuspitzungen familiärer Interaktionen gelockert werden können)?
- Kann durch die beantragte Behandlung eine drohende Symptomverschiebung zwischen den Familienmitgliedern bzw. innerhalb des Paares verhindert werden?
- Würden in diesem Paar- oder Familiensystem mehrere Mitglieder einzeltherapeutische Behandlung brauchen, wenn nicht eine Paar- oder Familientherapie durchgeführt würde?
- Haben chronische oder sehr belastende akute Krankheitsprozesse einer Patient:in die Bewältigungsmöglichkeiten ihrer Angehörigen so sehr erschöpft, dass bei diesen eine psychische Dekompensation behandelt werden muss (frühzeitige Verhinderung weiterer Behandlungserfordernisse)?

5.3 Vom Befund zur Psychodynamik und Therapieplanung: eine zusammenfassende Kasuistik

Im Folgenden wird ein Patient beschrieben, an dessen Beispiel sich unterschiedliche Gewichtungen von Konflikt- und Strukturanteilen darstellen lassen, indem einzelne Aspekte des Falles schrittweise modifiziert werden. Die Kasuistik dient der Veranschaulichung der im vorangegangenen und aktuellen Kapitel beschriebenen Punkte und zeichnet den Weg vom Befund zur Psychodynamik und danach zur Therapieplanung für drei unterschiedliche Konflikt-Struktur-Konstellationen exemplarisch nach.

5.3.1 Fallvariante 1: Eine überwiegend konfliktbedingte Störung

Wir beginnen mit einer in erster Linie konfliktbedingten Problemlage und erläutern nacheinander die Symptomatik, die auslösende Situation, die biografischen Hintergründe, das aktuelle Beziehungsangebot, die OPD-Diagnose und den therapeutischen Fokus.

Symptomatik: Ein 25-jähriger Mann stellt sich mit verschiedenen somatischen Beschwerden vor (Schwindelgefühle, Magenkrämpfe, Durchfall), die mit ausgeprägten körperbezogenen Ängsten verbunden sind und ihn wiederholt zu Arztbesuchen und medizinischen Abklärungen ohne einen richtungsweisenden Befund veranlasst haben. In der psychotherapeutischen Erstuntersuchung wird deutlich, dass es sich dabei eigentlich um Panikattacken handelt, die von dem Patienten aber vorwiegend somatisch erlebt und beschrieben werden. Dazu passend berichtet er über deutliche Vermeidungstendenzen, d.h., er verhält sich gegenüber sozialen Anforderungen defensiv oder geht ihnen ganz aus dem Weg.

Auslösende Situation: Hier scheinen für das Verständnis zwei Veränderungen erhellend: Dem Patienten wurde von seinem Vorgesetzten eine Weiterbildung nahegelegt, die ihn für eine verantwortlichere Position in der Firma hätte qualifizieren sollen. Er hatte diese Weiterbildung bereits im Vorfeld als schwere Belastung wahrgenommen und dann nur mit erheblichen Zweifeln begonnen. Diesen Befürchtungen entsprechend tat er sich schwer und erlebte seine Dozenten, aber auch bestimmte aus seiner Sicht erfolgreichere Teilnehmer als zunehmend kritisch und überheblich, sodass er schließlich das ganze Projekt nach einer morgendlichen Attacke mit Bauchschmerzen und Schwindel abbrach. Der Patient überlegt nun, dass er mit seiner aktuellen Tätigkeit im Grunde zufrieden sein und auf die Weiterbildung eventuell ganz verzichten kann. Es ergibt sich weiter, dass er einige Zeit davor zusammen mit seiner langjährigen Verlobten eine Wohnung angemietet hatte, die jetzt wegen seiner angeschlagenen Verfassung aber noch nicht bezogen werden soll. Der Patient wohnt noch bei seinen Eltern. Weitere Freunde tauchen auf Nachfrage als „Kumpels“ für die eine oder andere Unternehmung auf, gewinnen jedoch in der Schilderung kein Gesicht.

Biografie: Der Patient ist Einzelkind. Er beschreibt eine enge und liebevolle Bindung an die nicht berufstätige Mutter, während der Vater vor allem als Störenfried auftritt und einige Male recht entwertend kommentiert wird. An anderen Stellen werden aber ein untergründiger Respekt oder sogar eine gewisse Ängstlichkeit gegenüber dem Vater deutlich, z. B. wenn er dessen Strenge erwähnt oder eine angespannte Atmosphäre (bedingt durch die Rückkehr des Vaters nach einer berufsbedingten Abwesenheit) andeutet. Der Vater war immer wieder in großen Bauprojekten weit entfernt beschäftigt. Eine gewisse Ängstlichkeit ist auch im Verhältnis zu Männern überhaupt spürbar, so beschäftigt er sich bei der Schilderung seiner Fußballleidenschaft mit der im Gegensatz zu ihm robusten Körperlichkeit mancher Mitspieler, von der er sich beeindruckt zeigt. Die Bemerkungen zur Mutter sind sehr warmherzig. Seine Verlobte kennt er seit seinem 18. Lebensjahr. In seiner Beschreibung erscheint sie in der zugewiesenen mütterlichen Rolle zuverlässig, aber auch etwas farblos, das partnerschaftliche Arrangement wirkt konventionell. Die geschlechtliche Ebene bleibt dezidiert ausgespart und wird auf direkte Nachfrage lapidar als „normal“ beschrieben. In Bezug auf seine Erkrankung scheint seine Partnerin eine durchgehend verständnisvolle Haltung einzunehmen.

Aktuelles Beziehungsangebot: Der Therapeut kann bei diesem Bericht verschiedene Gegenübertragungsreaktionen feststellen. Die vom Patienten dargestellte Wehrlosigkeit in der Erwachsenenwelt weckt fürsorgliche Gefühle, löst aber wegen der dabei aufscheinenden Naivität auch ein gelegentliches Schmunzeln aus, welches wohlwollend ist, jedoch auch eine Entwertung enthält. In zweiter Linie tauchen Empfindungen von Ungeduld und sogar Strenge auf, die auf eine verdeckte Weigerung reagieren, die sich in der manchmal wie absichtsvoll herausgestellten Schwäche des Patienten andeutet. Der selbstzufriedene Verzicht auf eine Weiterbildung imponiert in diesem Bedeutungskontext nicht mehr nur als eine versöhnliche Haltung der eigenen Schwäche gegenüber, sondern als eine geheime Überlegenheit, die auf eine Auseinandersetzung mit den Anstrengungen des Erwachsenenlebens gleichsam verzichten kann. Der im Therapeuten aufkommende Ärger lässt sich als Hinweis auf diese Provokation verstehen, aber auch auf ein Kräftepotenzial, das der zur Schau gestellten Schwäche entgegensteht. Für eine günstige Prognose spricht auch, dass der Patient Interventionen, die die Unterlegenheitsängste des Patienten insbesondere gegenüber Männern im beruflichen Kontext und die damit verbundenen Selbstzweifel ansprechen, vorsichtig annehmen kann und dass der Untersucher sich dabei in der Rolle eines väterlichen Coaches erlebt.

Psychodynamik: In den Kategorien der OPD-3 handelt es sich um einen ödipalen Konflikt mit einem passiven Verarbeitungsmodus. Der Patient scheitert in einer Lebenssituation, in der er beruflich und privat in einer erwachsenen, männlichen Rolle gefordert wird und dabei aufgrund einer konflikthaften männlichen Identität versagt. Seinem passiven Verarbeitungsmodus entsprechend löst er die Spannung regressiv mithilfe einer Symptomatik auf, die seine Schwäche betont, während die bei dieser Art der Konfliktlösung aufgegebenen aktiven und offensiven Anteile in der Gegenübertragung als latente Herausforderung spürbar bleiben. Das Integrationsniveau der Struktur ist gut bis mäßig, therapierelevante strukturelle Einschränkungen lassen sich nicht feststellen.

OPD-Diagnose: Ödipaler Konflikt mit passivem Verarbeitungsmodus (K6), mäßiges bis gutes Integrationsniveau der Struktur.

Therapeutischer Fokus: Der ödipale Konflikt bietet sich als Fokus an. Die damit verbundenen Themen – die Bindung an die Mutter und die ambivalente Beziehung zum Vater, die aktuelle private und berufliche Überforderungssituation und das sich bereits andeutende Rivalisieren mit dem Therapeuten – liegen sichtbar bereit und können bei der Bearbeitung der Biografie, der aktuellen Belastungen und eventuell auch der Übertragungsbeziehung aufgegriffen werden.

Indikation: Es handelt sich um eine aktualisierte konfliktbedingte Störung im Sinne der oben getroffenen Einteilung (vgl. Kap. 5.2.1) bei gutem bis mittlerem Integrationsniveau der Struktur. Es liegt ein recht klar umschriebener ödipaler Konflikt vor, der fokal aufdeckend bearbeitet werden kann. Indiziert ist deshalb eine tiefenpsychologisch fundierte Psychotherapie.

5.3.2 Fallvariante 2: Eine konfliktbedingte Störung mit ausgeprägten strukturellen Einschränkungen

Wir übernehmen nachfolgend die wesentlichen Züge der gerade dargestellten Fallskizze, verändern jedoch ihren Charakter, indem wir einzelne strukturelle Störungsmerkmale einfügen.

Symptomatik: Die aktuelle Symptomatik stellt sich wie oben beschrieben dar. Die gezielte Exploration ergibt jedoch, dass es ähnliche Einbrüche mit panikartigen Zuständen und körperlichen Begleitsymptomen bereits während früherer Schwellensituationen gab, so etwa bei der Einschulung, dem Wechsel auf das Gymnasium oder bei einem Umzug der Familie. Auch zwischen diesen Krisen gab es kleinere Krisen mit unklarem Hintergrund (vermutlich anlässlich von Leistungsanforderungen). Die Empfindlichkeit des Patienten und seine starken körperlichen Reaktionen waren zu Hause eine vertraute Gegebenheit und häufiger Anlass für Arztbesuche und Fehlzeiten in der Schule.

Auslösende Situation: Bezogen auf die äußerlichen Auslöser wie oben beschrieben. Im Vergleich zu dem Patienten unserer Konfliktvariante wird der Zusammenhang zwischen dem gesundheitlichen Einbruch und der beruflichen Situation nur global hergestellt und seine möglichen Bedeutungen nicht erläutert. Eigentlich stellt der Patient nur fest, dass er in seiner körperlichen Verfassung das bezüglich der Weiterbildung Geforderte unmöglich leisten kann. Auf Nachfrage konturieren sich zwar einzelne Bedeutungen und Gefühle (Angst vor Unterlegenheit, Verletztheit aufgrund der Bemerkungen bestimmter Dozenten und Mitschüler, Selbstzweifel) und ihre Benennung erzeugt durchaus eine gewisse Resonanz. Das so Erreichte kann vom Patienten aber kaum festgehalten werden; es entsteht daher kein nachhaltiges Gefühl von Evidenz. Stattdessen tendiert der Patient immer wieder zu einer normativen Sicht der Dinge, für die sowohl die schulischen Anforderungen als auch die eigene Empfindlichkeit als gegeben und wenig hinterfragbar erscheinen.

Biografie: Zunächst wie oben beschrieben. Während der Patient dort jedoch gleichsam behütet und bei aller Ambivalenz mit beiden Eltern lebendig verbunden schien, wirken die Beteiligten jetzt unverbundener und der Patient entsprechend mehr auf sich allein gestellt. Die Bilder der Eltern bleiben undeutlich, der Vater wirkt kühl und entfernt, die Mutter vor allem aufgeregt und überengagiert in der Sorge um das kränkliche Kind. Dabei wirkt diese Sorge eher äußerlich und auf das Körperliche beschränkt – einen spiegelnden und emotional stützenden Dialog gab es wohl kaum. In den Schilderungen erscheint die Mutter jetzt nicht mehr vor allem als ein bevorzugtes und geliebtes Objekt, sondern als ein unverzichtbarer Schutz in einer ängstigenden Welt. Die Strenge des Vaters imponiert vor allem als Ungeduld und Verständnislosigkeit gegenüber einem Sohn, der nicht funktioniert und die Mutter in Beschlag nimmt. Auch in der aktuellen Beziehung präsentiert sich der Patient als abhängig und auf die Unterstützung und Rücksichtnahme der Partnerin angewiesen, die er anscheinend ganz selbstverständlich für sich beansprucht. Der sexuelle Aspekt der Beziehung spielt im Bericht keine Rolle, er ist anderen Bedürfnissen (nach Schutz, Sicherheit) nachgeordnet.

Aktuelles Beziehungsangebot: Der Patient löst auch hier wieder fürsorgliche Reaktionen aus, nicht jedoch das in der Konfliktvariante mitschwingende Wohlwollen („Schmunzeln"). Seine Symptomatik präsentiert er unter Druck und ratlos, aber auch mit einer passiven Erwartungshaltung, die das Gegenüber funktionalisiert und dadurch im Verlauf zunehmend ärgerlich macht. Der Therapeut ist sich deshalb unsicher, ob er sich empathisch auf die Hilflosigkeit einstellen und dem Patienten dazu passende Angebote machen oder ob er sich gegen die Inanspruchnahme verwahren soll. Er überlegt auch, dass ihn eine Antwort aus der Verärgerung heraus in die Position des Vaters bringen könnte.

Psychodynamik: Eine ödipale Konfliktebene mit einer nun deutlicheren narzisstischen Komponente ist nach wie vor gegeben, in das Störungsbild mischen sich diesmal jedoch Strukturthemen: Der Patient verfügt nur über geringe Möglichkeiten, schwierige Affekte zu tolerieren und sich selbst zu beruhigen. Das gilt insbesondere für Situationen, in denen er sich infrage gestellt fühlt. Er kann sich von schwierigen Affekten nicht ausreichend distanzieren und diese ihren Quellen zuordnen; stattdessen wird er von ihnen überwältigt (in der Panikattacke) oder muss sie als hypochondrische Ängste dem Arzt präsentieren, um sich beruhigen zu lassen. Diese Struktureinschränkungen werden in der OPD-3 mit den Merkmalen Affekttoleranz und Selbstwertregulierung (Aspekte der Selbststeuerung), Affektdifferenzierung (Selbstwahrnehmung) und Introjekte nutzen (Bindung: Innere Objekte) beschrieben.

OPD-Diagnose: Ödipaler Konflikt (K6), insgesamt mäßiges Integrationsniveau der Struktur mit einzelnen besonders problematischen Einschränkungen (dort mäßiges bis geringes Niveau) in den Bereichen Affekttoleranz ST2.2, Selbstwertregulierung ST2.3, Affektdifferenzierung ST1.2 und Introjekte nutzen ST5.2.

Therapeutischer Fokus: Der Patient bietet zwar ödipale Konfliktthemen an, diese können jedoch voraussichtlich ohne eine fundierende Arbeit an den eben genannten Strukturproblemen nicht aufgelöst werden. Die therapeutische Haltung muss diesen strukturellen Einschränkungen angepasst werden und das damit bezeichnete Unvermögen in Rechnung stellen, da eine einseitige Fokussierung der Konfliktthemen überfordernd wäre. Der Therapeut stellt dem Patienten die strukturellen Funktionen aktiv zur Verfügung, bis dieser sie nach und nach selbst übernehmen kann und dadurch autonomer wird. Parallel zu diesem Prozess wird sich der ödipale Konflikt überzeugender konturieren können; es werden sich zunehmend stimmige Anlässe für darauf bezogene therapeutische Interventionen ergeben.

Indikation: Es handelt sich um eine gemischte konflikt- und strukturbedingte Störung mit einzelnen deutlichen strukturellen Einschränkungen, die ein stärker regressionssteuerndes und stützendes, aber auch aktiv anleitendes und ggf. konfrontierendes therapeutisches Vorgehen erfordern, das die fehlenden strukturellen Fähigkeiten fördert und entwickelt. Indiziert ist eine tiefenpsychologisch fundierte Psychotherapie für eine „gemischte strukturelle und konfliktbedingte Störung" entsprechend der in Kap. 5.2.1 vorgenommenen Einteilung, eventuell nach initial niederfrequenter Behandlung auch eine modifizierte analytische Psychotherapie (s. Kap. 5.2.2).

5.3.3 Fallvariante 3: Eine überwiegend strukturbedingte Störung

Die Kasuistik wird nun in Richtung eines eindeutig strukturgeprägten Störungsbildes erweitert und verändert:

Symptomatik: Zusätzlich zur oben beschriebenen aktuellen Symptomatik und der im letzten Abschnitt beschriebenen Krankheitsvorgeschichte finden sich Beispiele einer stark verminderten Affekttoleranz und selbstschädigender Lösungsversuche. Der Patient hat unter dem Druck seiner Ängste in seiner Jugendzeit missbräuchlich Alkohol und THC verwendet, um sich zu beruhigen bzw. Gefühle innerer Spannung loszuwerden. Der Alkohol scheint aktuell kein wirkliches Problem mehr zu sein, allerdings benutzt er mit unterschiedlicher Intensität THC in Abhängigkeit von äußeren Belastungen. Der Patient bewertet diese Situation selbst kritisch, Versuche einer dauerhaften Abstinenz sind bislang jedoch fehlgeschlagen. Eine kontinuierliche psychotherapeutische Behandlung hat es nicht gegeben, obgleich dem Patienten wiederholt dazu geraten wurde. Er erklärt dazu, dass er einzelne Gespräche mit Therapeuten geführt habe, vor einer verbindlichen Therapieverabredung jedoch jeweils zurückgeschreckt sei. Gründe dafür könne er nicht genau benennen; es sei ihm jeweils wieder besser gegangen, sodass er im Glauben gewesen sei, mit seinen Schwierigkeiten allein zurechtkommen zu können. Die körperliche Symptomatik (Schwindelgefühle, Magenkrämpfe, Durchfall) tritt intensiv auf, wenn sich der Patient (wie bei der aktuellen Schulungsmaßnahme) Anforderungen zu stellen versucht. Sie treten in den Hintergrund, wenn Belastungen vermieden werden.

Auslösende Situation: Der aktuelle Auslöser stellt sich wie oben beschrieben dar, der Patient weist jedoch hier eine Geschichte von wiederholten Abbrüchen im beruflichen und privaten Bereich auf. Die aktuelle Weiterbildung wird von der Agentur für Arbeit als Reintegrationsmaßnahme gefördert. Klar ist, dass der Patient unter Druck sofort mit intensiven somatischen Beschwerden und Panikzuständen reagiert und deshalb jeweils nur für kurze Zeit durchhalten kann. Obgleich dies ein immer wiederkehrendes Muster ist, hat er seine Empfindlichkeit bei Aufnahme der aktuellen Maßnahme kaum in Rechnung gestellt, weshalb er von seinem massiven Einbruch gleichsam überrascht wirkt. Es ist ihm zudem nur sehr begrenzt möglich, die Qualität der aktuellen Belastungen auszudifferenzieren und mögliche Ängste oder Befürchtungen zu benennen.

Biografie: Auch in Bezug auf seine Biografie gelingt es dem Patienten kaum darzustellen, welche Bedeutung bestimmte Umstände und Ereignisse in seinem inneren Erleben haben bzw. gehabt haben. Er präsentiert stattdessen eine Reihe von Fakten und Gegebenheiten, die der Untersucher selbst miteinander verbinden und bewerten muss. Es ergibt sich das Bild einer impulsiven und wohl auch jähzornigen Mutter, die die Familie beherrschte und einschüchterte. Der Vater war seiner Frau nicht gewachsen und flüchtete sich in seine Arbeit auf dem Bau, die ihn nicht selten über die Woche von zu Hause fernhielt. Bei seiner Wiederkehr kam es immer wieder zu heftigen Szenen, bei denen die Mutter dem Vater Untreue, Verschwendung von Geld und anderes vorhielt. Der Patient wurde unfreiwillig als Verbündeter der Mutter in Beschlag genommen und musste sich ihre Klagen über den Vater anhören. Seine Beziehung zu ihr war entsprechend einseitig von ihren Bedürfnissen bestimmt. Zum Vater gab es in dieser Konstellation keine eigenständige Verbindung. Wie bereits erwähnt, war der schulische und berufliche Werdegang des Patienten von Abbrüchen geprägt. Eine abgeschlossene Berufsausbildung gibt es nicht. Der Patient scheint keine Ideen zu haben, was aus ihm in Zukunft einmal werden könnte. Ressourcen und Begabungen kann er nicht benennen. Eine seit Jahren bestehende Partnerschaft wird zunächst als eine Konstante eingeführt, erweist sich auf Nachfragen jedoch als komplikationsreich und sehr wechselhaft. Offenbar pflegte die Freundin immer wieder Nebenbeziehungen, die der Patient mehr oder weniger tolerierte. Er betont wiederholt seine Liebe zur Partnerin und ihre Wichtigkeit für sein Leben, während unfreundliche Gefühle (Entwertung, Eifersucht, Wut) von ihm zwar bestätigt, in dem Bericht jedoch nicht fühlbar werden.

Aktuelles Beziehungsangebot: Der Patient löst beim Untersucher wenig aus, ein tragfähiger emotionaler Rapport entsteht zunächst kaum. Seine Bereitschaft wirkt beflissen und nicht sehr belastbar. Es entsteht der Eindruck, dass der Patient sich mit seinem Wunsch nach einer Psychotherapie selbst unter Druck setzt und dabei überfordert. Nachdem der Untersucher diesen Eindruck formuliert, tritt eine gewisse Entspannung ein und die Atmosphäre ändert sich. Der Patient beteuert nun zwar erneut sein Anliegen, bestätigt aber auch (etwas verlegen) die vermuteten Zweifel und bekennt sich auf eine entsprechende Nachfrage zu seiner Schwierigkeit, einen solchen Vorsatz längerfristig durchzuhalten. Der Therapeut schlägt Verbindungen zur auslösenden Situation vor, der Patient wirkt aber desinteressiert und unbeteiligt. Der Therapeut ist unsicher, ob ein Konsens erreicht wurde und ob daraus eine verbindliche Therapieverabredung erwachsen kann.

Psychodynamik: Die Diagnose eines ödipalen Konfliktes ist bei dieser Variante der Fallskizze nicht mehr schlüssig. Es stehen jetzt eindeutig strukturelle Störungsaspekte im Vordergrund. Der Patient verfügt im Vergleich zur vorangegangenen Fallvariante über noch geringere Möglichkeiten, schwierige Affekte zu tolerieren. Zur Spannungsregulierung werden jetzt auch schädliche Mittel wie Alkohol und THC eingesetzt. Der Patient tendiert damit zur Untersteuerung und zu einem geringen Integrationsniveau der Struktur. Als weitere strukturelle Einschränkung ist die Selbstwahrnehmung mit dem Unteraspekt der Identität hervorzuheben: Der Patient verliert sich unter dem Druck äußerer Anforderungen und wird sich dann selbst fremd; er kann nichts Eigenes (Eigenschaften, Interessen) benennen und im Kontakt mit einem Gegenüber festhalten; er kann deshalb auch keine Pläne fassen und auf Ziele hinarbeiten.

OPD-Diagnose: Geringes Integrationsniveau der Struktur mit besonderen Einschränkungen in den Bereichen Identität (ST1.3), Impulssteuerung (ST2.1) und Affekttoleranz (ST2.2). Keine therapierelevanten Konflikte.

Therapeutischer Fokus: Das langfristige therapeutische Ziel besteht darin, dem Patienten dabei zu helfen, ein stabileres Bild von sich selbst, d.h. von seinen Eigenschaften, Interessen und den daraus resultierenden Perspektiven und Handlungsmöglichkeiten, zu entwickeln. Der Fokus im Sinne der OPD-3 ist dabei die Selbstwahrnehmung, besonders unter dem Aspekt der Entwicklung der noch ganz ungefestigten Identität. Parallel dazu müssen weitere strukturelle Probleme therapeutisch angegangen werden, so etwa die Distanzierung von schwierigen Affekten und die Fähigkeit sie auszuhalten.

Indikation: In Anbetracht der Schwere der Störung und der offenkundigen Risiken (Suchtgefahr, Gefahr einer fortschreitenden sozialen Desintegration) ist es jedoch sehr fraglich, ob die ambulante Therapie alleine einen ausreichend stützenden und strukturgebenden äußeren Rahmen für eine progressive Entwicklung zur Verfügung stellen kann. Es wäre deshalb alternativ an die Vorschaltung einer stationären Behandlung zu denken, eventuell auch mittelfristig an die Einleitung einer (vielleicht psychotherapeutisch begleiteten) beruflichen Rehabilitation. Eine Kurzzeittherapie sollte in jedem Fall ausreichen, um die Möglichkeiten einer ambulanten Therapie auszuloten und ggf. alternative Maßnahmen einzuleiten und den Patienten dafür zu gewinnen. (Anmerkung: Im Gutachterverfahren werden wegen des Suchthintergrundes zunächst oft nur Stunden im Rahmen der Kurzzeittherapie genehmigt, in deren Verlauf die Voraussetzungen für eine längerfristige ambulante Psychotherapie [Abstinenz!] geprüft werden müssen. Zur Unterstützung des Patienten, aber auch um eventuell vorhandenen Verleugnungstendenzen entgegenzuwirken, ist auch die parallele Überweisung in eine Suchtberatung zu erwägen.)

6 OPD im Bericht zum Antrag

6.1 Allgemeine Vorgehensweise bei der Berichterstellung mithilfe von OPD

Im vorliegenden Kapitel soll gezeigt werden, wo und in welcher Form OPD-basierte Befunde, psychodynamische Überlegungen und fokusbezogene Therapieplanung in die Antragstellung Eingang finden können. Dazu werden die einzelnen Punkte des Berichts zum Antrag gemäß den Vorgaben (Informationsblatt zum Erstellen des Berichts) durchgegangen und Einschätzungen zu den jeweils zu beantwortenden Fragen aus Sicht der OPD vorgeschlagen. Als innerer Leitfaden dieser Vorgehensweise dienen die einzelnen Achsen der OPD (Beziehung, Konflikt, Struktur), die als Orientierung über alle Gliederungspunkte des Antrags hinweg beibehalten werden. Abbildung 6-1 stellt die OPD-gestützte Art der Informationssammlung für die Berichterstellung schematisch dar.

Beziehung, Konflikt, Struktur: Die drei im engeren Sinne „psychodynamischen Linien" der OPD (Beziehung, Konflikt, Struktur) werden über die ersten drei Punkte des Antrags (soziodemografische Daten, Symptomatik und psychischer Befund, somatischer Befund) hinweg argumentativ verfolgt und durch Aspekte der Behandlungsvoraussetzungen und der Krankheitsverarbeitung (Achse I) angereichert. Unter dem Punkt „Lebensgeschichte und Psychodynamik" werden sämtliche Linien zusammengeführt, um dann die Diagnose zu stellen und den Behandlungsplan darzulegen.

Materialauswahl: Es empfiehlt sich, bereits bei der Darstellung der ersten Punkte die aufgeführten Überlegungen stringent in Richtung der angedachten Psychodynamik zu entwickeln und das Material entsprechend zu ordnen bzw. auszuwählen. Zielführend kann es sein, den

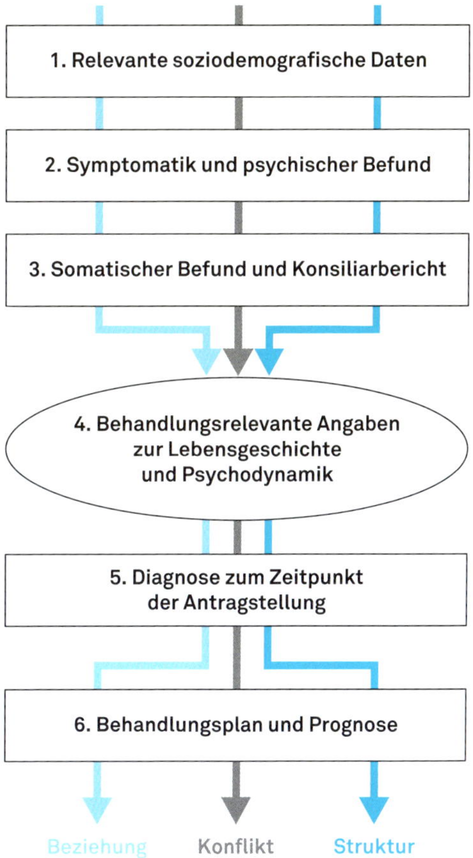

Abbildung 6-1: Schematische Darstellung der OPD-gestützten Berichterstellung.

Anspruch der Gründlichkeit und Vollständigkeit bei der Darstellung der Punkte (z. B. der Lebensgeschichte) zugunsten der Stringenz zurückstehen zu lassen. Bestenfalls entsteht auf diese Weise aus den einzelnen Informationen der ersten Punkte ein allgemeines Muster, das in der Formulierung der Psychodynamik explizit gemacht werden kann. Bis zu dem Punkt der Psychodynamik sollte also der Sättigungsgrad der Kernthesen erreicht sein, sodass eine für die Gutachter:in nachvollziehbare und induktiv aus beobachtbaren Einzelinformationen hergeleitete psychodynamische Schlussfolgerung erfolgen kann.

Bedeutung der Psychodynamik: Die Psychodynamik ist in Abbildung 6-1 als ovaler Kreis dargestellt und hebt sich somit von den anderen Punkten ab. Auf diese Weise soll veranschaulicht werden, dass der Psychodynamik die Bedeutung eines Dreh- und Angelpunktes zukommt, in dem alle beobachtbaren Einzelphänomene zu einer Gestalt gebündelt werden. Von diesem Punkt ausgehend leiten sich wiederum in einer deduktiven Vorgehensweise spezifische Aussagen zu den letzten zwei Punkten der Berichterstellung ab. Auch für diese Abschnitte gilt, dass die Berichtformulierung unter dem Gesichtspunkt der „psychodynamischen Linien“ der OPD-3 (Beziehung, Konflikt, Struktur) abgefasst werden kann. Zunächst ergibt sich aus der Psychodynamik eine stichhaltige Diagnose. Daraus wird wiederum ein auf der Diagnose basierender Behandlungsplan entwickelt sowie eine Einschätzung der Prognose vorgenommen. Abbildung 6-2 stellt das Zusammenwirken dieser drei Hauptlinien der OPD – Beziehung, Konflikt und Struktur – dar.

Beziehungsgestaltung: Es kann sinnvoll sein, bei der Beziehungsgestaltung der Patient:in zu beginnen, da diese beobachtungsnah ist und einen guten Zugang zu den anderen beiden psychodynamischen Achsen (Konflikt und Struk-

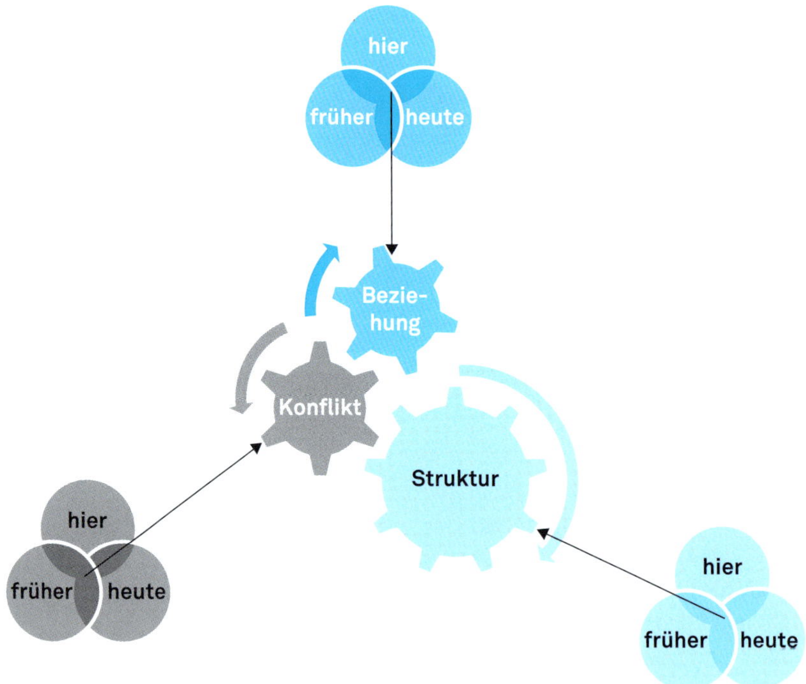

Abbildung 6-2: Zusammenwirken von Beziehung, Konflikt und Struktur.

tur) bildet. Es geht dabei um die Qualität der maladaptiven Beziehungen in der Vergangenheit („früher“) mit Eltern und Geschwistern, aber auch Lehrer:innen, Mitschüler:innen, Kolleg:innen, Vorgesetzten sowie mit Freund:innen und Liebespartner:innen. Selbstverständlich sind die Beziehungen mit den angeführten Personen auch in der Gegenwart („heute“) von Bedeutung. Eine zentrale Informationsquelle ist weiter die im Gespräch mit der Patient:in erlebbare therapeutische Beziehung („hier“). Dabei geht es um die Frage, an welcher Stelle dysfunktionale Merkmale in der Beziehung zwischen Patient:in und Therapeut:in auftreten und wie man die Beziehungsposition beschreiben kann, die die Patient:in selbst einnimmt bzw. der Therapeut:in unbewusst nahelegt. Die OPD-3 sieht vor, die Formulierung eines zentralen Beziehungsmusters auf den maladaptiven Kern zu beschränken. Dieser ergibt sich aus der Schnittmenge der Beziehungsschilderungen von „hier“, „früher“ und „heute“ und ist in Abbildung 6-2 der Bereich, der die größte „Sättigung“ aufweist (d.h. durch das Material am meisten gestützt wird).

Strukturelle Fähigkeiten: Wenn es gelungen ist, den beziehungsdynamischen Kern der Problematik der Patient:in auf diese Weise herauszuarbeiten, sollte dieser Aspekt mit der Schilderung des Strukturniveaus sowie der beiden wichtigsten Konflikte in Zusammenhang gesetzt werden. Es geht also um die strukturellen Möglichkeiten einer Patient:in, die sich aus ihren Schilderungen von Verhaltens- und Erlebnisweisen in der Vergangenheit („früher“) oder der Gegenwart („heute“) ergeben. Bezogen auf die biografische Entwicklung ist es dabei von besonderem Interesse, wie die Patient:in äußere und innere Konflikte und Belastungen oder die typischen Schwellensituationen der verschiedenen Altersstufen meistern konnte.

Besonders aufschlussreich und bezogen auf die Strukturdiagnose evident sind aber auch die in der therapeutischen Beziehung gezeigten strukturellen Fähigkeiten der Patient:in („hier“). Sie zeigen sich insbesondere in Terminvereinbarungen, Festlegung der Rahmenbedingungen der Therapie, Reaktion auf Konfrontationen oder Deutungen durch die Therapeut:in oder auch in Trennungssituationen. Die aktuelle Situation hat für die strukturelle Einschätzung Gewicht, weil sie der Therapeut:in Gelegenheit gibt, sich direkt einen eigenen Eindruck zu verschaffen. Schließlich hat die Therapeut:in auch die Möglichkeit, die Patient:in ganz konkret zu befragen, in welchem Maße sie über bestimmte wichtige strukturelle Fähigkeiten verfügt (z.B. ihre Affekte zu spüren, zu unterscheiden und zu steuern). Maßgeblich für die Strukturgesamteinschätzung ist letztlich die Schnittmenge der geschilderten oder beobachteten strukturellen Möglichkeiten, die in Abbildung 6-2 durch den dunkelsten Punkt verdeutlicht wird.

Konflikt(e): Zur Beurteilung des Konflikts werden die Interviewsituation („hier“), die „aktuell und in den letzten Monaten hervorstechenden Konflikte“ („heute“) und die „repetitiven“ in der Biografie („früher“) herangezogen, um die durchgängigen und stärksten „motivationalen Ambivalenzen“ (d.h. Konflikte) herauszuarbeiten. Die lebensbestimmenden Konflikte sind oft schon anhand der Leitaffekte feststellbar. Zu prüfen sind aber auch die Auswirkungen der spezifischen Konfliktspannungen auf die verschiedenen Lebensbereiche. Beides ist im OPD-Manual dargelegt. Auch beim Konflikt gilt, dass die Schnittfläche mit der größten „Sättigung“ den Hauptkonflikt darstellt. Es kann sein, dass noch ein zweiter inhaltlicher Bereich im Leben der Patient:in mit starker motivationaler Spannung behaftet ist. Dann ist es sinnvoll, zusätzlich einen zweitwichtigsten Konflikt zu beschreiben. Zu beachten ist, dass bei strukturell schwerer beeinträchtigten Patient:innen u.U. kein konflikthaftes Thema eindeutig im Vordergrund steht.

Wechselwirkungen: Die vielfältigen Wechselwirkungen zwischen Beziehung, Struktur und Konflikt sind von besonderem Interesse und verleihen dem Bericht Plastizität und Individualität. Diese Wechselwirkungen können in den Abschnitten „psychischer Befund“ und „Psychodynamik“ beschrieben und auf konkrete Beispiele aus den ersten Punkten der Berichterstellung bezogen werden. Einige grundsätzliche Überlegungen hierzu findet man in Kap. 4. Im folgenden Abschnitt wird die Art und Weise dargestellt, wie sich die allgemeine in der konkreten Vorgehensweise bei der Berichterstellung mithilfe von OPD-3 niederschlägt.

6.2 Konkrete Vorgehensweise bei der Berichterstellung mithilfe von OPD-3

Im vorangegangenen Kapitel (Kap. 6.1) wurde dargestellt, dass die im engeren Sinne psychodynamischen Achsen der OPD-3 (Beziehung, Konflikt, Struktur) als innerer Leitfaden und Grundgerüst der Berichterstellung dienen können. Im Weiteren wird so vorgegangen, dass zu jedem einzelnen Punkt des Berichts jeweils zunächst die Vorgaben aus dem „Leitfaden“ angeführt werden und dann beschrieben wird, welche Inhalte aus Sicht der OPD in den betreffenden Abschnitt aufgenommen werden sollten. Dabei wird insbesondere auf Inhalte hingewiesen, die aus Sicht der OPD in den Bericht aufgenommen werden können und die Vorgaben des „Leitfadens“ PTV 3 (Kassenärztliche Bundesvereinigung, 2020) aus der Sicht der OPD beleuchten. In Anhang A (Synopsis zum Erstantrag) werden diese Informationen noch einmal stichpunktartig aufgeführt.

6.2.1 Punkt 1 des Berichts: Relevante soziodemografische Daten

Vorgaben zur Berichterstellung

Bei Erwachsenen der aktuell ausgeübte Beruf, der Familienstand und die Zahl der Kinder.

Empfehlungen aus Sicht der OPD

Keine.

6.2.2 Punkt 2 des Berichts: Symptomatik und psychischer Befund

Vorgaben zur Berichterstellung

In diesem Berichtsabschnitt geht es darum, die subjektive Beschwerdeschilderung der Patient:in abzubilden, um die Krankheitswertigkeit der Symptome einzuschätzen bzw. zu belegen. Neben Auffälligkeiten in der Kontaktaufnahme sollen der psychische Befund, das Krankheitsverständnis und ggf. Ergebnisse von Testdiagnostik dargestellt werden.

Empfehlungen aus Sicht der OPD

Symptomatik

Beschwerden: Zunächst ist die Schilderung der Beschwerden von Interesse. Diese können die Bedeutung von Symptomen im engeren Sinne, aber auch von symptomwertigen Verhaltens- und Erlebensweisen haben, insbesondere von dysfunktionalen Beziehungsgestaltungen. Diese Beziehungsschwierigkeiten werden von der Patient:in entweder unter dem Aspekt geschildert, dass andere Personen der Patient:in immer wieder Schwierigkeiten bereiten, oder die Patient:in kann bereits einen eigenen Anteil an den Schwierigkeiten zumindest teilweise reflektieren. In beiden Fällen ist das Leben der Patient:in bereits mehr oder weniger von Beziehungsschwierigkeiten belastet, die einen wichtigen Anteil an ihren Beschwerden haben (z. B. Arbeitsplatzverlust, Trennungen).

Zur systematisierten Beschreibung des subjektiven Beschwerdeerlebens der Patient:in bieten sich die Items der OPD-Achse I „Krankheitserleben und Behandlungsvoraussetzungen“ an. Diese bieten die Möglichkeit zu erfassen, welche Aspekte die Patient:in für die Entstehung und Beeinflussung ihrer Erkrankung verantwortlich macht. Zur Verdeutlichung der Krankheitswertigkeit der geklagten Beschwerden kann es hilfreich sein, die Formulierungen der Patient:in zu ihrem Zustand zunächst wörtlich zu zitieren, sie dann aber auch klinisch bzgl. ihrer Krankheitswertigkeit einzuschätzen. Aufschlussreich sind meistens auch die Dauer der Störung, der Leidensdruck und die Bedingungen, unter denen sich die Symptomatik verschlechtert bzw. verbessert. Wichtig für die Beurteilung der Störungsschwere sind weiter die sich für die Patient:in im Lebensalltag ergebenden Einschränkungen durch die Symptomatik.

Krankheits- und Behandlungskonzept der Patient:in: Im Kontext der Symptomdarstellung stellen Patient:innen üblicherweise implizit oder explizit dar, was sie von einer Behandlung erwarten und auf welchem Wege aus ihrer Sicht eine Veränderung erreicht werden kann. Hierbei ergibt sich ein Eindruck über die Krankheits- und Veränderungskonzepte der Patient:in. Diese beiden Aspekte werden in Achse I konzeptualisiert und sollten an dieser Stelle besonders mit Blick auf die Behandlungsprognose (Punkt 6, Kap. 6.2.6) Erwähnung finden. Die Art der jeweiligen Beschwerdeschilderung (körperlich, psychisch, sozial) kann, muss allerdings nicht mit dem Krankheitskonzept (somatisch, psychologisch, sozial) und den damit verbundenen Veränderungskonzepten (körperliche oder psychische Behandlung, sozialer Bereich) korrespondieren.

Psychischer Befund

Aus Sicht der OPD sollten unter diesem Punkt zusätzlich die Beziehungsgestaltung und die strukturellen Möglichkeiten der Patient:in aufgezeigt werden.

Beschreibung der Patient:in im Kontakt: Zunächst kann neben einer Angabe über Alter und Beruf ein erster Eindruck von der Patient:in geschildert werden. Dieser muss nicht allzu umfangreich sein, aber dennoch prägnante Merkmale der Patient:in wie Aussehen, emotionale Verfassung, Auftreten gegenüber der Therapeut:in oder nonverbaler und verbaler Ausdruck wiedergeben.

Repetitive dysfunktionale Beziehungsgestaltung: An dieser Stelle sollte kurzgefasst die repetitive dysfunktionale Beziehungsgestaltung (Achse II) verdeutlicht werden. An dieser Stelle kann die zentrale problematische Beziehungsfigur genannt werden. Dabei liegt das Hauptaugenmerk auf den aktuellen Beziehungsgestaltungen in der Familie, am Arbeitsplatz oder auch in Freundschaften (heute) sowie dem Übertragungsangebot der Patient:in (Erlebensperspektive der Untersucher:in, Position des Selbst) und der induzierten Gegenübertragungsimpulse (Erlebensperspektive der Untersucher:in, Position der anderen) (hier). Ein weiterer Gesichtspunkt für die Einschätzung kann die frühere Beziehungsgestaltung im Rahmen von therapeutischen Vorbehandlungen oder auch im sonstigen sozialen Umfeld sein (früher). Im Wesentlichen sollte eine Beziehungsgestalt deutlich werden, bei der geschildert wird, auf welche Weise die Patient:in sich dysfunktional in Beziehungen verhält und welche Reaktion sie im ungünstigen Fall bei anderen auslöst.

Struktur: Zu den Informationen, die für eine Einschätzung des Gesamtstrukturniveaus dienlich sind, zählen symptomwertige Verhaltens- und Erlebensweisen, speziell im interpersonellen Bereich. Bezüglich der auslösenden Situation sollte die Überforderung struktureller Möglichkeiten deutlich werden. Ein Verständnis der Strukturentwicklung lässt sich aus den biografischen Bedingungen ableiten.

Das Hauptaugenmerk der strukturellen Diagnostik richtet sich auf das Gesamtstrukturniveau. Ein wesentlicher Aspekt zur Beurteilung des Gesamtstrukturniveaus ist die Figur der Schilderung der Patient:in über sich selbst (Selbstwahrnehmung) und über die anderen (Objektwahrnehmung). Auch hier gilt, dass die Selbstwahrnehmung aktiv nachgefragt werden sollte, wenn die Patient:in nicht von sich aus über sich selbst berichtet, z. B. über Umgang mit Emotionen, Sexualität und belastenden Erfahrungen.

Zur Orientierung kann gesagt werden, dass ein eindeutig gutes Strukturniveau eher selten ist, während die meisten konfliktneurotischen Störungen ein mäßiges Strukturniveau aufweisen. Klinisch bedeutsam ist das „mäßig bis gering integrierte Niveau", weil hier bereits erhebliche strukturelle Einschränkungen vorliegen, die durch neurotisches Verhalten überdeckt werden, sodass leicht eine Überschätzung der Patient:in (und therapeutische Überforderung) erfolgt. Patient:innen mit schwerer Persönlichkeitsstörung sind in der Regel durch ein gering integriertes oder gering bis desintegriertes Niveau gekennzeichnet.

Der zweite Akzent der strukturellen Diagnostik gilt den einzelnen im Vordergrund stehenden strukturellen Einschränkungen, z. B. Störungen der Impulssteuerung (bei Suchtpatient:innen), erhebliche Einschränkung der Empathiefähigkeit (bei Borderline-Patient:innen). Es erscheint zweckmäßig, diese strukturellen Akzente im psychischen Befund zu erwähnen.

6.2.3 Punkt 3 des Berichts: Somatischer Befund und Konsiliarbericht

Vorgaben zur Berichterstellung

In diesem Abschnitt sollen alle wesentlichen Erkrankungen, die ärztlicher Behandlung bedurften oder bedürfen, erwähnt werden, insbesondere bereits früher durchgeführte psychotherapeutische Behandlungen und ggf. aktuelle psychopharmakologische Medikation. Das Ergebnis der körperlichen Untersuchung, bezogen auf das psychische und somatische Krankheitsgeschehen, ist mitzuteilen.

Empfehlungen aus Sicht der OPD

Körperliche Vorerkrankungen und Befindlichkeit: Psychologische Psychotherapeuten sollten neben dem Konsiliarbericht, wenn nötig, auch weitere „externe" Befunde anfordern und beilegen. Grundsätzlich sollte auch die körperliche Befindlichkeit sehr ernst genommen werden. Körperliche und psychische Vorerkrankungen und Behandlungen sollen erfragt werden, weil diese aus psychodynamischer Sicht wichtig sein können.

Dabei ist auch der Einfluss von körperlichen Erkrankungen auf psychisches Befinden zu beachten. Bei der Darstellung der Vorerkrankungen geht es um die Erfassung schwerwiegender Erkrankungen (wie z. B. Karzinom, Colitis ulcerosa, Diabetes) und deren Auswirkungen auf das Leben der Patient:in, ferner um Unfälle und Operationen und deren eventuelle Folgeerscheinungen. Psychodynamisch relevant ist die Einschränkung der Alltagsrealität und die Krankheitsbewältigung.

Aus OPD-Sicht ist insbesondere der Umgang mit dem Körper generell (Sport, Essgewohnheiten u. a.) und das Erleben des Körpers von Bedeutung.

Psychische Vorerkrankungen und Behandlungen: Hier sollte Erwähnung finden, ob es in der Vorgeschichte psychische Probleme von Krankheitswert gab und wie schwerwiegend diese waren. Darüber hinaus sollten eventuelle ambulante Psychotherapien und Klinikaufenthalte genannt werden. Psychotherapieabbrüche sollten als Hinweis auf eventuelle prognostische Einschränkungen beachtet werden. Ferner sind psychiatrische oder psychopharmakologische Vorbehandlungen von Interesse.

6.2.4 Punkt 4 des Berichts: Behandlungsrelevante Angaben zur Lebensgeschichte, zur Krankheitsanamnese und zur Psychodynamik

Vorgaben zur Berichterstellung

In den Richtlinien der Antragsformulierung wird auf die Familienanamnese, körperliche Entwicklung, psychische Entwicklung, soziale Entwicklung unter Berücksichtigung von Schwellensituationen hingewiesen. Für die Psychodynamik die auslösende Situation, die intrapsychische Konfliktebene, die Konfliktaktualisierung, die Abwehrmechanismen, das Strukturniveau und dysfunktionale Beziehungsmuster.

Empfehlungen aus Sicht der OPD

Dieser Abschnitt und die Beschreibung der in den Richtlinien genannten Entwicklungslinien bieten Gelegenheit, Material zu den psychodynamischen Achsen der OPD-3 (Beziehung, Konflikt und Struktur) darzustellen.

Lebensgeschichtliche Entwicklung

Zusammenhang von äußeren Fakten und innere Bedeutungen: Die biografische Anamnese soll einerseits Aufschluss geben über die äußeren Bedingungen und Belastungen, unter denen sich eine Patient:in entwickelt hat, andererseits über die inneren Bedeutungen, die sie diesen Umständen zugewiesen hat (und die sie in ähnlicher Weise aktuellen Ereignissen zuweist). Die äußeren Fakten der biografischen Entwicklung sind für sich genommen oftmals wenig erklärend, wenn Ausführungen dazu fehlen, welche Vorstellungen diese Fakten im inneren Erleben der Patient:in hinterlassen haben. Umgekehrt lässt sich das subjektive Erleben der Patient:in und ihre persönliche Art der Wahrnehmung und Verarbeitung oft nicht richtig einschätzen, wenn die objektiven biografischen Bedingungen und äußere Fakten ganz fehlen.

Dieser doppelte Blick auf die äußeren biografischen Bedingungen und ihren inneren Niederschlag gelingt am leichtesten bei Patient:innen mit konfliktbedingten Störungen. Bei strukturell gestörten Patient:innen kann es passieren, dass eine Exploration der äußeren biografischen Realität weitgehend misslingt. Wenn biografische Belastungen dennoch eruiert werden können (z. B. reale Verluste, Alkoholismus der Eltern, Krankheiten, soziale Notstände etc.), dann erfahren wir bei solchen Patient:innen wenig über innere Bedeutungen, die diese Belastungen für sie haben oder gehabt haben. Immerhin kann die Tatsache solcher schweren Belastungen die Entstehung der vorhandenen strukturellen Beeinträchtigungen für die Untersucher:in zumindest global verstehbar machen. Ähnliches gilt für die Schilderung wichtiger Bezugspersonen. Die Plausibilität und Plastizität dieser Darstellung gibt Hinweise auf das Strukturniveau der Patient:in. Sind die Schilderungen lebendig, nachvollziehbar und gut passend zur ansonsten dargestellten Lebensrealität, spricht dies eher für ein gutes Strukturniveau. Demgegenüber geht eine stereotype, unverständliche und mit den Interessen der Patient:in verschwimmende Darstellung der Objekte eher mit einem schlechteren Strukturniveau einher.

Fokussierung bei der Erfassung des biografischen Materials: Hier gilt es, die entwicklungsrelevanten Lebensbereiche abzubilden. Der Abschnitt zur lebensgeschichtlichen Entwicklung im Bericht zum Antrag verliert in der Regel an Prägnanz und Aussagekraft, wenn versucht wird, die Fakten und Zahlen sowie das erhobene biografische Material (Episoden, Szenen) besonders vollständig darzustellen. Wie weiter oben schon bemerkt, wird aus Sicht der OPD deshalb empfohlen, den Anspruch auf Vollständigkeit zurückzustellen und die Auswahl der Fakten und des Materials aus den wichtigen Lebensbereichen an den psychodynamischen Schlussfolgerungen zu orientieren, die im Abschnitt „Psychodynamik" des Berichts dargestellt werden sollen. Die Ausführungen zur lebensgeschichtlichen Entwicklung müssen plausibel machen, warum die Psychodynamik diese Form der dysfunktionalen Beziehungsgestaltung, *diese* Konflikte und *diese* strukturellen Einschränkungen als maßgeblich für die Erkrankung herausstellt.

Entwicklungsbedingungen für strukturelle Einschränkungen und Konfliktbereitschaften: Da für die OPD-Einschätzung die Abwägung von konflikt- und strukturbedingten Einschränkungen eine hervorragende Bedeutung hat, sollten an dieser Stelle insbesondere Hinweise auf strukturelle Schwierigkeiten und Konfliktthemen herausgearbeitet werden. Die Ausführungen zur lebensgeschichtlichen Entwicklung geben Hinweise auf die frühen interpersonellen bzw. familiären Konstellationen, die die Internalisierung eines bestimmten Konfliktthemas zur Folge hatten, oder auf defizitäre Entwicklungsbedingungen, die die Reifung der strukturellen Funktionen behinderten. Es kann außerdem an Schwierigkeiten oder problematischen Ereignissen und der Entwicklung (z.B. Scheitern in Schwellensituationen, interpersonelle Verwicklungen, Traumatisierungen, Entwicklungsverzögerungen etc.) verdeutlicht werden, zu welchen Anteilen diese durch innere Konflikte bedingt sind, die in den betreffenden Situationen aktualisiert wurden. Ferner kann erkennbar werden, zu welchem Anteil strukturelle Einschränkungen dazu geführt haben, dass die Bewältigungsmöglichkeiten einer Patient:in überfordert waren und sie folglich scheiterte.

Bei der Suche nach Hinweisen auf eine Konfliktdynamik, aber auch mit Blick auf die Diagnose der Struktur ist die Exploration von Schwellensituationen (Einschulung und schulische Entwicklung, soziale Kontakte, Vereinsmitgliedschaften oder sonstige Gruppierungen, Freundschaften, Partnerschaften, erste sexuelle Kontakte, berufliche Etablierung und Entwicklung, Eheschließung und Geburt der Kinder etc.) und der Umgang mit solchen Herausforderungen im Verlauf der biografischen Entwicklung aufschlussreich. Die Art der Bewältigung solcher Schwellen und das dabei erreichte Niveau geben einen globalen Hinweis darauf, wie stabil oder defizitär die strukturelle Ausstattung ist und wie sich die Patient:in in ihrer Entwicklung im Verhältnis zu ihrer Alterskohorte positioniert.

Die auslösende Situation verstehbar machen: Die zuletzt gegebene Empfehlung lässt sich auch so fassen: Die Darstellung der lebensgeschichtlichen Entwicklung soll zu der auslösenden Situation hinführen und erklären, warum eine Patient:in mit bestimmten lebensgeschichtlichen Vorerfahrungen genau unter diesen Bedingungen erkranken musste! Sie soll die Geschichte jener Konfliktneigungen und strukturellen Einschränkungen bzw. Vulnerabilitäten darstellen, die in Wechselwirkung mit speziellen aktuellen Umständen zur Entstehung der Symptomatik geführt haben. Die wichtigsten Varianten der Auslösung wurden in Kap. 4.1 dargestellt. Das Verständnis der auslösenden Situation ist von besonderer Wichtigkeit, weil in ihm nicht nur jene speziellen Konfliktneigungen und Strukturprobleme enthalten sind, die den Kern der Störung ausmachen, sondern weil es zugleich offenbart, welche der potenziell infrage kommenden psychodynamischen Elemente den zentralen Fokus (bzw. die Foki) der psychotherapeutischen Behandlung ausmachen müssen.

Psychodynamik

Aus der Sicht der OPD wird hier das Zusammenspiel von interpersoneller Dynamik, Konfliktdynamik und strukturellen Einschränkungen formuliert. Die Psychodynamik ist also der Punkt, an dem alle in den vorigen Kapiteln erwähnten Fäden zusammenlaufen. Dabei bietet es sich an, von der Schilderung der Beziehungsdynamik auszugehen.

Interpersonelle Dynamik: Krankheitsverfassung und Motivation prägen das Auftreten der Patient:in im Rahmen des Erstkontakts und bieten erste Hinweise auf ihre Beziehungsgestaltung. Die aus dem Lebensalltag, dem vergangenen oder gegenwärtigen familiären Umgang und von vorhergehenden Psychotherapeut:innen geschilderten Beziehungskonstellationen stellen weitere Puzzlesteine dar, die den Gesamteindruck vervollständigen. Im vorliegenden Kapitel geht es um die Darstellung der Verflechtung zwischen dem Einfluss der Biografie auf die Persönlichkeitsentwicklung der Patient:in sowie in umgekehrter Weise um den Einfluss der Persönlichkeit der Patient:in auf ihre Lebensrealität. Dies lässt sich in der dysfunktionalen Beziehungsgestaltung verdichten. Mit dem Blick auf die Prognose kann bereits an dieser Stelle eine innere Fußnote erfolgen, die das dysfunktionale Beziehungsmuster als Beziehungsfalle für die therapeutische Behandlung markiert.

Verflechtung von Struktur und Konflikt sowie deren Einfluss: Die psychodynamische Fallformulierung stützt sich im Wesentlichen auf die Beschreibung unbewusster Konflikte und struktureller Einschränkungen (ggf. auch von Traumafolgeentwicklung). Für die Einschätzung beider ist das Verständnis der symptomwertigen Verhaltens- und Erlebnisweise wesentlich. Von besonderem Interesse ist in diesem Kapitel die gegenseitige Bedingtheit der einzelnen psychodynamischen Aspekte. Da es sich um ein dynamisches Geschehen handelt, sollte insbesondere die Verflechtung von Struktur und Konflikt herausgearbeitet werden. Dies gilt ebenfalls für deren Einfluss auf die Symptomatik, die Beziehungsschwierigkeiten und die Lebensgestaltung. Wichtig ist hierbei, dass die Aspekte Konflikt, Struktur, Trauma nicht nur benannt werden, sondern durch typische Erlebens- und Verhaltensweisen der Patient:in belegt und nachvollziehbar geschildert werden.

Gegenseitige Beeinflussung von verschiedenen Faktoren: Der Rückgriff auf biografische oder aktuelle Beziehungsszenen veranschaulicht die theoretischen Überlegungen zur Diagnostik. So wird einerseits deutlich, welche biografischen Bedingungen die Entstehung der Persönlichkeitsstruktur begünstigt haben, und andererseits, in welcher Weise die Persönlichkeit Einfluss auf die Lebensgestaltung genommen hat. Auch die Widerspiegelung dieses Geschehens in der therapeutischen Situation bildet ein wesentliches Element der Psychodynamik. Wenn sich alle diese Elemente organisch zusammenfügen, entsteht eine stimmige Konstruktion, die ein stabiles Fundament für den Behandlungsplan bietet. Die Kombination aus Beschwerden und Auslöser wirft ebenfalls ein Licht auf die inneren Bedingungen (Konflikt und Struktur) der Patient:in, unter denen das Entstehen der Beschwerden begünstigt wurde. Dabei ist nicht das reale Ereignis entscheidend, sondern die innere Bedeutung des Ereignisses in der subjektiven Erlebniswelt der Patient:in. Auch die Frage, welche Bedingungen für die Aufrechterhaltung der Symptomatik sorgen, ist zu prüfen. Manchmal zeigen sich sekundäre Bewältigungsmodi in Form von Konflikten, entgegenwirkenden Strukturaspekten oder Beziehungsgestaltungen, die einerseits das Geschehen stabilisieren, aber andererseits selbst wieder zum Problem werden können. Die Probleme treten dann in der Regel insbesondere in Beziehungen zu Tage.

Abwehr: Die vorherrschenden Abwehrmechanismen sollten benannt und bezüglich des Niveaus eingeschätzt werden (gut integriertes Niveau bis zu desintegriertem Niveau). Die klinische Einschätzung der Abwehr (eher intrapsychisch mit Übersteuerungstendenzen oder eher interpersonell mit Tendenzen zur Untersteuerung) sollte zum vorhergehenden Befund der strukturellen Fähigkeiten passen. Einschränkung der Flexibilität sollte Erwähnung finden.

6.2.5 Punkt 5 des Berichts: Diagnose zum Zeitpunkt der Antragstellung

Vorgaben zur Berichterstellung

Es ist in den Richtlinien zur Antragstellung gefordert, dass die Diagnose auf „symptomatischer“ (ICD) und „psychodynamischer“ bzw. „neurosenpsychologischer“ Ebene erfolgt.

Empfehlungen aus Sicht der OPD

Aus Sicht der OPD sollte neben der Symptomschilderung ein OPD-Befund sowie eine diagnostische Klassifikation nach ICD-10 bzw. ICD-11 erfolgen.

Symptomschilderung: Zunächst sollten die wichtigsten psychischen und körperlichen Symptome der Patient:in angeführt werden.

OPD-Befunde: Zum Zweiten wird der lebensbestimmende unbewusste Konflikt (oder die Konflikte) genannt und die Einschätzung des Gesamtstrukturniveaus. Darüber hinaus können ggf. einzelne wichtige strukturelle Einschränkungen erwähnt werden.

Diagnostische Klassifikation: Zum Dritten sollte eine Zuordnung zu den Diagnosen der ICD-10 bzw. ICD-11 erfolgen (u.U. auch die des Z-Kapitels, die für das klinische Verständnis hilfreich sein können).

6.2.6 Punkt 6 des Berichts: Behandlungsplan und Prognose

Vorgaben zur Berichterstellung

Die Behandlungsplanung umfasst die Begründung für die Wahl der Behandlung. Es soll ein nachvollziehbarer Zusammenhang zwischen der Art der psychischen Erkrankung, Sitzungsfrequenz, Therapievolumen und Therapieziel hergestellt werden. Es sollen Angaben zu konkreten Therapiezielen gemacht werden und ein individueller Behandlungsplan unter Berücksichtigung des Settings, der Stundenzahl und Behandlungsfrequenz dargestellt werden. Gegebenenfalls Kooperation zu anderen Berufsgruppen und die Prognose unter Berücksichtigung von Motivation, Umstellungsfähigkeit, inneren und äußeren Veränderungshindernissen, ggf. auch bezüglich der Bezugspersonen.

Empfehlungen aus Sicht der OPD

Aus Sicht der OPD ist in diesem Kapitel neben der Fokusauswahl auch die Frage des Settings in Abhängigkeit von der Fokusauswahl entscheidend.

Zielsetzung der Therapie in Form von Fokusauswahl: Aus der Sicht der OPD spiegelt sich die therapeutische Zielsetzung insbesondere in der Auswahl der zu bearbeitenden psychodynamischen Foki wider. Diese stehen im Zentrum der therapeutischen Bemühungen. Eine therapeutisch erzielte Veränderung in den psychodynamischen Fokuspunkten („Einschätzung von Veränderungsprozessen“, s. Kap. 8) korreliert, wie empirisch belegt ist, mit Symptomreduzierung und Behandlungszufriedenheit der Patient:in (Rudolf et al., 2012). Bei der Erstellung des Gesamtbehandlungsplans sollten auch Erkenntnisse aus Vorbehandlungen im Sinne einer Antizipation möglicher Probleme bedacht werden.

Setting in Abhängigkeit von der therapeutischen Zielsetzung: Die Breite der therapeutischen Zielsetzung und das therapeutische Vorgehen variieren in den psychodynamischen Behandlungsformen der analytischen und tiefenpsychologisch fundierten Psychotherapie im Einzel- und Gruppensetting. Das dysfunktionale Beziehungsmuster der Patient:in spielt in den Behandlungsformen eine Rolle: In der analytischen Psychotherapie im Einzelsetting wird angestrebt, das Beziehungsmuster in der Übertragungsbeziehung zu aktualisieren, bewusst zu machen und durchzuarbeiten. In der tiefenpsychologisch fundierten Psychotherapie und speziell in der Kurzzeittherapie im Einzelsetting gilt es vorrangig, die Beziehungsprobleme der aktuellen interpersonellen Konstellationen außerhalb der therapeutischen Situation zu verdeutlichen und zu bearbeiten. Im psychodynamischen Gruppensetting greifen beide Ebenen ineinander (s. Kap. 5.2).

Die Durcharbeitung des dysfunktionalen Beziehungsmusters beinhaltet immer eine Verknüpfung des aktuellen Erlebens und Verhaltens mit den prägenden biografischen Erfahrungen. Vorausgegangene Psychotherapien ohne nachhaltigen Erfolg und vor allem abgebrochene Behandlungen sollten stets Anlass sein, die Bedeutung eventueller dysfunktionaler Beziehungsmuster zu reflektieren. Über die psychodynamische Zielsetzung hinaus stellt sich die Frage, was angesichts der sozialen Lebenssituation und der gesundheitlichen Verfassung der Patient:in therapeutisch realisierbar ist. Dort, wo strukturelle Störungen diagnostiziert wurden, gilt es, diese vorrangig zu bearbeiten. Das geschieht z. B. in einer modifiziert analytischen Psychotherapie (in regressionsbegrenzendem Setting, sitzend, mit strukturfördernden und stabilisierenden Interventionen) oder in einer strukturbezogenen Behandlung darauf fokussiert, einige wenige strukturelle Fähigkeiten gezielt zu fördern. Bei hinreichend vorhandener interpersoneller Kompetenz kann auch eine Indikation für eine psychodynamische Gruppenpsychotherapie vorliegen.

Indikatoren für die Prognose: Im Hinblick auf die Prognose wirken Aspekte wie der Leidensdruck oder die Überzeugung, dass eine psychische Problematik bzw. ein psychisches Veränderungskonzept vorliegen, günstig. Ebenso stellt das Verhältnis zwischen Veränderungsressourcen und Veränderungshemmnissen (im intrapsychischen oder im psychosozialen Bereich) eine wichtige Information für die Einschätzung der Prognose dar. Dabei spielen die realen Folgen einer möglicherweise chronifizierten psychischen Entwicklung eine wichtige Rolle!

Strukturelle Störungen und die damit verbundenen Beziehungsprobleme der Patient:in belasten verständlicherweise die für eine effektive therapeutische Arbeit so wichtige therapeutische Beziehung – vor allem aber dann, wenn sie nicht als strukturelle Störung erkannt und therapeutisch adäquat beantwortet werden.

7 OPD im Bericht zum Antrag: Beispielfälle

Bei den Beispielen handelt es sich um echte Behandlungsfälle, deren Antragsberichte anonymisiert und inhaltlich entfremdet wurden. Der dynamische Inhalt blieb dabei erhalten, allerdings wurden die Formulierungen auf die OPD angepasst.

7.1 Antrag auf tiefenpsychologisch fundierte Psychotherapie

(Bezug auf das erste Interview in Kap. 3.4.1)

1. Relevante soziodemografische Daten: Der 21-jährige Patient ist das jüngste von drei Kindern und im Ruhrgebiet geboren sowie aufgewachsen. Er habe erst die Realschule, später das Gymnasium besucht und das Abitur absolviert. Vor zwei Jahren nahm er das technische Studium auf.

2. Symptomatik und psychischer Befund: Er berichtet im ersten Kontakt distanziert, aber freundlich über das Auftreten von Angstzuständen vor zwei Monaten. Er war mit sechs anderen Studenten auf einer beruflich relevanten Studienreise in Amerika gewesen. Nach wenigen Tagen bekam er Angstzustände. Seine Angst bezog sich darauf, die Freundin zu verlieren. Es ging ihm schlecht, er habe Herzbeschwerden, Schweißausbrüche und eine starke innere Unruhe gespürt. Er konnte sich nicht mehr auf die mit der Studienreise verbundene Arbeit konzentrieren. Keiner der Freunde konnte ihn beruhigen; er habe die Reise abbrechen müssen. Er verstehe nicht, wieso er solche Ängste in Zusammenhang mit der räumlichen Trennung von seiner Freundin bekäme. Er habe das Vertrauen in sich verloren und könne sich in seiner Studienarbeit nur schwer konzentrieren.

Er selbst erlebt sich als kontaktfreudig, offen, kommunikativ, unternehmungslustig, nachdenklich; ruhig, aber auch nach Harmonie suchend. Er habe viele Freunde, die Beziehungen seien meistens etwas distanziert.

Zu dem sehr freundlichen, intellektuellen, etwas affektdistanzierten jungen Mann ist meinerseits sofort ein Kontakt herzustellen, der sehr von einer väterlich unterstützenden, aber auch steuernden Modalität geprägt ist. Ich erlebe ihn wie einen kleinen Jungen, der in der Beziehung zu Frauen einen väterlichen Rat sucht, sein Beziehungsangebot hingegen bleibt etwas distanziert. Er will mich offensichtlich prüfen und kontrollieren, ob er sich auch auf mich als den „richtigen“ (Vater) einlassen kann. Das Bedürfnis nach einer steuernden, väterlichen Figur wird im zweiten Gespräch in der Übertragung deutlicher.

Seine Einsichtsfähigkeit in die psychische Bedingtheit des Beschwerdebildes, insbesondere seiner Angstzustände sowie seines Kontrollbedürfnisses der Objekte, ist vorhanden, aber er findet noch keinen Sinn in seinem Verhalten.

Hinsichtlich des Strukturniveaus besteht punktuell ein mäßig integriertes neurotisches Niveau im Bindungsverhalten, sonst ist die Struktur eher gut integriert. Der psychopathologische Befund ist bis auf die geschilderten Angstzustände unauffällig. Die Stimmungslage ist ausgeglichen.

Kommentar

Der Patient präsentiert krankheitswertige psychische Beschwerden, wobei er in seinem Krankheitskonzept deutlich psychisch orientiert ist und nach psychischen Erklärungsmodellen sucht. Er kann seine Angstzustände in Beziehung zu seiner Freundin setzen. Er scheint reflektiert und motiviert für eine konfliktaufdeckende Therapie. Die auslösende Situation für die Angstzustände ist die räumliche Trennung von seiner Freundin.

Das dysfunktionale habituelle Beziehungsmuster, das sich in der Beziehung zu seiner Freundin darstellt, lässt sich beziehungsdynamisch folgendermaßen formulieren: Er hat Angst, im Stich gelassen zu werden, abgewiesen zu werden und in der Freundin ein wichtiges, Geborgenheit vermittelndes Objekt und ein Liebesobjekt zu verlieren. Er reagiert auf diese Angst mit Verstärkung der Kontrolle, aber auch mit Zuneigungsbekundungen. Die Freundin beruhigt ihn wie ein mütterliches Objekt, erlebt sein Verhalten aber auch als bedrängend, kontrollierend und nach Versicherungen suchend, was bei ihm wiederum Verlustängste auslöst.

Es liegen Therapiemotivation und Einsichtsfähigkeit vor, auch die Offenheit in der Mitteilung psychischer Inhalte ist vorhanden. Strukturdefizite finden sich nicht, nur das Bindungsverhalten scheint mäßig integriert.

3. Somatischer Befund/Konsiliarbericht: Außer Kinderkrankheiten ist nach Aussagen des Hausarztes keine organische Erkrankung festzustellen. Eine psychotherapeutische Vorbehandlung gab es nicht.

4. Behandlungsrelevante Angaben zur Lebensgeschichte und zur Psychodynamik: Beide Eltern sind Lehrer. Den Vater schildert er als zurückgezogen und ruhig, nicht sehr unternehmungslustig; er ist als Lehrer in einer Schule für körperlich und geistig Behinderte tätig. Die Mutter schildert er als sehr aktiv, aber auch manchmal zurückgezogen und depressiv, sie ist jetzt als Sonderschullehrerin tätig. Als er sechs Jahre alt war, trennten sich die Eltern, die Mutter ist ausgezogen, da der Vater eine Beziehung zu einer anderen Frau hatte. Der Patient lebte nach der Trennung weiter beim Vater in dem Eigenheim mit einem Hund und seinen beiden Geschwistern. Er behielt einen sehr engen Kontakt zu seiner Mutter und übernachtete häufig in ihrer Wohnung. Er erinnert sich zwar an die Trennung der Eltern im 6. Lebensjahr, aber er erinnert sich nicht an seine emotionalen Reaktionen. Erst jetzt bemerkt er nachdenklich, er könnte sich von der Mutter verlassen gefühlt haben.

Er hatte bisher schon eine Freundin, die sich von ihm nach drei Jahren getrennt habe. Auch damals bekam er Angstzustände, aber nicht so stark wie jetzt. Seine aktuelle Freundin versichere ihm immer wieder, dass sie keinen anderen Freund habe. Es komme häufig zu Streit, wenn er von der Freundin ein Signal haben wolle, dass er wichtig sei. Er telefoniere sehr häufig, schreibe ihr SMS und erwarte eine Antwort. Er erwarte, dass alles harmonisch sei; sie soll lustig sein und lachen, dann sei es ein Beweis für ihn, dass sie ihn liebe. Er wolle der Wichtigste sein für seine Freundin, dies möchte er immer wieder von seiner Freundin bestätigt haben.

Auslösend für die Angststörung sind die räumliche Trennung von der Freundin und die Anwesenheit in einem fernen Land, von wo er die Freundin über Handy oder SMS nur schwer kontrollieren kann. Diese auslösende Situation reaktiviert den Leitaffekt der Verlustangst und Enttäuschungsaffekte. Er hat die Sorge, die Geborgenheit vermittelnde Funktion der Freundin nicht mehr für sich erhalten zu können, sie nicht mehr kontrollieren und ihre Reaktionen nicht mehr beeinflussen zu können. Diese Befürchtungen weisen auf eine bedeutsame Abhängigkeit von der Freundin hin. Die Freundin ist offensichtlich für ihn nicht nur ein Liebesobjekt auf der ödipalen Ebene, sondern auch ein Geborgenheit und Versorgung vermittelndes mütterliches Objekt. Ein solches Beziehungsmuster zeigt sich sowohl in der Gegenwart in der Beziehung zu seiner aktuellen Freundin wie in der Vergangenheit zu einer früheren Freundin und auch zur Mutter, worüber er aber noch nicht reflektiert. Die Bedeutung der Trennung der Eltern und der Auszug der Mutter sowie das Verbleiben beim Vater in der Hoffnung, sich von der Mutter lösen zu können, ist ihm als infantiler Kernkonflikt unbewusst. Die Verleugnung ödipaler Rivalitäten um die Zuneigung der Mutter zeigen sich in seinem ausgesprochenen regressiven Bedürfnis nach Harmonie und freudigem, glücklichem, konfliktfreiem Leben. In der Übertragung zeigen sich das unbewusste Bedürfnis nach einer steuernden Vaterfigur, die ihm helfen soll, sich von der Mutter zu lösen, da sein Vater sich dazu offensichtlich nicht zur Verfügung stellte. Bevorzugte Abwehrmechanismen sind: Intellektualisierung, Rationalisierung und Affektisolierung, die jedoch nur zu einer leichten Wahrnehmungsverzerrung führen.

Kommentar

Die dominanten lebensbestimmenden Konflikte K3 (passiv) und K6 (passiv) werden aus der Beziehungsdynamik zur Freundin, dem Übertragungs-Gegenübertragungs-Geschehen und den Leitaffekten abgeleitet.

5. Diagnose zum Zeitpunkt der Antragstellung:

- ICD-10: F41.1 – generalisierte Angststörung
- ICD-11: 6B0
- OPD-Konflikte: K3 – Versorgung vs. Autarkie; K6 – ödipaler Konflikt
- OPD-Struktur: mäßig integriert (klinisch relevant insbesondere der Bereich der Bindung)

6. Behandlungsplan und Prognose: Bei guter Therapiemotivation, psychischem Veränderungskonzept und gutem therapeutischen Arbeitsbündnis soll fokussiert der Umgang mit Geborgenheitswünschen in der Beziehung zur Freundin auf der Basis eines unbewältigten ödipalen Konfliktes bearbeitet werden. Dadurch sollen die autonome Lebens- und Beziehungsgestaltung des Patienten und reifere Liebesobjektwahlen gefördert werden. Angesichts der guten Greifbarkeit dieser zentralen Konfliktthematik ist eine fokal aufdeckende, tiefenpsychologisch fundierte Psychotherapie indiziert. Bei diesem Therapieziel spielen hinsichtlich einer positiven Prognose die gute Reflexionsfähigkeit des Patienten und seine Fähigkeit, sich auf eine interpretative Bearbeitung einzulassen, eine besondere Rolle. Darüber hinaus zeigt er in den probatorischen Sitzungen Interesse an der Auseinandersetzung mit einem väterlichen Objekt in der Übertragungsbeziehung.

Die Prognose wird insgesamt als eher günstig angesehen, da die partielle Lebensbewältigung und die Wahrnehmung seiner jetzigen Aufgaben im Studium gesichert sind. Unsicher bleibt, ob sein Leidensdruck für eine kontinuierliche Aufrechterhaltung der Therapie hinreichend ist.

7.2 Antrag auf modifizierte analytische Psychotherapie

(Bezug auf das zweite Interview in Kap. 3.4.2)

1. Relevante soziodemografische Daten: Die 28-jährige Patientin ist in einer Großstadt im Ruhrgebiet geboren, die Familie des Vaters stammt aus Armenien. Die Mutter ist Deutsche. Die Patientin absolvierte die Grundschule und das Gymnasium ohne Probleme. Nach dem Abitur studierte sie zunächst ein naturwissenschaftliches Fach, brach das Studium ab und studiert jetzt Literaturwissenschaft und Philosophie. Die Patientin lebt derzeit ohne Partnerschaft.

2. Symptomatik und psychischer Befund: Sie kommt nach einer stationären psychiatrischen Behandlung wegen Suizidalität und Selbstverletzungstendenzen auf Überweisung der psychiatrischen Kollegen zu einer Psychotherapie. Sie ist eine schwarz gekleidete, schlanke junge Frau, die fast mager wirkt. Sie hat ein sehr blasses Gesicht und schwarzes kurzgeschnittenes Haar. Am Anfang des Interviews erscheint sie sehr starr, kontrolliert, distanziert und verschlossen. Sie gibt an, dass die Suizidalität schon seit ihrem 10. Lebensjahr bestehe. Sie wolle einfach nicht mehr leben. Bisher hat sie keinen Suizidversuch unternommen, wie sie auf Nachfrage angibt. Sie bringe sich aber manchmal in andere Gefahrensituationen, z. B. spritze sie sich pyrogene Substanzen in die Haut und verletze sich an den Unterschenkeln mit Nadelstichen. Anamnestisch spricht sie von einer Magersucht im 15. Lebensjahr, für die keine Behandlung erfolgte. Sie schildert die Symptome wie selbstverständlich, als könnte es für sie nicht anders sein. Sie schildert auch die Selbstverletzungen mit großer Distanz. Sie berichtet noch über Arbeitsstörungen, sie könne ihr Studium nicht fortführen.

Im psychischen Befund wird ein *dysfunktionales Beziehungsmuster* erkennbar: Die Patientin bleibt über lange Zeit sehr distanziert im Kontakt und wirkt teilweise kritisch, teilweise verächtlich und abwertend auf mich. Sie hat hohe Ansprüche und stellt sich mir gegenüber als literarisch gebildeter dar. Ich erlebe die Patientin so, dass sie sich abschottet, kontrolliert, mitunter aber auch scharf attackiert. Die Patientin selbst erlebt sich so, dass andere sich von ihr abwenden oder sie angreifen oder entwerten. Sie reagiert in ihrem Erleben darauf, indem sie sich anpasst und selbst entwertet, andererseits aber auch abschottet und sich wie die anderen kontrolliert. Das Verhalten der Patientin veranlasst andere – auch mich in der Gegenübertragung –, sich beschwichtigend zurückzunehmen oder vorsichtig mit ihr umzugehen oder sich zu bemühen, ihre Distanziertheit zu überwinden und zu durchbrechen.

Es zeigt sich ein *gering integriertes Strukturniveau* in den klinisch relevanten Bereichen der Selbst- und Objektwahrnehmung, der Affekt- und Objektdifferenzierung und der ganzheitlichen Objektwahrnehmung. In der Selbststeuerung sind sowohl die Impuls- als auch die Selbstwertsteuerung auf gering integriertem Niveau. Das *Abwehrniveau* ist überwiegend intellektualisierend, affektabwehrend im Sinne der Isolierung und Wendung der Aggression gegen die eigene Person. In den Beziehungsmustern erkennt man deutlich Idealisierungen, projektive Identifikationen und Spaltung. Diese Abwehrformen sind sowohl intrapsychisch wie interpersonell organisiert und führen zu erheblichen Einschränkungen im Erleben.

Aus psychopathologischer Sicht ist die Patientin bewusstseinsklar, allseits orientiert, zeigt rationales Denken und keine Denkstörung sowie ein retentives, zwanghaftes und depressives Verhalten bei chronischer Suizidalität.

Kommentar

Die Patientin präsentiert eine gravierende Symptomatik mit chronischer Suizidalität und Selbstverletzungen und berichtet über eine Magersucht in der Vorgeschichte. Die Symptomatik besteht schon seit der Pubertät. Ihr Beginn ist wahrscheinlich auf die beginnende Entwicklung von Triebwünschen bzw. die Entwicklungsaufgaben der Adoleszenz (z.B. Ablöseimpulse) zurückzuführen. Das Krankheitskonzept scheint eher psychisch orientiert. Ihre Beziehungsgestaltung ist sehr distanziert, verschlossen und verächtlich. In der Gegenübertragung ergibt sich eine Haltung von Vorsicht, ihr nicht zu nahe zu treten, was die Patientin vermutlich als vernichtendes Desinteresse erlebt, worauf sie wiederum mit aggressiv-distanzierter Verachtung reagiert. Diese Beziehungsfigur lässt sich als ein struktureller Vulnerabilitätsschutz (s. Kap. 4.3.3) verstehen. Aufgrund der Bandbreite der beschriebenen Symptome und Beschwerden ist die Patientin in ihrer Le-

bensgestaltung deutlich eingeschränkt. Trotz distanzierter Darstellung ist der Leidensdruck spürbar.
Die Untersuchung weist auf strukturelle Störungen (gering integriertes Strukturniveau) hin.

3. Somatischer Befund/Konsiliarbericht: Außer Kinderkrankheiten und den schon erwähnten Krankheiten werden keine somatischen Erkrankungen angegeben. Mit den Stichverletzungen ging die Patientin nicht zum Arzt. Sie war nicht in ärztlicher oder psychiatrischer Vorbehandlung bis zur jetzigen stationären Aufnahme. Vor drei Jahren habe sie eine Psychotherapie begonnen und abgebrochen, als der Therapeut auf den Tod der Freundin zu sprechen kam.

Patientin zeigt bei der körperlichen Untersuchung keine Auffälligkeiten. An den Beinen sind die aufgrund der Selbstverletzung entstandenen Narben festzustellen. Bei einer Größe von 158 cm wiegt sie jetzt 52 kg.

4. Behandlungsrelevante Angaben zur Lebensgeschichte und zur Psychodynamik: Die Patientin ist das einzige Kind ihrer Eltern, die sich nach ihrer Geburt im ersten Lebensjahr trennten. Sie hat kein eigenes Bild vom Vater, nur über die Erzählungen der Großmutter und Mutter. Der Vater soll sehr weich gewesen sein, darum habe sich die Mutter, die jetzt als Managerin arbeitet, wohl auch von ihm getrennt und nach der Trennung nicht wieder geheiratet. Die Patientin wuchs meist bei den Großeltern mütterlicherseits auf. In der Großmutterbeziehung fand sie eher eine liebevolle Unterstützung, in der Mutterbeziehung hingegen fühlte sie sich abgelehnt, willkürlich behandelt, ungeliebt, nicht gewollt. Die Mutter würde sie als missraten und undiszipliniert bezeichnen. Sie sei für die Mutter manchmal wie ein „Teufel in Menschengestalt" gewesen.

Männliche Freunde werden nur kurz erwähnt, es gibt offensichtlich sehr kurze Beziehungsepisoden, sie will aber nicht darüber sprechen. Sie spricht nur über eine 5 Jahre ältere Freundin, mit der sie seit dem 14. Lebensjahr eng verbunden war, die ebenfalls zur Suizidalität und Selbstverletzungen neigte. „Wir waren seelenverwandt, sie war für mich der Mittler zwischen mir und der Welt." Wahrscheinlich infolge einer Selbstverletzung ist die Freundin vor sechs Jahren an einer Sepsis verstorben. Die Patientin ist im Vergleich zu ihrem sonst so kontrollierten Verhalten emotional bewegt, als sie über die Freundin spricht. Sie habe der Freundin nicht rechtzeitig helfen können und mache sich deswegen Vorwürfe. Sie vermittelt den Eindruck, dass sie über die sexuelle Orientierung nicht sprechen will.

Die frühen Beziehungserfahrungen waren wenig haltgebend, sodass ein beruhigendes Selbstobjekt nicht internalisiert werden konnte und bedrohliche bis verfolgende Objektvorstellungen überwogen. Daher blieb die Patientin abhängig von äußeren symbiotischen und fusionären Beziehungsmustern. Das führte zu Problemen in der Aufnahme und Gestaltung von realen Beziehungen. Die Beziehungen waren einerseits geprägt von symbiotischen Beziehungswünschen, zum anderen von distanziertem und verachtendem Beziehungsverhalten bei einer zu vermutenden hohen Bedürftigkeit nach Nähe. Im Einzelnen zeigten sich bei der diagnostizierten Strukturstörung insbesondere Defizite in der Selbstreflexion, der Affektdifferenzierung und der Selbst-Objekt-Differenzierung. Auch die Impulssteuerung und die Selbstwertregulierung sind erheblich eingeschränkt, sodass es zum Ausagieren von Impulsen und zu starken Kränkungsreaktionen kommt. Eine Strukturstörung zeigt sich auch im Bereich der Kontaktaufnahme, der Empathie und der Internalisierung sowie der Fähigkeit, Hilfe anzunehmen. Als Konflikte lassen sich schemenhaft Selbstwertkonflikte und Schuldkonflikte feststellen, d.h., dass es keine störungserklärenden Konflikte sind, da die strukturellen Einschränkungen maßgeblich sind. Es zeigen sich überwiegend unreife Abwehrmechanismen, insbesondere Spaltungen.

Kommentar

Als auslösende Situation lassen sich die nicht bewältigten Entwicklungsaufgaben in der Pubertät und Adoleszenz verstehen. Sie war bei aller intellektuellen Stärke nicht in der Lage, die affektiven Spannungen, die in der Pubertät und in der Adoleszenz entstehen, zu verarbeiten. Wie schon die Beziehungsgestaltung zum Untersucher wie auch die zur Mutter zeigt, sind strukturelle Störungen ausgeprägt. Die sexuelle Orientierung bleibt noch unklar. Der intellektuelle Bereich scheint gut entwickelt.

5. Diagnose zum Zeitpunkt der Antragstellung:

- ICD-10: F60.3 – emotional instabile Persönlichkeitsstörung vom Borderline-Typ
- ICD-11: 6D10.1 – Borderline-Muster 6D1.5
- OPD-Struktur: gering integrierte Persönlichkeitsstruktur

6. Behandlungsplan und Prognose: Aufgrund des zentralen Beziehungsmusters der Patientin, sich aus Schutz vor zu großer Abhängigkeit und Nähe zu distanzieren und die Objekte zu entwerten, ist zunächst das therapeutische Ziel, ein sicheres Arbeitsbündnis zu erarbeiten. Als nächstes Ziel sollen insbesondere die Strukturdefizite bearbeitet werden. Als erster Fokus wird die Selbstwahrnehmung ausgewählt, insbesondere hinsichtlich der Affektdifferenzierung, und als weiterer Fokus die Bearbeitung negativer Affekte in den Objektbeziehungen wegen der Dominanz des negativen mütterlichen Introjektes. Dabei soll es auch zu einer Verbesserung der Selbst- und Objektdifferenzierung kommen. Dies soll im Rahmen einer modifizierten analytischen Psychotherapie mit 2 Stunden pro Woche im Sitzen geschehen. Dabei wird darauf geachtet, dass die aus der negativen Mutterbeziehung stammenden aggressiven Affekte nicht zu frühzeitig in die Übertragung kommen, damit das Arbeitsbündnis nicht destabilisiert wird. Möglichst früh sollen auch Fragen der beruflichen Ausrichtung (Studienprobleme) angesprochen werden.

7.3 Antrag auf tiefenpsychologisch fundierte Psychotherapie

1. Relevante soziodemografische Daten: Die 30-jährige Verwaltungswissenschaftlerin lebt seit 4 Jahren in einer festen Partnerschaft. Keine Kinder. Sie ist in einem regionalen Amt angestellt.

2. Symptomatik und psychischer Befund: Die von ihrer Hausärztin geschickte Patientin berichtet, dass sie am Wochenende weinend zusammengebrochen und von ihrer Hausärztin arbeitsunfähig geschrieben worden sei. Ihre Stimmung sei schon seit Längerem schlecht, sie habe Angst vor der Zukunft, fühle sich morgens lustlos und ohne Antrieb. Als Hintergrund für diese Entwicklung schildert sie eine Überforderungs- und Konfliktsituation an ihrem Arbeitsplatz, wo ihr Vorgesetzter unstrukturiert und in seinen Anweisungen unklar sei, bei daraus entstehenden Fehlern jedoch vorwurfsvoll und entwertend auftrete. Rechtfertigungen oder Klarstellungen höre er sich gar nicht an. Sie halte diese Situation kaum mehr aus, traue sich aber einen Wechsel der Arbeitsstelle nicht zu. Auf Nachfrage werden weitere Beschwerden genannt, die die Patientin schon seit vielen Jahren begleiten: häufige Spannungskopfschmerzen, Schmerzen in Schultern und Nacken; Durchfälle ohne erklärenden somatischen Befund; Einschlaf- und Durchschlafprobleme, nächtliches Grübeln. Aktuell keine Medikation.

Ich sehe eine schlanke Frau mit kurz geschnittenen dunkelblonden Haaren, im Auftreten steif und verhalten, in ihren Schilderungen betont vernünftig und gefasst. Im Kontakt ist sie zugewandt, gibt sich durchgängig zupackend und patent, was auf dem Hintergrund ihrer gleichzeitig spürbaren Erschöpfung und Niedergeschlagenheit angestrengt wirkt. Mitunter ist sie gereizt, was sich in kritischen bzw. empörten Äußerungen etwa gegen ihren Vorgesetzten oder die Mutter äußert. Sie kann auch rigide und rechthaberisch wirken. In der Gegenübertragung mischen sich unterschiedliche Tendenzen: ein fürsorglicher Impuls, sie entlasten und bestätigen zu wollen, eine gewisse Reserve als Reaktion auf ihre dominant-rigide Seite, daneben auch ein Bedauern darüber, dass sie sich so steif und wenig weiblich präsentiert.

Psychopathologischer Befund: Denken inhaltlich auf die aktuellen Konflikte eingeengt; dysphorisch-depressive Grundstimmung, jedoch auflockerbar; ansonsten unauffällig, insbesondere keine Suizidalität, keine Abhängigkeiten. Strukturell insgesamt mäßig integriert bei deutlicher Übersteuerung.

Kommentar

Der Abschnitt enthält Material zu den Achsen I, II und IV der OPD. Das Krankheitskonzept der Patientin ist eher external (sozial) orientiert, es fokussiert vor allem die belastende äußere Situation. Das Veränderungs- und Behandlungskonzept ist gleichwohl psychotherapeutisch, d.h., ihre Hoffnung auf eine Veränderung richtet sich auf die Psychotherapie. Im Beziehungsbereich deutet sich eine Konstellation an, in der die Patientin sich verantwortlich und verpflichtet fühlt, jedoch Ansprüchen nicht genügen kann, die sie als willkürlich und ungerecht erlebt; richtigstellende Appelle an das Objekt bleiben fruchtlos. Der lebensgeschichtliche Hintergrund (s. unten) macht deutlich, dass die Patientin eine Versorgungsproblematik mit einem aktiv-autarken Modus bewältigt, der zugleich zwanghaft-kontrollierende Züge aufweist. Die beiden Konflikte „Versorgung vs. Autarkie" und „Unterwerfung vs. Kontrolle" werden bereits hier erkennbar. Der Befund deutet ein problematisches Beziehungsmuster an: Die Patientin präsentiert sich ganz im Gegensatz zu ihrem inneren Erleben nach außen hin als unbedürftig und lässt das Gegenüber auch in der Untersuchungssituation selbst spüren, dass sie die Kontrolle über die Situation behalten möchte. Es erscheint daher nachvollziehbar, dass sich andere ihr nicht ohne Weiteres fürsorglich zuwenden. In der unmittelbaren Begegnung mit ihr werden zudem einzelne strukturelle Schwierigkeiten (in Konfliktnähe Übersteuerung, strenge Introjekte) sichtbar.

3. Somatischer Befund/Konsiliarbericht: Keine psychotherapeutischen Vorbehandlungen, keine medizinisch objektivierbaren Symptome und Erkrankungen. In der jüngeren Vergangenheit gab es krankengymnastische Behandlungen wegen der Verspannungen.

4. Behandlungsrelevante Angaben zur Lebensgeschichte und zur Psychodynamik: Die Eltern (Mutter 58 Jahre, Vater 60 Jahre) sind beide Lehrer. Es gibt eine schwerbehinderte Schwester (–5), die heute in einem Heim lebt, während der Kindheit und frühen Jugend der Patientin jedoch zu Hause versorgt wurde. Diese sei aufgrund ihrer Behinderung unberechenbar, habe zu Hause keine Grenzen und Regeln respektiert und alle Kräfte der Familie in Anspruch genommen. Die Patientin habe darunter innerlich sehr gelitten, sich aber zurückgenommen und angepasst. Als die Patientin 12 Jahre alt war, kam die Schwester in ein Heim. Sie habe sich Hoffnungen gemacht, dass nun endlich ein echtes Familienleben beginnen könne, da habe der Vater die Familie verlassen und eine neue Partnerschaft begonnen. Ihr Verhältnis zur Mutter sei schon in der Kinderzeit durch heftige Auseinandersetzungen geprägt gewesen; die Mutter sei launisch und rechthaberisch, fühle sich rasch angegriffen, Gespräche mit ihr seien daher sinnlos. So sei sie auch nach der Trennung der Eltern weiter auf sich allein gestellt gewesen. Unauffällige Entwicklung in Schule und Studium mit meist überdurchschnittlichen Leistungen, die die Patientin dennoch kritisch kommentiert („mehr

Schein als Sein“). Es gibt einige wenige Freundschaften, in denen sie vorsichtig und distanziert wirkt: Sie könne weder etwas annehmen noch anderen etwas geben; dies belaste ihre Beziehungen. Erste sexuelle Erfahrungen im 17. Lebensjahr, seit vier Jahren in einer Partnerschaft mit einem etwa gleichaltrigen Mann. Diese Beziehung wirkt in ihrer Schilderung eng und unzertrennlich, aber auch etwas blass und wenig lebendig. Von dem Partner entsteht kein plastisches Bild.

Psychodynamik: Es ist davon auszugehen, dass die Patientin ihre kindlichen Versorgungswünsche zurücknehmen und einen autarken Bewältigungsmodus entwickeln musste, der zu einer chronischen Selbstüberforderung geführt hat. Latent drängen Wünsche nach Versorgung bzw. Wiedergutmachung und die damit gekoppelte Enttäuschungsaggression an, die abgewehrt werden müssen (zentraler Konflikt: Versorgung vs. Autarkie, aktiver Modus). Im Konflikt mit dem Vorgesetzten (hier als auslösende Situation zu verstehen) wiederholt sich die Enttäuschung an der Mutter, worauf ihre Bewältigung mit der Folge einer ängstlich-depressiven Symptomatik einbricht. In der Verarbeitung ist ein zwanghafter Zug deutlich, der ihrem Auftreten eine kontrolliert-kontrollierende Note und ihren Auseinandersetzungen einen trotzig-unversöhnlichen Charakter gibt; auch darin spiegeln sich die Kämpfe mit der Mutter wider (Konflikt: Unterwerfung vs. Kontrolle, ebenfalls aktiver Modus). Da die Patientin sich aufgrund ihres kontrolliert-autarken Bewältigungsmodus (und der darunter liegenden Enttäuschungsängste) auf intime Beziehungen nur begrenzt einlassen kann, wirkt auch ihre partnerschaftliche Verbindung blass und sie selbst wenig weiblich konturiert.

Abwehr: Insgesamt überkompensatorischer Bewältigungsmodus, der labilisiert ist; die Abwehr richtet sich einerseits gegen regressive Wiederbelebung von Versorgungswünschen, andererseits gegen die Wahrnehmung der eigenen Enttäuschungswut; Verdrängung, Reaktionsbildung.

Struktureller Befund: Übersteuernde Regulierung eigener Impulse und Affekte; die inneren Objekte sind überwiegend kritisierend und fordernd, wenig fürsorglich; das Strukturniveau ist insgesamt mäßig.

Kommentar

In der biografischen Entwicklung zeichnet sich eine Konstellation ab, die der von der Patientin beschriebenen Situation mit ihrem Vorgesetzten ähnlich ist (das vergebliche Bemühen, sich anzupassen und es „richtig“ zu machen, der vergebliche Appell an die Objekte). Als basales Konfliktthema im Hintergrund ist ein Defizit an Versorgung zu erkennen zusammen mit der Schwierigkeit, die damit verbundenen Enttäuschungen wahrzunehmen und zu adressieren (Konflikt: Versorgung vs. Autarkie; Leitaffekte: Enttäuschung, Vorwurf). Ein weiteres Konfliktthema deutet sich in den Kämpfen mit der Mutter an, bei denen es um Macht oder Unterlegenheit zu gehen scheint (Konflikt: Unterwerfung vs. Kontrolle; Leitaffekt: ohnmächtiger Ärger); sehr Ähnliches klingt auch in den Auseinandersetzungen mit dem Chef an. Auffällig blass bleiben die Beschreibungen des Freundes und des Vaters, der die Patientin während ihrer Pubertät verlassen hat. Eventuell wäre auch ein ödipales Konfliktthema zu prüfen, insofern sie sich eher jungenhaft bzw. geschlechtsneutral präsentiert. Wie gerade dargestellt, werden diese Beobachtungen schließlich jedoch keinem eigenen Konflikt zugeordnet, sondern im Kontext der Versorgungsproblematik interpretiert. Strukturell befindet sich die Patientin auf einem mäßigen Integrationsniveau, es dominieren Merkmale der Übersteuerung. Dies betrifft vor allem eigene Impulse und Affekte, die übermäßig kontrolliert werden (Impulssteuerung), außerdem die Kommunikation mit anderen, in der sie die eigenen Interessen einseitig zurücknimmt (Kommunikation nach Außen). Die inneren Objekte wirken streng, fordernd und wenig fürsorglich (Bindung an innere Objekte, Introjekte nutzen).

5. Diagnose zum Zeitpunkt der Antragstellung:

- ICD-10: F32.1 – mittelgradige depressive Episode; F45.32/38 – somatoforme autonome Funktionsstörung (unterer Gastrointestinaltrakt, muskuloskelettales System); F51.0 – nichtorganische Schlafstörung
- ICD-11: 6A70.1 – depressive Störung als Einzelepisode, mittelgradig; 6C20 – somatische Belastungsstörung des unteren Gastrointestinaltraktes; 7A00 – chronische insomnische Störung
- OPD-Konflikte: Versorgung vs. Autarkie, außerdem Unterwerfung vs. Kontrolle; jeweils aktiver Modus der Bewältigung
- OPD-Struktur: überwiegend mäßiges Strukturniveau mit einzelnen guten Fähigkeiten und Einschränkungen im Bereich der Steuerung (Übersteuerung) und der Bindung (strenge/kritische Introjekte); insgesamt mäßiges Strukturniveau

6. Behandlungsplan und Prognose: Es besteht eine körperliche Symptomatik, vor allem in Verbindung mit einem Versorgungs-Autarkie-Konflikt, der durch eine Krise am Arbeitsplatz aktualisiert wurde und mit einer depressiv-ängstlichen Symptomatik exazerbierte. Der Konflikt ist gut greifbar und der Patientin in Ansätzen bereits zugänglich. Er bietet sich als therapeutischer Fokus für eine fokal aufdeckende, tiefenpsychologisch fundierte Psychotherapie an. Ziel der Therapie ist dementsprechend die bewusste Vergegenwärtigung der eigenen Bedürftigkeit und Enttäuschung und darauf aufbauend eine Verbesserung der Fähigkeit, mit äußeren Konflikten der beschriebenen Art aktiv und selbstfürsorglich umgehen zu können. Die zwanghafte-übersteuernde Bewältigung bzw. Abwehr ist ausgeprägt, erscheint aber hinreichend auflockerbar und einer fokal aufdeckenden Herangehensweise nicht hinderlich. Es zeigen sich deutliche Somatisierungstendenzen. Indiziert ist daher eine tiefenpsychologisch fundierte Psychotherapie als Langzeitbehandlung.

Kommentar

Der Versorgung-vs.-Autarkie-Konflikt wird als zentraler Konflikt benannt und als vorrangiger Behandlungsfokus ausgewählt. Andere Elemente der Psychodynamik, vor allem die Unterwerfung-vs.-Kontrolle-Thematik, das strukturelle Merkmal der Übersteuerung und die dysfunktionale Beziehungsgestaltung werden bei dieser Gewichtung als Aspekte der Bewältigung als nachgeordnet gesehen, finden aber durch ihre explizite Benennung („zwanghafte-übersteuernde Bewältigung") im Therapieplan Berücksichtigung.

7.4 Antrag auf tiefenpsychologisch fundierte Psychotherapie als Langzeittherapie

1. Relevante soziodemografische Daten: Die 29-jährige Betriebswirtin (alleinstehend und kinderlos) kommt auf hausärztliche Empfehlung in die Praxis.

2. Symptomatik und psychischer Befund: Sie klagt über starke Schlafstörungen, innere Unruhe und häufige Kopfschmerzen; die Beschwerden bestünden seit etwa drei Monaten. Während der diagnostischen Gespräche thematisiert die Patientin die Symptome eher wenig, dafür aber ausgeprägt die „komische" Beziehungssituation mit ihrem Chef (Besitzer des kleinen Modeladens, in dem sie derzeit arbeitet). Geraume Zeit hätte es eine sexuelle Beziehung gegeben, Fantasien einer verbindlicheren Partnerschaft wurden beiderseitig „abgetan". Die Patientin betont die Notwendigkeit einer deutlicheren Abgrenzung ihrerseits, da der Partner offensichtlich Alkoholprobleme habe. Andererseits sei sie es, die immer wieder Nähe suche und sich auch eine Familie mit ihm vorstellen könne.

Es handelt sich um eine schlanke Frau mit kurzem dunkelbraunem Haar. Die Kontaktaufnahme erfolgt freundlich zugewandt, aber auch von ängstlichem Misstrauen grundiert. In der Beziehungsgestaltung konstelliert sich schnell eine Situation, in der sie sich unabhängig und selbstreflektierend präsentiert; erst im Laufe der Zeit darf sie das Gefühl der Ohnmacht in Beziehungen erkennen lassen. In der Gegenübertragung entstehen kaum Gefühle von Mitleid, sondern auch der Gedanke, sie wieder „ziehen zu lassen, weil sie ja eigentlich nichts will". Allmählich stellt sich ein Gefühl gegenseitiger Verbundenheit ein, das aber doch immer wieder auch unsicher bleibt. Eine empathische Erfassung der Affekte beim anderen sowie die Mitteilung eigener Wünsche und Gefühle sind der Patientin nur eingeschränkt möglich. Die Beziehungsgestaltungen erscheinen auf dyadische, deutlich objektabhängige Konstellationen eingeschränkt. Die Einsichtsfähigkeit in psychodynamische Zusammenhänge ist vordergründig gegeben. Strukturelle Einschränkungen lassen sich im Bereich der Affektdifferenzierung, der Objektwahrnehmung und der Internalisierung erkennen. Das Gesamtstrukturniveau wird als mäßig bis gering integriert eingeschätzt. Die Patientin ist bewusstseinsklar, es finden sich keine formalen oder inhaltlichen Denkstörungen, Suizidalität besteht nicht, impulsives oder selbstverletzendes Verhalten trat zu keiner Zeit auf.

Kommentar

Die Patientin präsentiert vordergründig krankheitswertige körperliche Beschwerden, dahinter aber im Wesentlichen eine aktualisierte Beziehungsproblematik. Ihr Krankheitskonzept ist eher intrapsychisch orientiert, auch wenn die Patientin zunächst nur ein sehr vages Erklärungsmodell präsentiert. Sie wünscht eine psychotherapeutische Unterstützung, die in erster Linie eine Symptomreduzierung gewähren soll. Ein sekundärer Krankheitsgewinn ist an dieser Stelle nicht erkennbar. Im Beziehungsbereich problematisiert sie den emotionalen Rückzug des Chef-Freundes. Einerseits wünscht sie sich mehr Nähe, andererseits kann sie die Nähe im Kontakt nicht aushalten. Auch im Kontakt zum Therapeuten erscheint die Patientin distanziert. Die Beziehungsgestaltung (OPD-Achse II) der Patientin und ihr Übertragungsangebot verweisen auf das ängstliche Misstrauen der Patientin und ihre Zweifel an der Verlässlichkeit der Objekte. Auf Itemebene ließe sich das interpersonelle Geschehen folgendermaßen abbilden: Die Patientin erlebt andere immer wieder enttäuschend, vernachlässigend und sich aus dem Kontakt ziehend. Sie reagiert mit durchaus verzweifelter Suche nach Kontakt, die sie eher als „helfen müssen" versteht, aber auch mit Rückzug als Selbstschutz. In der Übertragungssituation wird deutlich, wie sehr sie den Therapeuten kontrollierend auf Abstand hält. Man reagiert ihr gegenüber dann mit dem Gefühl, sie „ziehen lassen zu wollen", obwohl man ihre Not spürt. Es entsteht keine wirkliche Responsivität, weil man sich auch innerlich zurückzieht. Dieses Geschehen wird mit Blick auf das eingeschränkte Strukturniveau (OPD-Achse IV, struktureller Vulnerabilitätsschutz) am Beispiel von Selbst- und Objektwahrnehmung, Bindungsfähigkeit und Abwehr beschrieben. Die zugehörige Konfliktdynamik (OPD-Achse III) wird im folgenden Abschnitt diskutiert.

3. Somatischer Befund/Konsiliarbericht: Außer den üblichen Kinderkrankheiten ist nichts bekannt. Psychotherapeutische Vorbehandlungen fanden nicht statt. Nach vorliegendem Konsiliarbericht keine somatischen Grunderkrankungen.

4. Behandlungsrelevante Angaben zur Lebensgeschichte und zur Psychodynamik: Die Patientin stammt aus Osteuropa und ist im Alter von 4 Jahren von einem deutschen Ehepaar adoptiert worden. Über die leiblichen Eltern und frühe Beziehungssituationen ist nichts bekannt. Die Adoptiveltern trennten sich zwei Jahre nach der Adoption. Es gab Gewalt in der Ehebeziehung, die von dem Mann ausging; die Patientin blieb bei der Adoptivmutter. Diese ging eine neue Beziehung ein, musste aber zunächst aufgrund finanzieller Schwierigkeiten viel arbeiten. Die Patientin beschreibt sie als „verantwortungsvoll, aber wenig emotional". Der neue Pflegevater sei ein launischer und unzufriedener Mann gewesen, der später als Steuerberater gut verdiente. Nach der Geburt zweier Halbgeschwister fühlte sich die Patientin noch isolierter, die Adoptivmutter sei beruflich sehr eingespannt und wenig verfügbar gewesen. Die Patientin entwickelte ein starkes schulisches Interesse und arbeitete sich nach anfänglicher Hauptschulempfehlung wegen eingeschränkter Deutschkenntnisse bis zur Fachhochschulreife hoch. Es folgte ein BA-Studium der Betriebswirtschaft, das sie mit Erfolg beendete. Auch nach Abschluss des Studiums behielt sie den Job in dem Modeladen bei, in dem sie bereits während des Studiums gearbeitet hatte. Die Patientin hatte seit dem 16. Lebensjahr mehrere kurze Beziehungen, in keinem Fall aber länger als 5 Monate. Das Erleben der Patientin in diesen Beziehungen und auch in der jetzigen Lebenssituation wird nicht sehr deutlich.

Die strukturelle Brüchigkeit der Patientin, erkennbar an der fehlenden Fähigkeit zur Affektdifferenzierung und ihrer Übersteuerungstendenz, verbunden mit dem störbaren Gefühl innerer Verbundenheit (fehlende Internalisierung positiver Objekte), und der verzweifelte Versuch, sich über Leistung narzisstisch zu stabilisieren und eine Individuation zu erreichen, verweisen auf das Vorliegen einer Bindungsproblematik. Die wichtigen Objekte werden als wenig bezogen oder unzuverlässig beschrieben und wenden sich letztlich ab, was die Patientin zur kontrollierenden Distanz veranlasst. Die Selbstwahrnehmung und der Bereich der Internalisierung erscheinen strukturell beeinträchtigt. Auch eine orale Konfliktthematik mit den beiden Seiten der regressiven Bedürftigkeit und deren Abwehr durch betonte Autarkie erscheint psychodynamisch bedeutsam. Die Beziehung zu dem ambivalenten Chef-Freund mobilisiert zugleich regressive Bedürfnisse und Nähe-Ängste. Das Auftreten der Symptomatik steht im Zusammenhang mit der Äußerung des Chefs, dass er sie „nicht lieben könne", sich aber weiterhin eine „Beziehung" wünsche. Diese Zurückweisung überfordert die strukturellen Fähigkeiten der Patientin. Die emotionalen Seiten des Geschehens werden kaum erlebt, sodass vegetativ-somatische Beschwerden in den Vordergrund treten.

Kommentar

Das Nähe-Distanz-Problem der Patientin wird in der Beziehungssituation zum Chef-Freund und in der distanzierten Beziehungsgestaltung in der therapeutischen Situation vor dem biografischen Hintergrund wenig tragfähiger Beziehungen nachvollziehbar. Die Schwere der frühen Beziehungsstörung ist noch nicht gut einzuschätzen. Als Konfliktlinien werden die Themen „Abhängigkeit vs. Individuation" (mit dem Leitaffekt der Angst vor Nähe) sowie „Versorgung vs. Autarkie" (Leitaffekt Enttäuschungsaggression) erkennbar, die in erster Linie aktiv bewältigt werden. Autonomiebezogene Schwellensituationen wurden entsprechend gut gemeistert. Mit Bedürfnissen nach Verbindung und Versorgung, die in einer Paarbeziehung realisiert werden könnten, kann die Patientin nicht gut umgehen. Die lebensbestimmenden Konflikte und ihre strukturellen Aspekte werden beschrieben. Es wird dargestellt, wie die symptomauslösende Beziehungsproblematik die basalen Konflikte der Patientin berührt und ihre strukturellen Fähigkeiten überfordert.

5. Diagnose zum Zeitpunkt der Antragstellung:

- ICD-10: F45.1 – undifferenzierte Somatisierungsstörung; F51.0 – nichtorganische Schlafstörung
- ICD-11: 6C20 – somatische Belastungsstörung; 7A00 – chronische insomnische Störung

- OPD-Konflikte: Abhängigkeit vs. Individuation, Versorgung vs. Autarkie
- OPD-Struktur: eingeschränktes Strukturniveau (mäßig bis gering integriert), eingeschränkte Affektwahrnehmung und Internalisierungsfähigkeit

Kommentar

Die symptombezogenen ICD-Diagnosen erscheinen vergleichsweise wenig schwerwiegend, während zugleich tiefgreifende Konflikte und strukturelle Einschränkungen beschrieben werden. Das spricht für eine derzeit noch funktionierende, aber rigide Abwehr; bei deren Labilisierung könnte die schwerwiegende Persönlichkeitsproblematik der Patientin zum Vorschein kommen.

6. Behandlungsplan und Prognose: Im Verlauf der probatorischen Gespräche stellte sich eine spürbare Entlastung der Patientin ein, die mit einer zunehmenden Sicherheit in der therapeutischen Beziehung einherging. In dieser Stabilisierungsphase stand ich als verlässliches Objekt zur Verfügung, mit dessen Hilfe die Patientin zunächst ihre unsichere Realitätsprüfung bearbeiten konnte. Es wird die Indikation für eine regressionsbegrenzende, Ich-stützende, strukturell fördernde Behandlung gestellt. Als fokale Therapieziele stehen zunächst eine nachhaltige Stabilisierung, Verbesserung der Introspektionsfähigkeit und Korrektur der Übersteuerungstendenz im Vordergrund. Ob die schwierige Internalisierungsthematik mit den zu erwartenden heftigen Affekten weitergehend bearbeitet werden kann, ist im Moment nicht absehbar, ggf. wäre dann eine Umwandlung in eine modifizierte analytische Psychotherapie zu prüfen. Die Patientin ist zur tiefenpsychologisch fundierten Bearbeitung der genannten Problematik motiviert. Während der probatorischen Sitzungen stellt sich eine tragfähige Beziehungskonstellation ein, bei der die Patientin in ausreichendem Maße zu einer therapeutischen Ich-Spaltung in der Lage ist. Sie ist hinreichend introspektionsfähig und bemüht, die angebotenen therapeutischen Interventionen aufzugreifen und im Alltagsleben umzusetzen.

Kommentar

Angesichts der rigiden Abwehr und dahinterliegenden tiefgreifenden Konflikte und biografischen Belastungserfahrungen wird zunächst eine verbesserte Bewältigung der aktuellen Lebens- und Beziehungssituation angestrebt. Die dahinterliegende frühe Beziehungsproblematik soll beachtet, aber nicht ausdrücklich fokussiert werden. Die interpersonelle Dynamik ist nicht als neurotische Kompromissbildung, sondern als Bewältigung der strukturellen Vulnerabilität zu verstehen. Aufgrund der beschriebenen Nähe-Distanz-Problematik der Patientin erscheint eine vorsichtige, verlässliche therapeutische Unterstützung in der Bearbeitung des aktualisierten Konfliktthemas am ehesten aussichtsreich. Es ist vorstellbar, dass die Patientin sich damit stabilisieren kann. Es ist aber auch denkbar, dass sie ein tiefergehendes Behandlungsanliegen mit Blick auf ihre Persönlichkeitsproblematik entwickelt, sodass u.U. eine Umwandlung in ein modifiziert analytisches Vorgehen denkbar ist.

7.5 Antrag auf unmodifizierte analytische Psychotherapie

1. Relevante soziodemografische Daten: Der 22-jährige Politikstudent lebt als Einzelkind bei den Eltern. Er hat weder eine Freundin noch Kinder.

2. Symptomatik und psychischer Befund: Der Patient berichtet, dass er bereits seit dem Abitur immer wieder unter depressiven Verstimmungen leide. Nachdem sein BWL-Studium infolge von Konzentrations- und Arbeitsstörungen vor einem Jahr gescheitert sei, hätten seine Beschwerden stark zugenommen. Mit dem Scheitern des Studiums habe er den Auszug aus dem Elternhaus rückgängig machen müssen, wodurch die ohnehin angespannte häusliche Atmosphäre zugenommen habe. Er und seine Eltern gehörten einer religiösen Gemeinschaft an, die strenge Maßstäbe an jeden Einzelnen und das Zusammenleben anlege. Sein Gottesbild sei von Strenge und Unerbittlichkeit geprägt. Eine Liebesbeziehung mit einer Frau vor der Ehe sei ausgeschlossen. Er sitze oft ohne Antrieb und Interesse in seinem Zimmer und grübele darüber nach, seinen eigenen Maßstäben nicht zu genügen. Dies wiederum bringe ihn in eine erneute „Zwickmühle", weil ihn nach seinem Gottesverständnis bereits negative Gedanken schuldig machten. Alles erscheine ihm aussichtslos, was sich in Selbstmordgedanken niederschlage. Nachts könne er nicht schlafen oder sei von Albträumen geplagt. Darunter leide sein Fortkommen im Politikstudium. Aufgrund seiner Gewissenhaftigkeit übernehme er überall Aufgaben, was ihn dann wiederum überfordere und erschöpfe.

Der etwas zu füllige Patient ist ordentlich, zweckmäßig gekleidet und trägt von der Mutter gekaufte Socken, von denen aus man auf der einen Seite von Ernie und auf der anderen Seite von Bert angestrahlt wird. Er wirkt ernsthaft und ist vertieft in differenzierte Überlegungen. Mithilfe seiner sehr scharfsinnigen Fragen ist er darum bemüht, eigene skeptische Positionen einzunehmen und zu bewahren. Seine Haltung ist dabei von einem gewissen Grundmisstrauen geprägt, dass er vom Gegenüber zu etwas gebracht oder in einer Hinsicht gebraucht werden soll (Übertragung). Dabei fühlt er sich schnell eingeengt und in eine bestimmte Richtung gedrängt. Dann möchte man ihn eines Besseren belehren oder sich rechtfertigen (Gegenübertragung). Er erhofft sich Hilfe durch die Psychotherapie. Der Patient kann ein lebendiges Bild seiner primären Bezugspersonen zeichnen und kann Rückmeldungen interessiert reflektieren. Er verfügt über ein mäßiges Strukturniveau, das allerdings stark konflikthaft beeinträchtigt ist. Er ist bewusstseinsklar, ohne formale oder inhaltliche Denkstörungen. Es besteht eine depressive, angespannte Affektlage mit Suizidalität.

Kommentar

Es fällt auf, dass der Patient an Schwellen ins Straucheln gerät (Abitur, Studium, Auszug). Es stellt sich die Frage, ob dies der Ausdruck eines strukturellen Unvermögens ist oder ob es sich um ein konflikthaftes Geschehen handelt. Für Letzteres würde sprechen, dass es einerseits immer Situationen sind, die von ihm progressive Schritte fordern, und dass er andererseits unter massiven Schuldgefühlen leidet. Daher kann man an eine mit Wachstum und Entfaltung verbundene Angst bzw. Schuld denken. Hierzu passt, dass er sich von anderen stark eingeschränkt und in Anspruch genommen fühlt. Die psychische Situation des Patienten ist derart prekär, dass er unter starken Depressionen bis hin zu Suizidgedanken leidet. Dementsprechend ist sein Leidensdruck groß und er führt seine Erkrankung auf eine psychische Ursache zurück. Der Patient gestaltet die therapeutische Beziehung in ähnlicher Weise, wie er die Beziehungsschwierigkeiten mit den Eltern beschreibt. Er fühlt sich bereits vom Setting und umso mehr durch Anmerkungen in Anspruch genommen, eingeengt und verpflichtet (Schuldkonflikt).

3. Somatischer Befund/Konsiliarbericht: Es bestehen laut dem Konsiliarbericht keine medizinisch objektivierbaren Symptome und Erkrankungen. Von psychotherapeutischen Vorbehandlungen wird nicht berichtet. Aktuell nimmt er Antidepressiva.

4. Behandlungsrelevante Angaben zur Lebensgeschichte und zur Psychodynamik: In der Schwangerschaft brach erstmalig eine Multiple-Sklerose-Erkrankung bei der Mutter des Patienten aus. Die sich hierdurch ergebende gesundheitliche Beeinträchtigung der Mutter verunsicherte den Patienten von früh auf und brachte ihn später dazu, für sie zeitweise in akuten Phasen die Verantwortung zu übernehmen. Er schildert aber auch sehr wohlige, nahe, von Versorgung geprägte Situationen mit der Mutter (Kinderkrankenschwester), die er als Einzelkind sehr genossen zu haben scheint. Als Störenfried in dieser befriedigenden Zweisamkeit wird der Vater (Polizist) angeführt. Dieser wurde bei einem Einsatz so stark verletzt, dass er im Rollstuhl sitzt. Er sei infolgedessen oft gereizt und fange dann mit dem Patienten Streit an. Die Mutter befände sich innerlich aufseiten des Patienten, gebe aber in der offenen Auseinandersetzung klein bei, um den Vater nicht aufzuregen. In der Schulzeit sei der Patient immer mal wieder mit Lehrern aneinandergeraten, habe offen ihre Autorität infrage gestellt. Ein von den Eltern für ihn gewünschtes BWL-Studium hat er vordergründig gerne angetreten, „konnte" aber dann aufgrund seiner inneren Verfassung die Erwartungen der Professoren nicht erfüllen. Hierauf reagierte er mit ausgeprägten Depressionen. Vor Kurzem hat er das Studium der Politologie aufgenommen. Eine Freundin hatte der Patient noch nicht. Er ist aber gut sozial integriert.

Die Erfahrung, dass die Mutter jederzeit in einen Krankheitszustand hineingeraten und der Vater aufgrund seiner körperlichen Verfassung Angriffen nicht standhalten kann, führte dazu, dass der Patient eine Bereitschaft zu einem anspruchslosen Verzicht und einer Verantwortungsübernahme für andere entwickelte. Es ist, als wären progressive Schritte für ihn mit einer Art von psychischer und körperlicher „Gesundheitsschuld" verbunden (Schuldkonflikt). Solchermaßen in einer als schuldhaft erlebten Welt gehalten, kam als weiteres Entwicklungshemmnis hinzu, dass die männliche Identifizierung mit dem beschädigten Vater unsicher ist und erotische Wünsche aus religiösen Gründen verboten sind (ödipaler Konflikt). Dies ist der Grund dafür, dass ein Scheitern des Patienten nach seinem Auszug von zu Hause und in dem Bemühen, sein Leben in die Hand zu nehmen, begünstigt wurde. Es gelang ihm auch in der Ferne nicht, der elterlichen Moralwelt und dem damit verbundenen Gewissensdruck zu entrinnen. Er steckte fest in einem Studium, das mehr seinen Eltern als ihm entsprach, war gehindert, gegen die Professoren zu rebellieren oder sich eine Freundin zu suchen. Er wusste sich nicht zu befreien und zog sich regressiv ins Elternhaus zurück, wo er in Ratlosigkeit versank, grübelte und dekompensierte. Seine innere Werthaltung fordert – wie ein inneres strenges Objekt – ständig von ihm, dass er sich verausgabt und aufopfert, dies macht ihn ohnmächtig und depressiv. Wenn er dem hingegen nicht Folge leistet, macht er sich Vorwürfe und ist ebenfalls deprimiert. Die hier entstehende innere Konfliktspannung schränkt seine eigentlich vorhandenen strukturellen Möglichkeiten ein. Eine reparative Gegenbewegung des Patienten stellt sein Bemühen um Kontrolle und Macht dar (Unterwerfung-vs.-Kontrolle-Konflikt). Auf diese Weise scheint es ihm zu gelingen, einen inneren Puffer zu etablieren, der es ihm ermöglicht, sich seiner eigenen Wünsche und Interessen zu vergewissern, sie gleichsam wiederzufinden. Der Patient blieb jedoch leider in diesem Gerangel innerlich hängen. So ist es für ihn diffizil, auf seine reiferen psychischen Funktionsmöglichkeiten zuzugreifen und für eine berufliche und persönliche Entwicklung zu nutzen.

Kommentar

Die Schilderung der Lebensgeschichte macht deutlich, dass der Patient sich aufgrund der körperlichen Erkrankung der Eltern, diesen verpflichtet fühlt. Seine subjektive Sicht ist, dass die Krankheit der Mutter durch ihn ausgelöst wurde und dass er mit Rücksicht auf den gesundheitlichen Zustand beider Eltern seine progressiven Bestrebungen zurückstellen muss. Hinzu kommt, dass auch die von ihm gewählte Außenwelt ein moralisches Wertesystem bietet, in dem hohe Anforderungen an ihn gestellt werden, die mit einer Einschränkung seiner expansiven, selbstbehauptenden Möglichkeiten verbunden sind (Triebverzicht). Nach Abwägung aller Aspekte und unter Berücksichtigung der Biografie erscheint die Symptomatik des Patienten mehr konflikthaft als strukturell beeinträchtigt zu sein. Er verfügt über die Fähigkeit, sich und andere genau zu beobachten und zu beschreiben. Diese Fähigkeit, die es ihm eigentlich ermöglichen müsste, sich als different zu erleben, wird durch die dringende und biografisch nachvollziehbare Notwendigkeit des Zurückstellens eigener Bedürfnisse überlagert. Damit ist das Entstehen und Unterhalten des Schuldkonfliktes nachvollziehbar. Der Konflikt „Unterwerfung vs. Kontrolle" dient der Rückgewinnung und der Versicherung eines eigenen Erlebens und blockiert durch seine Dominanz eine Weiterentwicklung des ödipalen Konflikts.

5. Diagnose zum Zeitpunkt der Antragstellung:

- ICD-10: F32.1 – mittelgradige depressive Episode
- ICD-11: 6A6
- OPD-Konflikte und -Struktur: Unterwerfung-vs.-Kontroll-Konflikte, Schuldkonflikte, ödipale Konflikte vor dem Hintergrund eines mäßigen Strukturniveaus

6. Behandlungsplan und Prognose: Unter Berücksichtigung der Chronifizierung und charakterlichen Verankerung der psychischen Beeinträchtigung des Patienten erscheint eine 3-stündige analytische Psychotherapie im Liegen als Methode der Wahl, um die Vielfalt an sichtbar gewordenen Konfliktstrebungen zu bearbeiten. Nur ein solches auf einen längeren Zeitraum angelegtes, die Regression nutzendes Verfahren ist in der Lage, den Rahmen zu bieten, um mit dem Patienten gemeinsam seine lebensgeschichtlich lang andauernde depressiv-ohnmächtige Lebenshaltung des Altruismus (Schuldkonflikt) und der Abwehr der Aggression (Unterwerfung-vs.-Kontrolle-Konflikte) zu bearbeiten. Gleiches gilt für die Auflösung der regressiv orientierten Bindung an die Mutter bzw. des wütenden Ringens mit dem Vater (ödipaler Konflikt). All diese Aspekte wurden in der therapeutischen Beziehung bereits sichtbar und sollen in der Übertragung und Gegenübertragung bearbeitet werden.

Der Patient ist aufgrund seiner Intelligenz, seines Leidensdrucks und seiner Ernsthaftigkeit mit zahlreichen Eigenschaften ausgestattet, welche die Prognose einer Behandlung begünstigen. Gleichzeitig ist er in der Lage, sein Verhalten, sein Erleben und seine Beziehungsgestaltung zu reflektieren. Es ist für die Behandlung von zentraler Bedeutung, die Aufmerksamkeit darauf zu richten, wann die Regression im Dienst der Behandlung steht und wann sie der Vermeidung von Progression dienen könnte. Bei sorgfältiger Beachtung dieses Punktes ist ein Zugewinn an Erlebens- und Handlungsmöglichkeiten sowie eine Verbesserung der Depression zu erwarten.

Kommentar

Der Rahmen einer analytischen Psychotherapie macht es möglich, dass der Patient zum Charakter geronnene, tief verankerte konflikthafte Erlebnisweisen in der therapeutischen Situation entfalten und durcharbeiten kann. Selbstverständlich sind daher neben der Beziehungsgestaltung die drei Konflikte und ihr kompliziertes Zusammenspiel Behandlungsfokus. Besonders die Milderung des Schuldkonfliktes wird es dem Patienten ermöglichen, sich für eigene Affekte und Bedürfnisse mehr Raum zu nehmen und dies in die Beziehung Eingang finden zu lassen. Auf diese Weise werden progressive Schritte möglich.

7.6 Antrag auf tiefenpsychologisch fundierte Psychotherapie unter Einbezug der Bezugspersonen

1. Relevante soziodemografische Daten: Es handelt sich um einen 21-jährigen ledigen Mann, der sich nach Abschluss seiner Ausbildung zum Mechatroniker seit einem Vierteljahr im ersten Anstellungsverhältnis befindet. Die Anmeldung zum Erstgespräch erfolgte telefonisch durch die Mutter des Patienten.

Kommentar

Um deutlich zu machen, dass in diesem Fall die aktuelle familiäre Beziehungsdynamik Berücksichtigung finden sollte, wurde zusätzlich zu den „harten" Daten die Information aufgenommen, dass sich die Mutter um die Behandlung bemühte.

2. Symptomatik und psychischer Befund: Kurz nach dem Beginn seiner Anstellung in einem größeren Autohaus hätten sich bei dem Patienten wiederholt aufdrängende Gedanken eingestellt, „er könne sich etwas antun". Er könne z. B. seine Zunge verschlucken, um zu ersticken, oder sich mit einem Messer den Hals „durchschneiden". Solche Gedanken kämen plötzlich und unerwartet, meistens am Abend im Bett, sodass er nicht schlafen und zuletzt aufgrund seiner „Übermüdung" nicht zur Arbeit gehen könne. Manchmal würde ihn seine Mutter auch zu Wochenbeginn mit dem Auto zur Firma fahren, dann könne er länger schlafen im Vergleich zum Arbeitsweg mit öffentlichen Verkehrsmitteln. Der Patient wohnt noch im Elternhaus. Im Kontext mit anderen berichtet der Patient über eine bereits seit Jahren bestehende soziale Ängstlichkeit, oft verbunden mit der Angst, andere könnten ihn kritisieren oder seine vermeintliche „Ungeschicklichkeit" kommentieren. Auch fühle er sich unwohl wegen seines Übergewichtes (102 kg bei 175 cm, BMI 33). Dieses Erleben hätte in der Vergangenheit zu vermehrten Fehlzeiten geführt, allerdings ohne Konsequenzen seitens des Ausbildungsbetriebs. Er könne sich die Gedanken nicht erklären, allerdings erlebe er die neue Arbeitssituation als viel „stressiger und härter" als im Ausbildungsbetrieb. Letzterer sei ein kleinerer Familienbetrieb gewesen, bei dem auch der Vater angestellt sei.

Es handelt sich um einen freundlichen, aber auch unsicheren jungen Mann, der sein Übergewicht durch moderne, weite Kleidung in dunklen Farben zu verbergen sucht. Zum Erstgespräch wird er von der Mutter begleitet, was ihm sichtlich unangenehm ist. Auf aktives Intervenieren des Behandlers gelingt es, die Mutter im Wartezimmer zu „platzieren", nachdem sie wie selbstverständlich beim Erstgespräch dabei sein wollte. Nachgefragt sei für den Patienten aber „gut", dass die Mutter dabei sei. Er wäre sonst wohl nicht gekommen und fühle sich auch sicherer in ihrem Beisein. Seine Beschwerdeschilderung erreicht mich emotional und in der Gegenübertragung tauchen einerseits Verständnis und Mitgefühl, aber auch Abgrenzungsimpulse gegenüber der Mutter und aggressiv getönte Abgrenzungsforderungen an den Patienten auf. Im Verlauf der Probatorik gelingt es, die Herausforderung des Selbstständigwerdens zum Gegenstand der therapeutischen Bemühungen zu machen und als umschriebenen Behandlungsfokus festzulegen.

Die inneren Beziehungsrepräsentanzen des Patienten sind auf dyadische Beziehungsgestaltungen eingeschränkt, dominiert von der Angst, das wichtige und haltgebende Objekt zu verlieren. Der subjektive Leidensdruck ist stark ausgeprägt und korrespondiert mit dem Maß der objektiven Beeinträchtigung. Bevorzugte Abwehrmechanismen sind Verdrängung, Reaktionsbildung, Wendung gegen das Selbst und Projektion. Insgesamt erscheint die Abwehr mäßig integriert. Strukturelle Einschränkungen lassen sich in den Bereichen der Affekttoleranz und Selbstwertregulation identifizieren (mäßig bis gering). Der Patient ist bewusstseinsklar, es finden sich keine formalen oder inhaltlichen Denkstörungen. Er kann sich glaubhaft von Suizidalität distanzieren und die Gedanken als „Zwang" benennen. Es besteht kein Substanzmittelkonsum.

Kommentar

Es werden mehrere krankheitswertige Symptome beschrieben, die sich mit einer noch nicht gelungenen Ablösung vom Elternhaus in Beziehung bringen lassen. Insofern wird hier auch der aggressive Abgrenzungsimpuls in der Gegenübertragung zur Mutter erwähnt. Insgesamt liegt ein objektales Übertragungs-Gegenübertragungs-Geschehen vor, was auf ein eher mäßiges Strukturniveau hindeutet. Das Krankheitsverständnis erscheint zunächst eher external im Sinne eines sozial orientierten Verständnisses (Stress bei der Arbeit), lässt sich dann aber doch im Verlauf der Probatorik in ein psychologisch-interaktionelles Entstehungsmodell verändern. Der Leidensdruck ist ausreichend hoch, um dem zu erwartenden Widerstand zu begegnen. Neben diesem konfliktbedingten inneren Veränderungshemmnis erscheint die Familiendynamik als weiteres Veränderungshemmnis bedeutsam.

3. Somatischer Befund/Konsiliarbericht: Außer den üblichen Kinderkrankheiten ist nichts bekannt. Keine psychotherapeutische Vorbehandlung, keine Medikation.

4. Behandlungsrelevante Angaben zur Lebensgeschichte und zur Psychodynamik: Die Eltern des Patienten kamen beide unabhängig voneinander als Jugendliche mit ihren Herkunftsfamilien als Bürgerkriegsflüchtlinge aus dem Kosovo nach Deutschland. Der Vater (+25) absolvierte eine Lehre zum Kfz-Mechaniker und die Mutter (+23) ist examinierte Krankenschwester und arbeitet in der Altenpflege. Die Großeltern mütterlicherseits lebten bis zum 6. Lebensjahr des Patienten im gleichen Mehrfamilienhaus und übernahmen schon früh die Betreuung ihres einzigen Enkels, damit die Eltern arbeiten gehen konnten. Hierbei sei es in erster Linie um Essen und Beschäftigung gegangen; eine tiefe Verbindung zu den Großeltern sei allerdings nicht entstanden. Die familiäre Atmosphäre erscheint insgesamt als ängstlich-überfürsorglich. Kriegstraumatisierungen werden nicht benannt, allerdings ein anhaltendes Bedrohungserleben, was schließlich zur Flucht führte. Die Mutter wird als eine gutherzige, aber auch unsichere Frau beschrieben, die stets die Rückversicherung bei der eigenen Mutter bzw. später bei ihrem Ehemann gesucht habe. Der Vater sei ebenfalls „praktisch" unterstützend, „rede allerdings wenig" und habe „möglicherweise ein Alkoholproblem". Zumindest trinke er abends regelmäßig mehrere Flaschen Bier. Der Vater erkrankte 2017 an einem Pankreaskarzinom, das in einem Frühstadium erkannt wurde und „gut" behandelt werden konnte. In dieser Zeit entwickelte der Patient eine „Schulvermeidung". Der Mutter sei es zu dieser Zeit sehr schlecht gegangen, sie habe monatelang nicht arbeiten gehen können.

Insgesamt habe der Patient nur wenige, ausgewählte soziale Kontakte aus dem „Gaming-Kontext". Er verbringe seine Freizeit überwiegend spielend am Rechner, gerne mit strategischen Kriegssimulationen, bei denen man mit mehreren Mitspielern den „Gegner besiegen" muss. Mangelnde Bewegung und „ungünstige" Ernährung kann der Patient als Ursache seines Übergewichts benennen, allerdings sei auch immer genug „Knabberkram" im Hause, welchen die Mutter einkaufe. Insgesamt erscheint die Familienatmosphäre auf eine vernachlässigende Art regressiv-überfürsorglich und wenig entwicklungsfördernd. Die soziale Ängstlichkeit mit der dazugehörigen Rückzugstendenz wurde von den Eltern eher gefördert. Entwicklungsherausforderungen (nicht nur des Patienten, sondern auch für die Eltern) wurden vermieden. Die Ausbildung (nach einem „befriedigenden“ Realschulabschluss) wäre ohne die Anwesenheit des Vaters im gleichen Betrieb wohl nicht möglich gewesen. Sexuelle Erfahrungen habe der Patient noch nicht gemacht, wünsche sich aber sehnlichst eine Partnerin.

Psychodynamik: Bei einem grundsätzlich vorhandenen Bindungsangebot erscheint eine lebensgeschichtliche Überbetonung von Versorgungsdynamiken relevant, deren Ursprung sich mehrgenerational auf schmerzhafte Verlusterlebnisse zurückführen lässt, die in ihrer emotionalen Relevanz familiär wenig integriert wirken und normativ bewältigt sind. Während die emotionale Verfügbarkeit der Objekte nur eingeschränkt erscheint, werden auf der Handlungsebene Überbetonungen von Versorgungswünschen und die Vermeidung altersangemessener Entwicklungsanforderungen sichtbar. Familiendynamisch sind ausgeprägte orale Kollusionen wirksam. In der starken Verunsicherung durch die Krebserkrankung des Vaters kommt es zu einer selbstobjekthaften Verwendung durch die Mutter, die ihren Sohn zur Bewältigung der eigenen Verlustängste sehr stark an sich bindet. Verwöhnung und die in der Angstbindung enthaltene narzisstische Aufwertung des Sohnes verunmöglichen altersangemessene Autonomieschritte und selbstwertgenerierende Peer-Erfahrungen. Zusammen mit dem Übergewicht entwickelt sich sekundär eine signifikante Selbstwerteinschränkung, die sich bis zuletzt (z. B. durch die unterstützende Anwesenheit des Vaters im Ausbildungsbetrieb) bis auf die soziale Ängstlichkeit einigermaßen kompensieren lässt. Abgrenzungsaggression wird lebenslang von allen Seiten vermieden, möglicherweise auch aufgrund unbearbeiteter Kriegserlebnisse. In seinen Kriegsspielen, in den zwanghaften Selbsttötungsfantasien und möglicherweise auch in dem distanzschaffenden Übergewicht wird die abgewehrte Wut und auch die Selbstwertproblematik sichtbar. Der Leistungsdruck und die interpersonellen Dynamiken an der neuen Arbeitsstelle (ohne Schutz des Vaters) überfordern den regressiv fixierten und in seinem Selbstwert labilisierten Patienten massiv und lassen sich somit als auslösende Situation identifizieren. Das ausgeprägte Fürsorgeverhalten der Eltern (insbesondere aber der Mutter) wirken auf den Patienten einerseits beruhigend (Abhängigkeitswünsche), verstärken andererseits aber auch das infantile Erleben (Abwehr von Abgrenzungsaggression).

Kommentar

In der biografischen Herleitung wird die Verflechtung der individuellen Psychodynamik des Patienten mit der Familiendynamik der Eltern- und Großelterngeneration verdeutlicht. Kriegserfahrungen, der Verlust der Heimat und der Identität, die Schwierigkeit, darüber emotional in Kontakt zu sein, und die stark handlungsorientierte, entwicklungshemmende Bewältigung führen beim Patienten zu einer ausgeprägten regressiven Fixierung auf neurotischem Niveau. Nach OPD-3 ein sehr bedeutsamer Versorgung-vs.-Autarkie-Konflikt (K3), lebensgeschichtlich und auch aktuell im passiven Modus, und ein sich daraus entwickelnden Selbstwertkonflikt (K4), ebenfalls passiv.

5. Diagnose zum Zeitpunkt der Antragstellung:

- ICD-10: F42.0 – vorwiegend Zwangsgedanken; F40.1 – soziale Phobien; E66.00 – Adipositas durch übermäßige Kalorienzufuhr Grad I
- ICD-11: 6B20.0, 6B04, XS3Y
- OPD-Konflikte und -Struktur: Versorgung vs. Autarkie (passiver Modus); Selbstwertkonflikt (passiver Modus) bei insgesamt mäßig integriertem Strukturniveau

6. Behandlungsplan und Prognose: Es bestehen langjährige, behandlungsbedürftige psychische Störungen mit Krankheitswert vor dem Hintergrund einer mehrgenerationalen familiären Konfliktlage. Dabei erscheint die aktuelle wirksame Beziehungsdynamik zwischen Eltern und (Index-)Patient so relevant für die Symptomaufrechterhaltung, dass der Einbezug der Eltern in die Einzeltherapie indiziert erscheint. Das Ausmaß und die Unausgesprochenheit der familiären Konflikte muss im Sinne einer Kombinationsbehandlung durch systematischen und regelmäßigen Einbezug der Bezugspersonen Berücksichtigung finden. Im Verlauf der psychotherapeutischen Sprechstunden und der probatorischen Sitzungen wurden die besorgten und sehr unterstützungsbereiten Eltern aktiv miteinbezogen. Dabei gelang es, das erfahrene Leid der Familie konstruktiv aufzugreifen und sich über die Bedeutung von Ohnmachtserfahrungen, Krieg, Verlust der Heimat, Neuorientierung in einer fremden Kultur, lebensbedrohliche Erkrankung eines Elternteils sowie deren Bewältigungsversuche zu verständigen. Ziel dieser deutlich familienorientierten, psychodynamischen Kombinationsbehandlung soll die Förderung der Verselbstständigung und somit Stärkung des Selbstwerts und Verzicht auf die regressiven Fixierungen sein. Der ausgeprägte Leidensdruck des Beziehungssystems, eine tragfähige Arbeitsbeziehung und eine ausreichende Veränderungsmotivation sprechen für eine günstige Prognose. Die Behandlung soll als LZT konzipiert sein und im Verhältnis von 3:1 (Einzel- zu Familiensitzungen) stattfinden. Es werden also insgesamt 60 Behandlungseinheiten beantragt, davon 40 mit der Gebührenziffer 35405 und 20 mit der Gebührenziffer 35405B. Die Familiengespräche sollen im Doppelstunden-Format stattfinden.

Kommentar

Die Kombination von Einzel- und Familiengesprächen ist eine Kompromisslösung, da in unserem System der Richtlinienpsychotherapie keine psychodynamisch orientierte Familientherapie im engeren Sinne vorgesehen ist, auch wenn (wie in diesem Falle) eine entsprechende Indikation vorliegt. Aus familiendiagnostischer Perspektive handelt es sich um ein Beziehungssystem auf neurotischem Konfliktniveau, welches entsprechend konfliktorientiert behandelt werden kann. Zur Vertiefung einer OPD-basierten Mehrpersonendiagnostik liegen bislang folgende Veröffentlichungen vor: Stasch, Ehrenthal et al. (2022) und Stasch, Forkel et al. (2022).

7.7 Antrag auf analytische Gruppenpsychotherapie

1. Relevante soziodemografische Daten: Der 28-jährige Patient hatte nach der mittleren Reife eine Bäckerlehre mit viel Mühe und begleitet von erbitterten Kontroversen mit dem Vorgesetzten abgeschlossen. Das im Anschluss aufgenommene Studium im technischen Bereich kam vor Jahren ins Stocken. Der Patient lebt aktuell zurückgezogen in einer WG, geht keiner Arbeit nach, steht spät auf und spielt stundenlang Computerspiele. Am sozialen Leben nimmt er wenig teil. Eine Partnerin wünscht er sich, hat aber noch keine zielführenden Bemühungen in diese Richtung entfaltet. Er beschreibt sich als sehr schüchtern. Die Androhung der Eltern, den Unterhalt zu streichen, kann er nachvollziehen, bringt aber aufgrund der negativen Vorerfahrungen im beruflichen Kontext nicht das Selbstvertrauen auf, sich zu bewerben.

2. Symptomatik und psychischer Befund: Bei dem Patienten handelt es sich um einen schlanken, großen jungen Mann mit hochwertigen, aber etwas aus der Form geratenen Kleidern, der den Blickkontakt meidet und verzögert spricht. Der Patient leidet von Jugend an unter einem Gefühl der Isolation. Er betrachtet andere oft kritisch unter dem Gesichtspunkt, ob man sich ihnen anvertrauen könne oder doch wieder nur dominiert oder verurteilt werde. Regelmäßig kommen ihm andere oberflächlich, egozentrisch oder in anderer Weise moralisch fraglich vor („Die Welt müsste anders sein").

Daher hatte er stets nur sehr wenige, ausgewählte Freunde, stand am Rand. Von sich selbst hat er ebenfalls keine gute Meinung. In der Schule war er nicht gut integriert, die Lehrer fanden keinen Zugang zu ihm, Gruppen von jungen Menschen mied er, fürchtete sich vor Demütigung und Ausschluss. Seine Leistungen ließen zu wünschen übrig. Der Patient konnte sich nur sehr schwer konzentrieren. Begleitend leidet er von Jugend an unter Grübeln, Zweifeln, Antriebslosigkeit, Intentionsmangel und Verstimmungen sowie Suizidgedanken.

In der ersten Sitzung wird die Passivität des Patienten deutlich (Übertragung), die andere dazu verleitet, ihm in bester Absicht Dinge anzubieten, die mit „Vor-" beginnen wie Vorschläge oder Vorschriften (Gegenübertragung). Derartige Angebote erlebt er als Dominanzversuche und reagiert darauf mit Trotz und Rückzug. Wenn man ihm dies vor Augen führt, nimmt er den Gedanken auf und entwickelt ihn weiter. Er wirkt sympathisch, empathisch, klug, teils zugänglich und motiviert („Therapie könnte ein Ausweg für mich sein"), zieht sich aber unvermittelt aus der Beziehung zurück und macht dicht (Übertragung), wenn es darum geht mitzumachen und sich festzulegen. So mündet auch das Erstgespräch in seine Überlegung, ob eine Verhaltenstherapie nicht besser für ihn sei. Schnell ist man bereit, ihn ziehen zu lassen (Gegenübertragung). Er verabschiedet sich, um 6 Wochen später mit einem in der Distanz sich festigenden Therapieanliegen wieder zu erscheinen.

Psychopathologischer Befund: Das Denken funktioniert immer wieder gut und zielführend, es ist aber streckenweise stockend und steht nicht verlässlich zur Verfügung. Die Grundstimmung ist gedrückt und niedergeschlagen. Es konnten keine Abhängigkeiten festgestellt werden. Es besteht akut keine Suizidalität. Es wirkt, als habe sein Leben noch nie richtig begonnen.

3. Somatischer Befund/Konsiliarbericht: Dem Konsiliarbericht kann man Depressionen entnehmen. Psychotherapeutische Vorbehandlungen gibt es nicht. Das Gleiche gilt für Medikamenteneinnahme.

Kommentar

Im Hinblick auf Achse I ist Folgendes zu bedenken: Der Patient weist sowohl ein soziales als auch ein psychotherapeutisches Behandlungskonzept auf. Prognostisch günstig für das Gelingen einer therapeutischen Behandlung sind sein Leidensdruck und seine Offenheit. Demgegenüber sind innere Veränderungshemmnisse in Rechnung zu stellen. Aktuell befindet er sich zwar chronifiziert in einer Sackgasse, gleichwohl wirkt sein Zustand auch wie ein Schutzraum vor eigenen und fremden Anforderungen. Dort bewusst oder unbewusst bleiben zu wollen, könnte Veränderungsimpulse bremsen. Im Hinblick auf Achse II zeigt sich Folgendes: Der Patient scheint ratlos sowie in einer stagnierenden, ausweglosen Lage und löst in anderen aus, ihn entweder anzuschieben und ungefragt zu beraten oder links liegen zu lassen. Wenn er sich einem Beratungsansturm gegenübersieht, muss er aufgrund seiner mäßigen Selbst-Objekt-Differenzierung umgehend trotzig aus dem Kontakt gehen (Struktur). Wenn andere sich von ihm zurückziehen, ist er ebenfalls zur Isolation verdammt, weil er sich dann wie ein schlechter Mensch fühlt und es ihm an Strategien zur erneuten Kontaktaufnahme fehlt. Noch wissen wir wenig über den Ursprung seiner Beziehungsgestaltung.

4. Behandlungsrelevante Angaben zur Lebensgeschichte, zur Krankheitsanamnese und zur Psychodynamik: Der Patient wächst zusammen mit seinen beiden älteren Schwestern (+6, +3) auf. Der Vater (Ingenieur) wird als stiller, zurückgezogener, resignierter, die Mutter (Hausfrau) schalten lassender und am Patienten desinteressierter Mensch beschrieben. Der Patient vermutet, dass der Vater von ihm infolge seines schulischen und beruflichen Scheiterns enttäuscht sei. Die Mutter, selbst mit zweischneidigen Kindheitserlebnissen behaftet, investiert ihre ganze Kraft in die Familie. Noch heute ist die Familienatmosphäre vom Streit zwischen der Mutter und den Schwestern und dem Schweigen der Männer geprägt. Die frühe Kindheit des Patienten wurde von seinem allergischen Asthma und den nächtlichen Rettungen durch die Mutter bestimmt. Hinzu kam eine ausgeprägte Hautkrankheit, durch die der Patient sich gebrandmarkt fühlte und die Mutter zur Verzweiflung brachte. Sie versuchte, ihn mit Eigenurinaufstreichungen zu heilen. Das half der Haut, aber weder dem Selbstgefühl noch der Integration. Hinzu kam, dass die Mutter ihn aufgrund eigener lebensgeschichtlicher Erfahrungen vor anderen Menschen, die weniger freundlich sein könnten als die Familie, warnte. In der Familie herrschten klare moralische Maßstäbe und man hielt sich daran. Andere blieben aus ihrer Sicht hinter diesen Maßstäben zurück. Diese bestimmen das Denken und Fühlen des Patienten auch heute noch. Die Mutter hatte ihn gerettet, auf sie war Verlass, aber alles andere war und ist kompliziert für ihn. Die Kehrseite der Angewiesenheit auf die Mutter ist, dass der Patient Frauen als in Besitz nehmend und übergriffig erlebt. Zum Vater findet er keinen Zugang, vor anderen Menschen ist er gewarnt, in der Schule hat er versagt, für Sport kann er sich nicht begeistern, seinen Körper lehnt er ab. Er sitzt in seinem Zimmer und hat wenige vertraute Geistesgenossen. Frauen findet er interessant, aber eine Kontaktaufnahme ist riskant, weil er das Gefühl hat, nichts bieten zu können, und wirkt für ihn damit unmöglich. Er ist gleichsam gefangen in einer mittlerweile eher symbolischen als realen Symbiose mit der Mutter. Ein Gefangener im ödipalen Konflikt, dessen stumpfes Schwert in der analen Verweigerung und dessen Schutz in der moralischen Verurteilung besteht. Der Vater ist keine Hilfe. Mit Ausbildern tut sich der Patient schwer, sodass die berufliche Entwicklung ein jähes Ende findet. Leider bleibt er – solchermaßen um seine Potenziale beraubt – weit hinter seinen intellektuellen Möglichkeiten zurück, die manchmal im Gespräch aufblitzen. Er darf nicht denken, die Mutter hat die Deutungshoheit behalten. Die Abwehr ist durch Intellektualisierung, Reaktionsbildung und Passivität gekennzeichnet. Das Gestrüpp der Konfliktverflechtung ist dicht und undurchlässig, bestehend aus Unterwerfung vs. Kontrolle, Schuld- und ödipalem Konflikt. Solchermaßen dynamisch gebremst und ohne gelungenen stabilen Zugang zur sozialen Umgebung fehlt ihm die Kraft zur strukturellen Entfaltung.

Kommentar

Die lebensgeschichtliche Entwicklung – gerettet von und gleichermaßen gefangen bei der Mutter – hat sich in unterschiedlichen Lebensbereichen fortgesetzt. Angefangen beim Vater, der ihm keine Brücke bauen konnte oder wollte, über die zänkischen und mit sich beschäftigten Schwestern. Weiter ging es mit den Gleichaltrigen, vor denen der Patient sich wegen seiner Hautkrankheit und deren Behandlungsmethode schämte und denen er, von der Mutter im Hinblick auf deren Integrität gewarnt, skeptisch entgegentrat. Leider gelang es ihm nicht, Fähigkeiten wie Sportlichkeit oder Mut zu entwickeln, mit denen er Mitschüler für sich hätte gewinnen können. Solchermaßen entmutigt und unerfahren scheitert er auch an der Aufgabe, sich im Beruf durchzusetzen oder eine junge Frau für sich zu begeistern. Er bleibt in der Sicherheit des privaten Raums, wo er sich geschützt und verarmt fühlt. Mit wenigen Freunden kommt er klar, das gibt ihm Abwechslung und Halt. Wenn er diesen Raum verlässt, kann er viel gewinnen und verlieren. Die lebensgeschichtlichen Erfahrungen finden ihre Entsprechung in dem Inhalt seiner geschilderten und aktuellen Beziehungsgestaltung. Der Schutz der Mutter ist zweigesichtig. Sie rettet bzw. bewahrt ihn und schließt ihn gleichzeitig ein. So gesehen nachvollziehbar ist er von Misstrauen geplagt und innerlich auf dem Sprung, um sich aufgrund von Abgrenzungsschwierigkeiten vor dem rettenden Objekt zu retten. Dies geschieht aus Mangel an gelungenen triangulierenden Beziehungserfahrungen um den Preis der Isolation. Isolation (emotionale Kontaktaufnahme) und geringe Abgrenzungsfähigkeit (Selbst-Objekt-Differenzierung) sind ehemals Beziehungserfahrungen, die mittlerweile in Persönlichkeitsstruktur geronnen sind und ihm in der Vergangenheit dienlich waren, ihn nun eher behindern. Erschwerend, weil spannungsaufbauend und damit Regulierungspotenziale bindend, kommen das Ausmaß (bedeutend) und die inhaltliche Vielfalt der Konflikte des Patienten hinzu. Die Inhalte Selbstbehauptung (K2: ich kann meine Interessen durchsetzen), Selbstvertrauen (K5: Ich bin ein guter Kerl) und geschlechtliche Selbstverständlichkeit (K6: Ich bin stark und attraktiv) sind für ihn heikle Bereiche und binden derart viel Energie, dass Selbstwirksamkeit nicht stabil zur Verfügung steht und ihn in einer kindlichen Welt mit gescheiterten erwachsenen Absichten verharren lässt.

5. Diagnose zum Zeitpunkt der Antragstellung:

- Symptomatik: Depression, Isolation, Stagnation
- ICD-10: F32.1 – mittelgradige depressive Reaktion
- ICD-11: 6A71
- OPD-Konflikte: K2 – Unterwerfung-vs.-Kontrolle-Konflikt, bedeutsam; K6 – ödipaler Konflikt, sehr bedeutsam; K5 – Schuldkonflikt, bedeutsam; alle Konflikte überwiegend passiv
- OPD-Struktur: insgesamt mäßiges Strukturniveau, Behandlungsfokus bei Selbst-Objekt-Differenzierung (ST1.4) und emotionaler Kontaktaufnahme (ST4.4)

6. Behandlungsplan und Prognose: Es werden 160 Stunden analytische Psychotherapie im Gruppensetting beantragt. Ziel der Therapie ist es, dass der Patient mit der Unterstützung einer haltgebenden Gruppe seine Furcht und seine Vermeidung von sozialen Situationen überwindet und Kontakt aufnimmt. Er wird dabei Gelegenheit haben zu erleben, dass andere ebenfalls Schwierigkeiten und Bedenken sowie Einschränkungen haben. Es wird sich die Möglichkeit ergeben, vielfältige Übertragungskonstellationen zu entdecken, durchzuspielen und aufzulösen. Wichtigstes Ziel für den Patienten ist es, dass er lernt, eigenes Bestreben und Erleben von dem des anderen zu unterscheiden sowie in einer authentischen Weise Kontakt aufzunehmen und zu halten. Es geht darum, dass der Patient genug inneren und äußeren Raum entwickelt, seine eigenen Schritte zu gehen.

Ein langfristiges therapeutisches Vorgehen wird vonnöten sein, damit er wichtige Entwicklungsschritte nachholen kann. Viele irritierende Erfahrungen aus der Kindheit werden sich in der Gruppe inszenieren und damit der Aufarbeitung zugänglich werden. Es wird ihm helfen, Gutes zu entdecken und zu bewahren, aber auch Schlechtes zu erkennen und zu verarbeiten. Auf diese Weise kann es ihm gelingen, seine strukturellen Fähigkeiten um die Möglichkeit von mehr Durchsetzungsfähigkeit und Zugehörigkeit zu erweitern. Seine Freude am Denken, seine grundsätzliche Beziehungsfähigkeit und seine zugeschüttete Intelligenz werden ihm bei diesem Prozess dienlich sein. Es ist sicher davon auszugehen, dass der Patient sehr von einer langfristigen Behandlung im Gruppensetting profitieren wird. Ein Entwicklungshemmnis könnte sein, dass er auf seine Rückzugsneigung zurückgreifen könnte, wenn es schwierig wird.

Kommentar

Der Behandlungsplan geht implizit davon aus, dass zunächst an den beiden strukturellen Einschränkungen, Kontaktaufnahme und Selbst-Objekt-Differenzierung, gearbeitet werden sollte. Wenn der Patient in diesen beiden Aspekten gestärkter und damit auch souveräner wäre, könnte er den sicher auftretenden Beziehungsherausforderungen in der Gruppe selbstverständlicher und autonomer begegnen. Beziehungszumutungen könnte er dann besser steuern, ohne sich aus Mangel an inneren Alternativen von allen abzuschotten. Unter dieser Bedingung könnte es ihm auch gelingen, konflikthaften Anforderungen zunehmend spannungsfreier und ausgewogener zu begegnen.

7.8 Antrag auf modifizierte analytische Psychotherapie mit dem Schwerpunkt Psychose

1. Relevante soziodemografische Daten: 46-jährige Führungskraft mit Verantwortung für ein Team, Volkswirtin, ledig, keine Kinder, alleine lebend.

2. Symptomatik und psychischer Befund: Die Patientin kommt mit dem Anliegen in die Psychotherapie, eine erneute psychotische Exazerbation abzuwenden. Sie ist aufgewühlt, sehr verunsichert und fühlt sich überfordert. Am Arbeitsplatz habe sie – selbst in einer Leitungsfunktion – einen Vorgesetzten, der ihr einerseits private Probleme erzähle und Fragen über Kolleginnen stelle und andererseits ihre Arbeit, ohne es gut beurteilen zu können, schlecht mache. Die Patientin beschreibt eine sich ausbreitende unerträgliche, überwältigende, nicht benennbare Angst, sodass sie manchmal nicht mehr denken und eben dann nicht mehr arbeiten könne. Sie müsse dann den Arbeitsplatz verlassen und sei nun schon mehrfach nach Hause gegangen. Zu Hause sei sie zwar gefühlt in Sicherheit, aber die Notwendigkeit, sich der Situation wieder stellen zu müssen, stürze sie in eine unbeschreibliche Verzweiflung. Nachts liege sie grübelnd im Bett und schlafe unruhig. Zu ihrem zweiten psychiatrischen stationären Aufenthalt vor wenigen Monaten kam es nach einem Arbeitsplatzwechsel. Nicht, weil sie den Arbeitsbereich nicht beherrschte, sondern weil sie sich zu viel aufhalsen lasse und zu viel Verantwortung übernommen habe. Sie habe plötzlich ihr Denken nicht mehr stoppen, nicht mehr schlafen und nicht mehr essen können und sei nicht mehr in der Lage gewesen, der Außenwelt ihr Innenleben zu vermitteln, dafür gäbe es keine Worte. Außerdem übernehme sie Gefühle, z. B. bei einem Telefonat mit ihrer Mutter, die hilfesuchend und angstvoll bei ihr anrufe: „[…]. Dann kommt die Angst der Mutter durchs Telefon, und ich habe Angst. Diese Angst werde ich auch nach dem Telefonat nicht mehr los." Nun erlebe sie ähnliche Symptome wieder.

Ihr sei bewusst, dass sie sich abgrenzen müsse, aber sie wisse nicht, was „Abgrenzung" in diesem Zusammenhang bedeute. Sie suche nach einer fachgerechten Auseinandersetzung, jemand Professionellem, der ihr Erlebtes aushalte (was sie selbst nicht auszuhalten scheint) und ihr Antworten geben könne; ja ihr helfe, die Krankheit (sie beginnt diese als „Psychose" zu akzeptieren) zu verstehen. Sie könne vieles mit in der Vergangenheit Erlebtem erklären, empfinde ihr Schicksal als ungerecht. Damit fertig zu werden, sei wie ein Auftrag, der zu groß sei, sie wolle sich diesem aber nun mithilfe der Psychotherapie stellen.

Die Patientin ist mit Hose und Bluse, nicht im Bürostil, gekleidet; eine freundliche, farblose, schlanke Erscheinung mit angegrautem, dünnem, halblangem Haar und Brille. Die Kontaktaufnahme ist sehr korrekt, distanziert, sie betrachtet ihr Gegenüber und Umfeld. Sie ist konzentriert auf therapeutische Vereinbarungen, die Sitzungen werden als Format anerkannt und genutzt, der Rahmen gibt Sicherheit. Sie ist vorbereitet, bringt ihre Anliegen mit etwas zu lauter Stimme wie eine Tagesordnung vor, um dann eine Frage zu stellen. Sie will Antworten, Tipps und Hilfen, um zu verstehen. Sie ist äußerst kompetent in Sprache und Ausdruck, ihr Denken ist schnell, präzise und reflektiert. Sie hat Humor. Dabei fällt auf, dass themen- und situationsabhängig Ich-Störungen auftreten, wobei Gefühle und Gedanken nicht mehr sicher als eigen oder fremd zugeordnet werden können. Die Patientin beschreibt intermittierende Ein- und Durchschlafstörungen mit Früherwachen, Selbstwertverlust, Konzentrations- und Motivationslosigkeit, ebenso fehlenden Lebensmut und große Verzweiflung. Dies reicht hin bis zu lebensmüden Gedanken, sie nimmt aber Abstand von Suizidalität.

In der Übertragung zeigt die Patientin einen Wunsch nach koregulativem Selbstobjekt, keinen objektalen Wunsch, „sag mir, was ich machen muss", „hilf mir, dass ich nicht noch mal erkranke". Sie sucht mit ihren Fragen nach einer basalen Bestätigung und Beruhigung, die sie zeitgleich nicht zulassen kann. Als individuelles Gegenüber spiele ich keine Rolle, außer ihr eine ganz basale Bestätigung und Beruhigung zu geben, und dann beruhigt sie sich doch selbst, und es entsteht erneut keine Verbindung. In der Gegenübertragung bin ich zunächst sehr beeindruckt, was die Patientin alles mitbringt, wie sie die Sitzung strukturiert und füllt. Dabei ist die Patientin spürbar in Sorge und Angst. Erst nach einer Weile bemerke ich, dass ich – die Psychotherapeutin – als Person gar nicht vorkomme. Sie hält mich damit auf Abstand, hat ein hohes Kontrollmaß und ihr Wunsch nach Ko-Regulation ist ein Wunsch nach einer Funktion, nicht nach einer Person. Zeitgleich verhindert sie genau diese Ko-Regulation, sie lässt ein präsentes Gegenüber nicht zu. Einzig Antworten auf ihre Fragen kann sie zulassen und auch dann können Worte der Therapeutin zu Geschossen werden, verletzen, obgleich sie nie so gemeint waren.

Kommentar

In Belastung auftretende Auflösung der Ich-Grenzen und Denkstörungen weisen auf eine Erkrankung aus dem schizophrenen Formenkreis hin. Das Krankheitsverständnis der Patientin ist external attribuierend, beruht auf ihrer Vergangenheit und wird von ihr als ungerechtes Schicksal empfunden. Ihre Motivation für die Psychotherapie ist, dass sie reflektieren, verstehen und aktiv angeleitet werden will, sie will auf keinen Fall nochmals erkranken. Ihr Beschwerdebild korrespondiert inzwischen mit Krankheitskonzept und Veränderungskonzept. In den Beziehungsmustern zeigen sich erhebliche strukturelle Störungen in der Selbst- und Objektwahrnehmung und Differenzierung sowie der Empathie.

3. Somatischer Befund/Konsiliarbericht: Die Patientin hat keine somatischen Vorerkrankungen, aber stationäre Aufenthalte wegen einer Erkrankung aus dem schizophrenen Formenkreis vor 4 Jahren (apokalyptische Angst und paranoides Erleben) und im vergangenen Jahr (formale und inhaltliche Denkstörung). Sie hat seit der Ersterkrankung durchgehend in verschiedener Dosierung Medikamente eingenommen: aktuell ein Antidepressivum (Citalopram 10 mg) und ein Antipsychotikum (Aripiprazol 5 mg). Psychotherapeutische Vorbehandlungen waren eine psychodynamische (80 Sitzungen, F23) und eine modifizierte analytische Psychotherapie (wegen Umzugs nach 80 Sitzungen beendet) in den letzten 4 Jahren. In diesen Therapien entwickelte die Patientin ein Verständnis für biografische Zusammenhänge als möglichen Hintergrund ihrer Erkrankung. Beide Therapien wurden von der Patientin als stabilisierend und hilfreich erlebt.

Kommentar

Insbesondere bei langen psychiatrischen Vorgeschichten sind hier der bisherige Krankheitsverlauf, die Medikation und die verschiedenen Behandler und sozialpsychiatrischen Begleiter zu benennen. Es ist nicht ungewöhnlich und häufig auch ein Hinweis auf eine gute Prognose, wenn bereits verschiedene Psychotherapien erfolgt sind, die die Patient:innen als positiv erlebt haben und aus welchen Fortschritte benannt werden können.

4. Behandlungsrelevante Angaben zur Lebensgeschichte, zur Krankheitsanamnese und zur Psychodynamik: Die Mutter (+28) konnte aufgrund einer Fehlgeburt im 2. Lebensjahr der Patientin nicht ausreichend präsent sein. Auch später wird sie als unberechenbar und immer wieder unerträglich beschrieben. Zudem sei die Atmosphäre im elterlichen Haus vom ständigen Streit der Eltern geprägt gewesen. Die Patientin habe so bereits in der Kindheit „sichere Orte" gesucht. Ihre Mutter habe nach ehelichem Streit bei ihrer ca. 8-jährigen Tochter Trost gesucht und wollte hören, dass alles gut sei. Ihr Vater (+31) hingegen habe nach ehelichem Streit regelhaft von der Patientin verlangt, dass sie mit ihm spazieren gehe, klagte sein Leid und forderte Zuhören und Bestätigung ein. Sie fühle sich rückblickend als „Seelenmülleimer" insbesondere des Vaters. Die missbräuchliche Verwendung durch beide Eltern, die fehlende Empathie, der Wunsch beider Elternteile, mit ihrer Hilfe den jeweils anderen aus dem Ring zu schlagen, haben die Patientin vermutlich gegenüber Vorgesetzten, die bei ihr nach Hilfe suchen, vulnerabel gemacht.

Sie habe viel Zeit außerhalb des Hauses verbracht, zu Hause gerne die Verantwortung für die beiden jüngeren Geschwister (-4, -6) übernommen, dort kaum von sich erzählt. Mit Problemen (insbesondere schulischen) sei sie eher zum Vater gegangen. Bestätigung habe sie dort nie bekommen, der Vater habe sie immer kritisiert und traute später seiner Tochter den beruflichen Weg (in dem sie ihm folgte) nicht zu. Die schulische und berufliche Entwicklung durchlief die Patientin sehr gradlinig, erfolgreich und mit Stipendien und Bestnoten. Sie entschied sich gegen eine akademische Karriere und für die Aufnahme einer sicheren Arbeit im Wirtschaftsrecht, um schneller unabhängig zu sein. Auch hier arbeitete sie sich sehr rasch nach oben, nach den psychotischen Episoden hat sie weitere Beförderungen angestrebt und erreicht.

Die Patientin hat sich mit 13 Jahren zum ersten Mal verliebt und mit 19 Jahren einen ersten Partner gehabt. Danach zwei weitere Partnerschaften, deren spezielles Arrangement die notwendige Distanz ermöglichten, seit 10 Jahren keine Partnerschaft mehr. Sie hat viele sehr gute und langjährige Freundinnen, vor allem aus dem Studium, und auch Kolleginnen, mit denen sie regelmäßig etwas unternimmt.

Psychodynamik: Die strukturelle Beeinträchtigung ist auf einen nicht kind- und entwicklungsgerechten Umgang der Eltern mit der Patientin zurückzuführen. Es ergibt sich folgendes Muster: Ihre Struktur bricht ein, die Selbst- und Objektwahrnehmung und -Differenzierung gelingt nicht mehr, sobald sie sich als missbräuchlich verwendet erlebt, z. B. im Telefonat mit der Mutter, die ihre Hilfe einfordert, oder durch ein hierarchieverleugnendes, komplizenhaftes, aushorchendes Gespräch eines Vorgesetzten mit ihr. Das psychotische Dilemma, der fehlende Spielraum, lässt sich so beschreiben, dass die Patientin verliert, egal für welche Seite sie sich entscheidet (Mutter oder Vater/Chef oder Kolleginnen). Wenn Grenzverletzungen drohen, wird sie von Angst überflutet, es fehlt ihr das Werkzeug, die Situation zu bewältigen. Es kommt zum Zusammenbruch der Ich-Grenzen und ihres Denkens, die Differenzierung zwischen Selbst und Objekt ist nicht mehr möglich, ein Verstehen und Verstandenwerden gibt es nicht mehr.

In der therapeutischen Beziehung sucht sie in erster Linie Beruhigung und Beschwichtigung; am Arbeitsplatz stabilisiert sie ihre Identität durch Verantwortungsübernahme und „perfekte" Rollenerfüllung.

Abwehrverhalten: Die Patientin stabilisiert sich über Einhalten von Distanz und durch Leistung. Schule, Freundschaften und das Studium erlebt sie als Möglichkeiten, sich in einer vorgegebenen Struktur zu verorten, „vorzukommen" und nicht vereinnahmt zu werden. Die Patientin kann das schildern und reflektieren. Die Therapie ist ein Ort, an dem sie beginnt, eine Sprache zu entwickeln, die ihr Erleben beschreiben hilft.

Kommentar

In der OPD-3 kann hier die Variabilitätsskala verwendet werden, um zu beschreiben, welche Fähigkeit in welchem Bereich (nicht) verfügbar ist: Die realistische Selbst- und Objektwahrnehmung und die -Differenzierung bricht zusammen, wenn es in relevanten Beziehungen um Grenzverletzungen geht (K1 auf Dilemmaebene, desintegriert), in anderen Bereichen bleibt sie unter strukturierenden Bedingungen (Arbeit, Freundschaften) mäßig bis gering integriert (s. Kap. 2.4, Tabelle 2-3).

5. Diagnose zum Zeitpunkt der Antragstellung:

- ICD-10: F25.1 – schizoaffektive Störung, gegenwärtig depressiv
- ICD-11: 6A21
- OPD-Diagnose: desintegriertes Strukturniveau; im Vordergrund stehen brüchige Selbst-Objekt-Wahrnehmung und -Differenzierung am Arbeitsplatz und im Kontakt mit der Mutter; in anderen Lebensbereichen deutlich funktionsfähiger, was ein relativ stabiles Funktionieren im Alltag ermöglicht

6. Behandlungsplan und Prognose: Die Patientin möchte ihre Krankheit akzeptieren lernen, um mit dieser zu leben und zu arbeiten. Sie hat sich in vorangegangenen Therapien mit der Beziehung zu ihrer Mutter, dann der zu ihrem Vater sowie mit ihrer Funktion in der Familie auseinandergesetzt und könne nun daran arbeiten, diese Konstellationen in relevanten Situationen erkennen und sich damit bewusster steuern zu können. Dieser Schritt soll nun Inhalt der beantragten Therapie sein, mit einem vorsichtigen und dosierten Beziehungsangebot durch die Therapeutin (u.U. mit Anpassung der Frequenz und Sitzungsdauer, s.u.). Diese begleitet das Erkennen zwischenmenschlicher Situationen im Hier und Jetzt, die anamnestisch immer wieder zum Struktureinbruch geführt haben. Die Patientin benötigt Begleitung und Sicherheit dabei, Gefühle zu benennen und zu akzeptieren, diese zeitlich einzuordnen und Situationen zuzuordnen, sowie dabei, die Selbst-Objekt-Differenzierung zu verbessern. Der Fokus liegt also besonders auf den strukturellen Vulnerabilitäten.

In der therapeutischen Beziehung muss insbesondere die Gegenübertragung beachtet, aber zunächst nicht angesprochen oder gedeutet werden. Es geht um eine implizite Nähe-Distanz-Regulation: Die Nähe zur Therapeutin ist auszuhalten, wenn diese Gefühle zur Verfügung stellt, wenn sie in den Handlungsdialog geht, wenn Dinge auf der Beziehungsebene ausgehandelt werden. Die Patientin sollte die Möglichkeit zur Regulation von Nähe und Distanz behalten, um diese dann reflektieren zu können (die Sitzungsfrequenz und Sitzungsdauer kann gemeinsam ausgehandelt werden, damit die Patientin hier als Gegenüber erscheint).

Hinsichtlich der *Prognose* ist die Patientin als hinreichend offen einzuschätzen und bereit zur Selbstreflexion. Sie ist motiviert, zuverlässig in der Medikamenteneinnahme und hat einen hohen Leidensdruck. Sie hat die vergangenen Psychotherapien für sich sehr gut nutzen können. An die Fortschritte, die sie gemacht hat, kann angeknüpft werden. Die Verwundbarkeit der Patientin lässt sich eingrenzen, sie selbst gibt an, im Vorfeld auch Situationen, die ihr bezüglich ihrer psychischen Stabilität gefährlich werden könnten, zu erkennen. Sie wägt dann ab, inwieweit und ob sie sich diesen Situationen aussetzt oder nicht. Hierzu benötigt sie teilweise engmaschig Begleitung in sicherheitsspendenden, regelmäßigen therapeutischen Gesprächen. Nach ausreichend Wiederholungen und Sicherheit in der therapeutischen Beziehung können Narrative gebildet werden, um das psychotische, ausgelagerte Erleben in die Biografie zu integrieren.

Für die Patientin wird auf dieser Grundlage eine modifizierte analytische Psychotherapie beantragt, einmal wöchentlich mit einer möglichen Anpassung der Frequenz (zweimal wöchentlich in Krisenzeiten bis zu einmal in zwei

Wochen) und Sitzungsdauer (50 min und wenn nötig 25 min) im Verlauf.

Kommentar

Nach OPD ist die Psychotherapie vorwiegend strukturbezogen (Selbst-Objekt-Differenzierung, Affektdifferenzierung, Erkennen und Ausdifferenzieren des Selbsterlebens im zwischenmenschlichen Bereich). Die Frequenz müsste im Verlauf u.U. angepasst werden (zwischen ein- und zweistündig) und es ist von einem längeren Therapieverlauf auszugehen, weswegen eine modifizierte analytische Psychotherapie indiziert ist.

7.9 Antrag auf tiefenpsychologisch fundierte Psychotherapie mit dem Schwerpunkt Trauma

1. Relevante soziodemografische Daten: Die 38-jährige ledige Angestellte eines mittelständischen Unternehmens stellt sich auf Anraten des Hausarztes vor.

2. Symptomatik und psychischer Befund: Seit etwa 8 Wochen Wiederauftreten von Beschwerden einer posttraumatischen Belastungsstörung mit beinahe täglichem intrusiven Wiedererleben von Bildern und Albträumen bezüglich eines Arbeitsunfalls von vor 3 Jahren. Vorangegangen war eine etwa 1,5-jährige „stabile“ Zeit nach erfolgreicher stationärer Psychotherapie (s. „3. Somatischer Befund/Konsiliarbericht“). Sie sei aktuell schreckhaft und angespannt, vermeide wie früher Gedanken an ihre Arbeitsstelle, wolle aufgrund von Albträumen nicht einschlafen und könne daher mittlerweile tagsüber „kaum noch die Augen offenhalten“. Sie selbst bringt die erneuten Beschwerden mit dem plötzlichen Tod ihres Vaters vor 3 Monaten in Verbindung.

Im Kontakt wirkt die unauffällig gekleidete, schlanke Frau sich selbst zurücknehmend und freundlich, zuvorkommend und beinahe etwas unterwürfig-beschämt, aber zugleich merklich abwartend, sehnsüchtig und fordernd, was im Gegenüber unterschwellig Handlungsdruck, zügig Hilfe anzubieten, auslösen kann. Es gelingt ihr überwiegend, ein kohärentes Bild ihrer inneren und äußeren Situation zu vermitteln. Bewusstseinsklar, zu allen Qualitäten klar orientiert. Bei regelmäßigen Intrusionen keine formalen oder inhaltlichen Denkstörungen, Ich-Störungen oder Sinnestäuschungen. Keine Suizidalität, kein Substanzmittelkonsum.

3. Somatischer Befund/Konsiliarbericht: Anamnestisch Femurfraktur links vor 3 Jahren (Bericht liegt vor), in diesem Kontext zunächst nicht ausreichend wirksame ambulante, dann

Kommentar

Symptombezogen besteht das Vollbild einer posttraumatischen Belastungsstörung. In Bezug auf die Achse I der OPD-3 ist die globale Schwere der Störung als mittelgradig ausgeprägt einzuschätzen. Es deutet sich bei insgesamt guten psychotherapeutischen Vorerfahrungen ein eher intrapsychisches Krankheits- und psychotherapeutisches Behandlungskonzept bei grundsätzlich gegebener Offenheit und einer Mischung aus dem Wunsch nach Symptomreduktion, Klärung, aber auch konfliktgefärbter emotionaler Unterstützung an. Im Kontakt deutet sich ein Muster an, in dem sich die Patientin vermutlich aus der Sorge heraus, dem Gegenüber zur Last zu fallen und übersehen zu werden, bemüht, sich anzupassen und wenig bedürftig zu erscheinen. Im Gegenüber entsteht jedoch neben dieser Zurücknahme ein Verpflichtungsgefühl, was zunächst den Impuls auslösen kann, besonders zu helfen, aber in der Ahnung anspruchlicher Versorgungswünsche gleichzeitig auch, eher auf Distanz zu gehen. In der Beziehungsgestaltung und zugehörigen Gegenübertragung Hinweise auf ein mäßiges Strukturniveau mit überwiegend objektal ausgerichteten Wünschen.

stationäre Psychotherapie (Bericht liegt vor) bei posttraumatischer Belastungsstörung vor ca. 2 bis 1,5 Jahren. Aktuell im Selbst- und Konsiliarbericht keine relevanten körperlichen Erkrankungen. Keine Medikation.

4. Behandlungsrelevante Angaben zur Lebensgeschichte und zur Psychodynamik: Aufgewachsen als einziges Kind mit beiden Eltern, die als Gastarbeiter nach Deutschland eingewandert seien, in einem Arbeiterviertel einer mittelgroßen Stadt. Ihr Vater (+32 Jahre) habe viele Jahre in einer großen Firma am Fließband gearbeitet, ihre Mutter (+28 Jahre) als Reinigungskraft. Beiden sei es wichtig gewesen, dass sie es „einmal besser" habe; sie hätten viel Wert auf Bildung gelegt und darauf, sich anzupassen. Gleichzeitig sei es ihnen irgendwann schwergefallen, sie in der Schule zu unterstützen – teils aus Zeitgründen, teils, weil sie selbst die Schule nicht lange besucht hätten. Die frühe familiäre Atmosphäre wird einerseits als „warm" beschrieben. Allerdings hätte bei genauerer Betrachtung gerade der Vater durch seinen Schichtdienst oft nicht am normalen Familienleben teilhaben können. Die Mutter sei sehr einsam und vermutlich immer wieder depressiv gewesen; die Einsamkeit verbinde sie, nur dass sie selbst kein Kind hätte, das zumindest versuchen würde, sie aufzuheitern, wie sie es früher bei ihrer Mutter oft versucht habe. Die Mutter sei innerlich sehr vom Vater abhängig gewesen, und wenn dieser mal zu Hause gewesen sei, hätte er sich oft um die Mutter gekümmert und wenig Zeit für die Patientin gehabt. Vielleicht sei die emotionale Belastung der Mutter auch ein Grund gewesen, warum sie keine Geschwister habe, was sie aus heutiger Sicht bedauere.

In der Kindheit wenige, aber als positiv geschilderte Freundschaften mit Nachbarskindern. In Gleichaltrigengruppen damals eher randständige Positionen, sie habe sich bemüht, nicht negativ hervorzustechen. Dem Vater habe es sehr gefallen, wie gut sie in der Schule gewesen sei, vielleicht habe sie sich auch deshalb immer sehr bemüht. Gleichzeitig sei ihr die Schule aber auch erstaunlich leichtgefallen, sie habe es sogar geschafft, von der Realschule auf das Gymnasium zu wechseln und als erstes Mitglied ihrer Familie Abitur zu machen. Im Anschluss sei ihr von einem Lehrer empfohlen worden, ein Studium aufzunehmen. Die darauffolgenden Jahre seien sehr schwer gewesen: Sie sei umgezogen, habe sich an der Universität jedoch wie ein „Fremdkörper", unbeholfen und ungebildet, gefühlt. Es wäre wahrscheinlich entlastend gewesen, wenn sich ihr Vater in der Zeit mehr für ihr Studium und ihre schwierige Lebenssituation interessiert hätte. Kontakte habe sie in einem studentischen Kulturverein gefunden, in dem sie bald eine tragende Rolle in der Organisation von Treffen und Aktivitäten übernahm. Eine Beziehung mit einem Mitstudenten habe nicht lange gehalten, er habe wohl eher eine Mutter und keine Partnerin gesucht. Während sie zunehmend viele Stunden bei der Arbeit in mehreren Cafés und einem Supermarkt verbrachte, hätte ihr Studium der Geschichte immer mehr gelitten. Nach insgesamt 18 Semestern hätte sie sich getraut, ihren Eltern zu sagen, dass sie das Studium ohne Abschluss abbrechen würde. Auch wenn diese sich verständnisvoll gezeigt hätten, habe sie deren Enttäuschung sehr geschmerzt. Rückzug ins Elternhaus mit Anfang 30, wo sie noch heute lebt.

Sie habe dann einen Job bei einem lokalen Betrieb aufgenommen, sei aufgrund von konstant guter Arbeit mit mehr Aufgaben betraut worden und kümmere sich seit etwa 4 Jahren um einen kleinen Bereich an der Schnittstelle zwischen Verwaltung und Lager. Finanziell lebe sie seither in geordneten Verhältnissen. Einschneidend sei ein Arbeitsunfall vor 3 Jahren gewesen, eine schwere Palette sei damals von einem Gabelstapler gerutscht, habe sie am Bein getroffen und längere Zeit eingeklemmt, die Feuerwehr musste sie befreien. Bei einem guten körperlichen Heilungsprozess habe sie sich jedoch von ihrem damaligen Vorgesetzten, der heute dort nicht mehr arbeite, schlecht behandelt gefühlt, was sehr enttäuschend gewesen sei und sie sehr wütend gemacht habe. Psychisch sei es ihr schlecht gegangen, eine posttraumatische Belastungsstörung sei in ambulanter Traumatherapie nicht besser geworden, erst eine stationäre Psychotherapie in einer psychosomatischen Universitätsklinik habe dazu geführt, dass sie seit etwa 1,5 Jahren wieder arbeitsfähig sei. In der damaligen stationären Behandlung sei es neben dem Traumaereignis viel um ihre Lebensgeschichte und die Beziehung zu ihren Eltern gegangen. Sie habe seither versucht, mehr ein eigenes Leben zu führen, allerdings sei es ihrem Vater im Kontext einer Herzerkrankung schlechter gegangen, sodass sie sich entschied, ihn und die Mutter zu unterstützen und bei ihnen wohnen zu bleiben. Auch deshalb habe sie nicht wie geplant eine ambulante Anschlusstherapie begonnen. Der Tod des Vaters an einem Herzinfarkt sei überraschend gewesen, habe die Mutter in eine Art Schockstarre fallen lassen, sodass sie sich „wieder" um alles inklusive der Beerdigung habe kümmern müssen, bis ihre eigene Symptomatik sie zunehmend daran gehindert habe. Arbeitsunfähig seit 6 Wochen vor Erstkontakt.

In Bezug auf die *Psychodynamik* ist die Innenwelt der Patientin lebensgeschichtlich von einer um Anpassung bemühten und dabei gewissermaßen auf sich selbst zurückgeworfenen Familienkonstellation in einer herausfordernden Migrationssituation geprägt, in der die Patientin bei eher abwesendem Vater und überforderter Mutter früh eine versorgende Rolle eingenommen hat – ein Muster, das auch im späteren Leben deutlich wird (z. B. Kulturverein, Arbeitsstelle, ggf. Beziehung). Diese Mischung aus einem eher kontraphobisch-altruistischen Umgang mit Unsicherheit führt nicht nur zu einer Rückstellung eigener Bedürfnisse, sondern auch zu einer Hemmung in Bezug auf Schritte in die Unabhängigkeit. Dies hat wahrscheinlich mit dazu beigetragen, dass eine Stabilisierung über Selbstwert und Leistung (Studium) zunächst scheitert. Gleichzeitig kann das Leistungsthema nicht nur der Abwehr von Enttäuschung bezüglich des letztlich ebenfalls nicht ausreichend versorgenden Vaters dienen, sondern auch als Abwehr zugehöriger eigener Enttäuschungsaggression verstanden werden. Die Rückkehr ins Elternhaus und der Erfolg bei der Arbeit führen zu einer kurzfristigen Stabilisierung über Versorgung und Anerkennung. Das Traumaereignis ist hier wahrscheinlich nicht nur als Auslöser im störungsspezifischen Sinne zu verstehen, sondern destabilisiert die damalige, mühsam erworbene innere Konflikt-Balance, was auch erklären könnte, warum die Symptome der PTBS vor 2 Jahren nicht in einer ambulanten Traumatherapie remittieren konnten. Erst die Verbindung mit den Versorgungsthemen im Kontext der stationären Behandlung ermöglichte sowohl eine erfolgreiche Behandlung der PTBS-Symptomatik mit EMDR-Sitzungen (EMDR: Eye Movement Desensitization and Reprocessing) als auch deutliche Entwicklungen hin zu mehr Selbstständigkeit in Bezug auf Lebensgestaltung. Auf der anderen Seite zieht die Patientin wahrscheinlich vor dem Hintergrund regressiver Wünsche und Wiedergutmachungsfantasien zurück zu den Eltern und kümmert sich nicht um eine Weiterbehandlung, was bei Krankheit des Vaters und Bedürftigkeit der Mutter die frühe Konfliktdynamik reaktiviert und zugleich über die versorgend-versorgte Rolle kurzfristig stabilisiert. Die aktuelle Dekompensation ist ebenso vor dem Hintergrund des Versorgung-Autarkie-Konfliktes zu verstehen: Der Tod des Vaters erschüttert das unbewusste Arrangement der bisher altruistisch in Schach gehaltenen Versorgungswünsche durch die Möglichkeit einer Erkenntnis, dass die Patientin zumindest in Bezug auf ihre Eltern Versorgungswünsche wird aufgeben müssen. Der Realverlust des Vaters wird dabei zusätzlich durch eine Enttäuschungswut aufgeladen, die das Potenzial hat, notwendige Trauerprozesse, aber auch mögliche Individuationsschritte zu behindern. Die PTBS-Symptomatik kann dabei einerseits im Kontext einer Überforderung verstanden werden, andererseits als lebensgeschichtlich bekannter Zustand, in dem eigene Versorgung – auch in der Trauer – möglich und sogar angemessen erscheint.

Kommentar

In der Psychodynamik steht die enge Verknüpfung einer vorbestehenden konfliktbezogenen Vulnerabilität und der Traumasymptomatik im Mittelpunkt. Das initiale Traumaereignis vor 3 Jahren fällt in eine durch die reaktualisierte Konfliktdynamik aufgeladene Situation, sodass zunächst eine ambulante traumaspezifische Psychotherapie nicht zur erwarteten Verbesserung führt. Erst eine multimodale stationäre Psychotherapie, die auch die psychodynamischen Aspekte integriert, sorgt damals für Therapiefortschritt. Der Rückzug ins Elternhaus hat ein regressives, aber dabei zugleich punktuell stabilisierendes Moment. Die Fragilität des Arrangements wird im Angesicht des Verlustes des Vaters deutlich: Es handelt sich hier nicht nur um einen Realverlust, sondern gleichzeitig um den Verlust der Möglichkeit, die Liebe und Anerkennung des Vaters doch noch zu erhalten. Ebenso wird die Patientin nicht nur mit ihrer bedürftigen Mutter, sondern auch mit ihrer zugehörigen Wut auf den Vater zurückgelassen. Das erneute Auftreten der PTBS-Symptomatik hat damit sowohl eine intrapsychische wie auch interpersonelle Abwehrfunktion, indem die Aufmerksamkeit von der konfliktbezogenen Bilanzthematik abgelenkt, aber auch die Möglichkeit des Versorgtwerdens in der Krankenrolle spürbar wird.

5. Diagnose zum Zeitpunkt der Antragstellung:

- ICD-10: F43.1 – posttraumatische Belastungsstörung
- ICD-11: 6B40
- OPD: Versorgung vs. Autarkie (eher aktiver Modus); ggf. Selbstwertkonflikt (eher gemischt-passiver Modus) bei insgesamt mäßig integriertem Strukturniveau; typische Abwehrphänomene: Reaktionsbildung, Verschiebung, Idealisierung

6. Behandlungsplan und Prognose: Es besteht eine behandlungsbedürftige psychische Störung mit Krankheitswert bei Reaktualisierung eines Versorgung-Autarkie-Konfliktes nach Tod des Vaters. Auch wenn aktuell die Symptomatik einer posttraumatischen Belastungsstörung (erneut) im Vordergrund steht, muss zudem die Konfliktthematik im Sinne eines Risikoprofils in den Fokus der Behandlung kommen. Dies stimmt mit von der Patientin geäußerten Behandlungszielen überein, die sich neben der Verringerung der akuten Symptomatik Unterstützung in der Klärung ihrer Schwierigkeiten, ein von den Eltern unabhängigeres Leben zu führen, wünscht. Im ersten Teil der Behandlung kann bei Persistenz der PTBS-Symptome auf traumabearbeitende Verfahren (PITT [Psychodynamisch Imaginative Traumatherapie]; EMDR) zurückgegriffen werden. Im weiteren Verlauf sollte in einer fokal aufdeckenden tiefenpsychologisch fundierten Psychotherapie die Konfliktthematik, insbesondere in Bezug auf eigene Versorgungsbedürfnisse und den Umgang mit diesen in aktuellen Beziehungen und Lebenskontexten inklusive der Trauer um den Vater, im Mittelpunkt stehen. Eine rein traumaspezifische Behandlung ist vor dem Hintergrund der in der Dynamik der akuten Dekompensation deutlich werdenden Risikokonstellation für eine langfristige Besserung nicht ausreichend. In den initialen Sitzungen entwickelte sich bereits eine angemessen tragfähige Arbeitsbeziehung; insbesondere bei der Formulierung möglicher Behandlungsziele wird deutlich, dass die Patientin gut an die vorangegangene stationäre Psychotherapie anknüpfen kann. Es besteht eine hinreichend gute Prognose. Es werden zunächst 60 Sitzungen mit der Ziffer 35405 beantragt. Gleichzeitig kann, je nach Verlauf, zur Integration der Enttäuschungsaggression und der Bearbeitung zu vermutender Ablösungsschuld auch eine längere Behandlung bis hin zu 100 Stunden nötig werden. Eine Einbindung weiterer Berufsgruppen erscheint zum jetzigen Zeitpunkt nicht notwendig.

Kommentar

Wichtig an dieser Stelle ist, dass eine rein traumatherapeutische Behandlung ohne zusätzlichen Konfliktfokus nachvollziehbar mit hoher Wahrscheinlichkeit keine ausreichend hohen Erfolgsaussichten hat.

8 Der Bericht zum Umwandlungs- bzw. Fortführungsantrag

Im Bericht zum Umwandlungs- und Fortführungsantrag geht es in erster Linie darum, den bisherigen Verlauf der Behandlung darzustellen, ihn bezüglich des bereits Erreichten zu bewerten und dann zu erklären, was zur gesundheitlichen Stabilisierung der Patient:in noch erreicht werden muss und mit der Umwandlung der Therapie auch erreicht werden kann. Die OPD bietet als Hilfestellung zu dieser Argumentation die Heidelberger Umstrukturierungsskala (HUS) als ein Instrument an, mit dem Therapieziele auf psychodynamischer Grundlage definiert und Veränderungen auf diese Ziele hin dargestellt werden können.

8.1 Die Heidelberger Umstrukturierungsskala (HUS)

8.1.1 Konzeptionalisierung

Veränderungen im therapeutischen Prozess: Im Bericht zum Fortführungsantrag geht es zunächst darum, Veränderungen, die durch den therapeutischen Prozess in Gang gesetzt wurden, zu dokumentieren. Neben äußeren Veränderungen und Veränderungen der Symptomatik sind dabei unter psychodynamischer Perspektive vor allem die Entwicklungen der Patient:in bezogen auf ihre Beziehungsschwierigkeiten, Konfliktdispositionen und Struktureinschränkungen wichtig. Diese wurden im Erstantrag als OPD-Befund herausgearbeitet und in der Diagnose und Therapieplanung zusammengefasst. Dabei wurden jene zentralen Problembereiche herausgearbeitet, die sich nach dem Verständnis der Antragssteller:in verändern müssen, wenn eine tiefgreifendere Veränderung – so wie sie ja bei psychodynamischen Behandlungen intendiert wird – erreicht werden soll. Als Instrument für die Beurteilung der Veränderungen verwendet die OPD die Heidelberger Umstrukturierungsskala (HUS). Mit der HUS werden Veränderungen im therapeutischen Prozess als Wandel der inneren Haltung einer Patient:in zu den für ihre psychische Störung zentralen Problembereichen und als Veränderungen im Umgang mit ihnen abgebildet (Grande et al., 2004; Rudolf et al., 2000). Die Mitglieder der OPD-Arbeitsgruppe haben sich nach einer intensiven Diskussion psychoanalytischer Konzeptionen zur Veränderung für dieses Modell entschieden. Die HUS wird im Folgenden vorgestellt und mit einem klinischen Beispiel erläutert.

Um einem naheliegenden und häufigen Missverständnis vorzubeugen, sei noch vorweg betont, dass die Bezeichnung „Umstrukturierungsskala" mit der Bezeichnung der OPD-Achse „Struktur" nichts gemein hat: Der Begriff „Umstrukturierung" ist dem psychoanalytischen Diskurs entlehnt und bezieht sich auf tiefergreifende Persönlichkeitsveränderungen, unabhängig davon, ob sie das habituelle Beziehungsmuster, die Konflikte oder die Struktureinschränkungen einer Patient:in betreffen. Die HUS kann deshalb auf Problembereiche aus allen drei psychodynamischen Achsen der OPD angewandt werden.

Zwei Schritte: Wenn man Veränderungen mit der HUS erfassen möchte, muss man methodisch zwei Schritte vollziehen: In einem ersten

Schritt werden für eine Patient:in aus ihrem OPD-Befund individuell jene zentralen problematischen Punkte bestimmt, die ihre psychische und körperliche Symptomatik sowie ihre interpersonellen Schwierigkeiten hervorbringen bzw. unterhalten. Diese Auswahl hat die Bedeutung einer psychodynamischen Hypothese: Es wird angenommen, dass sich in diesen Bereichen etwas ändern muss, wenn die Beschwerden der Patient:in gemindert oder aufgelöst werden sollen. Die so definierten Problembereiche sind einerseits Gegenstand der therapeutischen Arbeit selbst, mit Blick auf sie kann jedoch andererseits auch der Behandlungsfortschritt beobachtet werden. Im zweiten Schritt wird mit der HUS erfasst, welche Haltung die Patient:in gegenüber den für sie relevanten Problembereichen einnimmt bzw. wie sie im Verlauf der Therapie auf veränderte Weise mit ihnen umgeht.

8.1.2 Praktisches Vorgehen

Schritt 1 – Foki auswählen: Im ersten Schritt ist anhand des Berichts zum Erstantrag (oder rückblickend im Falle eines Umwandlungsantrags) zu bestimmen, welche mithilfe der OPD dort definierten Problembereiche die Störung einer Patient:in hervorrufen und/oder aufrechterhalten und sich daher verändern müssen, wenn ein echter therapeutischer Fortschritt erreicht werden soll. Modifikationen der ursprünglichen OPD-Diagnose können selbstverständlich vorkommen, wenn sich der Blick auf die Psychodynamik zum Zeitpunkt des Fortführungsantrags verändert hat. Diese Problembereiche, die wir der Einfachheit halber Foki nennen, sind den im engeren Sinne *psychodynamischen Achsen* der OPD entnommen, d.h. der Beziehungs-, Konflikt- oder Strukturachse. Die Zahl der auszuwählenden Foki ist dabei nicht festgelegt, es empfiehlt sich jedoch die Beschränkung auf eine möglichst kleine Anzahl. Nach Untersuchungen ist jedoch die Auswahl von *zwei bis maximal vier Merkmalen* aus dem Befundspektrum der Achsen II, III und IV ausreichend, um die Problematik einer Patient:in ausreichend zu erfassen. Neben dem in der OPD-Beziehungsdiagnostik formulierten dysfunktionalen Beziehungsmuster (Abbildung 2-1) kann dabei auf Tabelle 2-2 und Tabelle 2-4 zur Konflikt- und Strukturdiagnostik in diesem Buch zurückgegriffen werden.

Schritt 2 – Umgang mit den Foki: Die in Abbildung 8-1 dargestellte Skala wird verwendet, um im zweiten Schritt den Umgang einer Patient:in mit den Foki zu erfassen (Rudolf et al., 2000). Die Skala (vgl. Anhang C für eine detaillierte Darstellung) beschreibt in 7 Stufen unterschiedliche Modalitäten des Umgangs einer Patient:in mit einem Fokusproblem, beginnend mit seiner erfolgreichen Ausblendung und Nichtwahrnehmung über seine langsame Wahrnehmung und interessierte Erkundung bis zu Bemühungen zu seiner aktiven Bewältigung in der Stufe 4. Die nächsten Stufen (ab Stufe 5) beschreiben nach diesem Modell den Prozess einer therapieförderlichen Labilisierung habitueller Abwehrhaltungen und einer dadurch ermöglichten Neuorganisation der Persönlichkeit. Sie erfassen damit Veränderungen, die in dem psychoanalytischen Konzept der „Umstrukturierung“ bzw. „strukturellen Veränderung“ angesprochen werden. Die für eine Patient:in ausgewählten Foki können mit dieser Skala im (seltenen) Fall zweier Fortführungsanträge wiederholt beurteilt werden, sodass sich Veränderungen als Bewegung der Foki auf der Umstrukturierungsskala darstellen lassen. Dieses Vorgehen ist in der „Praxisstudie Analytische Langzeittherapie (PAL)“ (Rudolf et al., 2002; Rudolf et al., 2004) angewendet worden und hat sich dort bewährt.

Veränderungsmodi: Eine Besonderheit der Umstrukturierungsskala besteht darin, dass positive therapeutische Veränderungen nach Art einer „Bewältigung“ konzeptuell bereits mit Erreichen der Stufen 3 bzw. 4 möglich sind, wenn eine Patient:in aufgrund der auf dieser Stufe gewonnenen Problemeinsicht aktive Steuerungsbemühungen zur Problembewältigung vornimmt.

1. Nichtwahrnehmung des Fokusproblems	1 1+	Völlige Abwehr bzw. Vermeidung des Fokusbereichs, es gibt „kein Problem“	
2. Ungewollte Beschäftigung mit dem Fokus	2– 2 2+	Symptomdruck, interpersonelle Schwierigkeiten: Zumutungen, von außen kommend erlebt	
3. Vage Fokuswahrnehmung	3– 3 3+	Passive Beschäftigung mit dem Fokus, ansatzw. Anerkennung, Ahnung eigener Verantwortung	Bewältigung
4. Anerkennung und Erkundung des Fokus	4– 4 4+	Interessiertes Problemverstehen, Arbeitsbeziehung, aktive „Bewältigung“, Handeln	
5. Auflösung alter Strukturen im Fokusbereich	5– 5 5+	Abwehr wird brüchig, Prozess wird zur „Passion“, Trauer, Ausgeliefertsein, Verwirrung	Strukturelle Veränderung
6. Neustrukturierung im Fokusbereich	6– 6 6+	Versöhnliches Erleben, neue Erlebens/Verhaltensmöglichkeiten stellen sich spontan ein	
7. Auflösung des Fokus	7– 7	Integration, Selbstübereinstimmung, realitätsgerechtes Erleben, Neugestaltungen	

Abbildung 8-1: Die Heidelberger Umstrukturierungsskala.

Im Unterschied dazu beziehen sich die auf den Stufen 5 bis 7 beschriebenen Veränderungen auf basalere Umgestaltungen der Persönlichkeitsstruktur, die sich typischerweise spontan ereignen, d. h. ohne vorsätzliche und bewusste Bemühung der Betroffenen selbst und nicht selten überraschend für sie. Aufgrund dieses Konstruktionsprinzips können Behandlungsergebnisse bei Erreichen der Stufe 4 dem Veränderungsmodus der „Bewältigung" und beim Erreichen der Stufe 5 bzw. 6 demjenigen der „Umstrukturierung" kategorial zugeordnet werden.

8.1.3 Klinische Bedeutung und Anwendung der HUS

Die Heidelberger Umstrukturierungsskala kann angewendet werden, sobald aus dem OPD-Befund ein oder mehrere Problembereiche ausgewählt worden sind, die die Störung verursachen bzw. aufrechterhalten und deshalb Ziel der therapeutischen Veränderungsarbeit sind.

Stufen 2 und 3: Zunächst sollte überlegt werden, wo eine Patient:in bereits zu Therapiebeginn im Umgang mit ihren zentralen Problembereichen steht. In ambulanten Therapien findet man zu diesem Zeitpunkt meist Zuordnungen zu den Stufen 2 bis 3. Auf der Stufe 2 „Ungewollte Beschäftigung mit dem Fokus" ist bereits ein Leidensdruck gegeben, die Schwierigkeit wird jedoch noch als etwas von außen Zugemutetes erlebt, weshalb die Patient:in eher passiv eingestellt ist und von der Behandlung erwartet, dass diese Zumutung durch die Therapie gleichsam von ihr genommen wird. Eine psychotherapeutische Zusammenarbeit im eigentlichen Sinne ist deshalb erst möglich, wenn die Patient:in wenigstens eine „vage Fokuswahrnehmung" (Zwischenstufe 3, vgl. auch Anhang C) in dem Sinne hat, dass sie eine eigene Beteiligung und eine eigene Verantwortung für die Schwierigkeit ahnt und ansatzweise anerkennt. Die Probesitzungen oder Vorgespräche zu einer Therapie dienen u. a. dazu, eine vage Fokuswahrnehmung für zumindest einen der verschiedenen Fokusbereiche herzustellen.

Stufen 4 bis 6: Im Verlauf der Behandlung und insbesondere bei Stellung des Fortführungsantrags kann sich die Therapeut:in mithilfe der HUS vergegenwärtigen, wie weit sie in Bezug auf die Problembereiche mit einer Patient:in bereits gekommen ist. Wie bereits erwähnt, können sowohl das Erreichen von Stufe 4 („Anerkennung und Erkundung des Fokus") als auch das der Stufe 6 („Neustrukturierung im Fokusbereich") als lebensverändernde Therapieziele angesehen werden. Auf Stufe 4 gewinnt die Patient:in Einsicht in ihre Schwierigkeiten und erwirbt sich dadurch Möglichkeiten, regulierend und bewältigend damit umzugehen, was einen oft entscheidenden gesundheitlichen Fortschritt darstellt.

Mit der Zwischenstufe 5 wird ein Prozess der therapieförderlichen Labilisierung beschrieben, der dazu führt, dass gewohnte Formen der Bewältigung und Abwehr nicht mehr greifen. Damit entsteht eine gleichsam ausweglose Situation: Die Patient:in „macht" die Therapie jetzt nicht mehr, sie „erleidet" sie. Ihr Zustand ist entsprechend von Ratlosigkeit, Zweifeln, Traurigkeit oder sogar Hoffnungslosigkeit geprägt (vgl. Anhang C). Gleichzeitig kann sie jedoch von anderen (auch von der Therapeut:in) bereits als positiv verändert erlebt werden, und zwar typischerweise als weicher, durchlässiger und authentischer. Für die Patient:in selbst wird diese positive Wendung erst später spürbar, nämlich gegen Ende der Zwischenstufe 5 oder auf der beginnenden Zwischenstufe 6. Sie erlebt die dann stattfindenden Veränderungen als etwas, das sich spontan und ohne ihr Wollen einstellt. Sie stellt z. B. unerwartet fest, dass sie plötzlich Dinge tun und fühlen kann, die ihr zuvor unzugänglich oder ganz unbekannt waren. Dies sind Indikatoren dafür, dass eine grundlegendere Veränderung und Neuorganisation der Persönlichkeit stattgefunden hat, die in intensiven psychoanalytischen Langzeitbehandlungen angestrebt und als „Umstrukturierung“ bzw. „strukturelle Veränderung“ bezeichnet wird.

Klinisches Beispiel

Eine 37-jährige Patientin reagiert auf einen beruflichen Aufstieg depressiv. Sie bemerkt diesen paradoxen Zusammenhang selbst nicht. Aus ihrem Bericht ergibt sich, dass sie in ihrer neuen Position das Gemeinschaftsgefühl vermisst, das sie in der Gruppe gleichrangiger Kollegen und Kolleginnen erlebte. Im Zusammenhang mit diesem Verlust kommt zur Sprache, dass der Vater vor einem Jahr verstarb. Sie äußert ihre Trauer darüber, dass ihre Herkunftsfamilie als Rückhalt und Quelle von Kraft dadurch beschädigt bzw. verloren ist. Nachdem der Therapeut die Verbindung zwischen diesen Ereignissen herstellt, ist sie sichtlich berührt und hält es für möglich, dass dies mit ihrer Depression zu tun haben könnte (Fokus: Versorgung vs. Autarkie im passiven Modus, Stufe 3 der Skala: „Vage Fokuswahrnehmung“).

An anderen Stellen des Gesprächs wirkt die Patientin eher unwillig und ungeduldig: Sie finde sich in der jetzigen Form ganz unerträglich: Sie hasse ihr Selbstmitleid, in ihrer beruflichen Stellung könne sie sich so etwas gar nicht leisten! Die biografische Anamnese zeigt, dass die Patientin eng mit dem Vater verbunden war, dessen Stärke sie bewunderte, während bei der Schilderung der weichen und vom Vater abhängigen Mutter kritisch-entwertende Töne hörbar werden. In ihrer aktuellen Schwäche fühlt sie sich der Mutter unbewusst ähnlich, was für sie nicht akzeptabel ist. Diese Zusammenhänge sind ihr ganz verborgen, Hinweise des Therapeuten in dieser Richtung kann sie gar nicht aufnehmen (ödipaler Konflikt, Stufe 2: „Ungewollte Beschäftigung mit dem Fokusbereich“).

Im Rahmen einer tiefenpsychologisch fundierten Psychotherapie kann die Patientin ihre Geborgenheitswünsche anerkennen und Schritte unternehmen, ihre Lebenssituation mit Rücksicht darauf einzurichten. Sie entdeckt und entwickelt vertrauensvolle Beziehungen in ihrem privaten Umfeld und kann ihr berufliches Engagement von dieser Bedürftigkeit teilweise entlasten (Versorgung vs. Autarkie, Stufe 4: „Anerkennung des Fokusbereichs“). Ihre Stimmung normalisiert sich weitgehend. Beeinträchtigt ist sie jedoch weiterhin durch ihre Partnerlosigkeit; Kontakte mit Männern misslingen immer wieder aufgrund deren Desinteresses, aber auch aufgrund ihrer eigenen hohen Ansprüche. Sie versteht ansatzweise, dass sie sich in ihrem Selbstbild als Frau gegen die Mutter konturieren muss und dadurch eingeschränkt ist, weil sie kein gutes Selbstgefühl als Frau entwickeln kann. Es wird im Verlauf der Behandlung aber auch zunehmend deutlich, dass sie sich dieser Problematik nicht weiter annähern will. Sie entscheidet sich schließlich, die Therapie nach 50 Sitzungen zu beenden (ödipaler Konflikt, Stufe 3: „Vage Fokuswahrnehmung“).

8.2 Konkrete Vorgehensweise bei der Berichterstellung zum Fortführungsantrag/Umwandlungsantrag

Die Vorgaben im Leitfaden für die Berichterstellung für den Fortführungsantrag einerseits und zu dem Umwandlungsantrag (PTV3; KBV, 2020): „Zusätzlich erforderliche Angaben bei einem Umwandlungsantrag“) andererseits entsprechen sich weitgehend. Die geforderten Angaben sind im Falle der Umwandlung allerdings lediglich als Ergänzung zum Bericht zum Erstantrag gedacht, während sie bei der Fortführung den gesamten Bericht ausmachen (und deshalb wohl in der Regel dort einer breiteren Ausführung bedürfen). Wir orientieren uns hier an den Vorgaben zur Fortführung, die nicht mehr als drei Punkte enthalten.

8.2.1 Darstellung des bisherigen Behandlungsverlaufs seit dem letzten Bericht

Vorgaben zur Berichterstellung

Die knappe Formulierung des Leitfadens zur Berichterstellung (KBV, 2020) lautet hier: „Darstellung des bisherigen Behandlungsverlaufs seit dem letzten Bericht, Veränderung der Symptomatik und Behandlungsergebnis in Bezug auf die Erreichung bzw. Nichterreichung der Therapieziele; ggf. auch bezüglich der Einbeziehung der Bezugspersonen".

Empfehlungen aus Sicht der OPD

Bearbeitung der Problembereiche: Aus Sicht der OPD geht es in diesem Abschnitt vor allem darum, die Entwicklung der im Bericht zum Erstantrag herausgestellten psychotherapeutischen Problembereiche bzw. Foki im Behandlungsverlauf kurz zu erläutern und darzustellen, wie weit die Patient:in in der Bearbeitung damit inzwischen gekommen ist. Erläuterungen zur Mitarbeit der Patient:in, zu ihrer Regressionsfähigkeit und Abwehr sowie die angewandten therapeutischen Methoden sollten auf diese Foki und den sich verändernden Umgang der Patient:in mit ihnen bezogen werden. Neben diesen mehr innertherapeutischen Aspekten verdienen nach unserer Auffassung äußere Entwicklungen Beachtung, d.h. Veränderungen im interpersonellen Bereich, im Umgang der Patient:in mit äußeren Lebensanforderungen und nicht zuletzt auch Veränderungen in der Symptomatik. Auch diese äußeren Veränderungen sollten auf die im Behandlungsplan angesprochenen Foki bezogen werden, durch deren Veränderung sie letztlich ermöglicht werden. Die Beschreibung des Therapieverlaufs sollte erkennen lassen, wie diese Veränderungen durch die fokusbezogene therapeutische Arbeit erreicht wurden.

HUS: Wenn dies plausibel dargestellt werden kann, sollte es ebenfalls möglich sein, den Grad der bis zum Fortsetzungsantrag erreichten Foki-Veränderungen auf der Heidelberger Umstrukturierungsskala (HUS) einzuschätzen und dadurch zu objektivieren. Diese Einschätzung zeigt den Effekt der zurückliegenden Behandlung auf und kann gleichzeitig begründen, warum therapeutische Schritte noch ausstehen und deshalb Aufgabe einer weiteren Behandlung sein müssen. Wir empfehlen daher, eine Beurteilung der erreichten Veränderungen mit der HUS (unter Bezugnahme auf das Manual, vgl. Anhang C) vorzunehmen und das Ergebnis zunächst mit eigenen Worten zu beschreiben, bevor Sie (eventuell nur in Klammern) anmerken, welcher Grad der Umstrukturierung bezogen auf einen Fokus im Sinne der HUS numerisch bislang erreicht wurde (z.B. Stufe 3 beim Konflikt Versorgung vs. Autarkie).

Symptomatischer Fortschritt: Die Richtlinien-Psychotherapie gibt als Ziel psychotherapeutischer Behandlungen vor, dass damit im engeren Sinne krankheitswertiges Erleben und Verhalten nachhaltig vermindert bzw. geheilt wird. Diese Fokussierung der im Vergleich zur Psychodynamik „offensichtlichen" Merkmale der Krankheit erfordert, dass neben den aus OPD-Sicht bedeutsamen Veränderungen der symptomatische Fortschritt dokumentiert wird. Auch dieser sollte auf die fokusbezogenen Veränderungen bezogen und nach Möglichkeit aus ihnen abgeleitet werden. Dabei ist allerdings zu berücksichtigen und ggf. im Bericht darzustellen, dass eine therapeutisch angestoßene Umstrukturierung nicht immer unmittelbar von einer Verbesserung des Funktionsniveaus im äußeren Leben oder einer Besserung der Symptomatik begleitet sein muss. Schon Freud berichtet über „Verschlechterungen unter der Kur" und meint damit, dass ein verbesserter Zugang zum Unbewussten passager zu einer gewissen Instabilität und sogar zu neuen Symptomen führen kann. Insbesondere beim Übergang von Stufe 4 „Anerkennung und Erkundung des Problembereichs“ zu Stufe 5 „Auflösung alter Strukturen im Problembereich“ tritt eine Labilisierung in Bezug auf die Bewertung der eigenen Person, anderer und Erlebensweisen im Fokusbereich ein, die sich unter Umständen krisenhaft präsentiert (vgl. Anhang C).

8.2.2 Aktuelle Diagnose/n

Vorgaben zur Berichterstellung

Die Formulierung im Leitfaden zur Berichterstellung lautet hier: „Aktuelle Diagnosen gemäß ICD-10 bzw. ICD-11 und aktueller psychischer Befund, weitere Ergebnisse psychodiagnostischer Testverfahren“.

Empfehlungen aus Sicht der OPD

Es gelten hier grundsätzlich die Empfehlungen des Kap. 6.2.5. Wie dort empfohlen, sollten neben der Symptomschilderung ein OPD-Befund sowie eine diagnostische Klassifikation nach ICD-10 bzw. ICD-11 erfolgen.

8.2.3 Begründung der Notwendigkeit der Fortführung der Behandlung

Vorgaben zur Berichterstellung

Die Formulierung im Leitfaden zur Berichterstellung lautet hier: „Begründung der Notwendigkeit der Fortführung der Behandlung, weitere Therapieplanung, geänderte/erweiterte Behandlungsziele, geänderte Behandlungsmethoden und -techniken, Prognose, Planung des Therapieabschlusses, ggf. weiterführende Maßnahmen nach Ende der Therapie“.

Empfehlungen aus Sicht der OPD

Es gelten hier grundsätzlich die Empfehlungen aus Kap. 6. Darüber hinaus sind die oben unter dem ersten Punkt des Berichts zum Fortsetzungsantrag (Kap. 8.2.1) gegebenen Erläuterungen relevant. Der mit der HUS abgebildete Veränderungsstatus macht den Bedarf an einer weiteren Veränderung sichtbar und kann damit als Grundlage für die Formulierung eines Therapieplans dienen, der eine inhaltliche Zielsetzung (d.h. die intendierten Fokusbewegungen) und die zur Zielerreichung benötigte Stundenzahl bzw. die Frequenz ausführt. Mit Blick auf den in der Richtlinien-Psychotherapie definierten Zweck der Behandlung sollte auch hier wieder gezeigt werden, dass die Fortführung geeignet ist, auch in die äußere Realität hineinzuwirken und das krankheitswertige Erleben und Verhalten nachhaltig zu verändern.

8.3 Beispiele

8.3.1 Bericht zum Fortführungsantrag auf tiefenpsychologisch fundierte Psychotherapie (Erstantrag Kap. 7.3)

Im Bericht zum Erstantrag wurde eine 30-jährige Verwaltungswissenschaftlerin mit Depression, Ängsten und somatoformen Beschwerden beschrieben, die aufgrund von Konflikten im Arbeitsbereich dekompensierte. Im Hintergrund standen biografische Belastungen durch eine behinderte jüngere Schwester, die die Aufmerksamkeit und Sorge der Mutter auf sich zog. Als hauptsächlicher Fokus wurde ein Versorgung-Autarkie-Konflikt angegeben, an zweiter Stelle ein Unterwerfung-Kontroll-Konflikt.

1. Bisheriger Behandlungsverlauf: Die Patientin hat die Behandlung mit einer ihrer zwanghaft-verpflichteten Seite entsprechenden Verbindlichkeit und Zuverlässigkeit begonnen und bislang nur einen Termin krankheitsbedingt nicht wahrgenommen. Hinter ihrer Korrektheit war für mich mit der Zeit immer deutlicher eine gewisse Skepsis und Reserve zu spüren, die sich reaktionsbildend hinter ihrer eilfertigen Bereitschaft versteckte, meine Urlaubspläne, Verzögerungen beim Stundenbeginn und Ähnliches

gleichsam vorauseilend freundlich zu akzeptieren. Auf vorsichtig deutende Fragen dazu reagierte sie abweisend, sie konnte aber in der Art einer indirekten Antwort mehr und mehr Enttäuschungen in anderen Beziehungen ansprechen. Im weiteren Verlauf konnte sie auch die darunterliegenden Sehnsüchte nach Aufmerksamkeit und Fürsorge andeuten.

Parallel dazu hat eine Verschiebung der Affekte stattgefunden: Das zu Behandlungsbeginn durchgängige Erleben ängstlich-depressiver Ohnmacht und empörter Verbitterung gegenüber den Objekten hat moderateren Affekten (vor allem einer traurigen Enttäuschung über die Objekte) Platz gemacht, die etwas mehr Abstand zum Konfliktgeschehen ermöglichen und Raum für Gedanken und Differenzierungen lassen. Dadurch werden die Bilder von ihren Objekten plastischer und einfühlbarer: Ihr anfangs nur schemenhaft sichtbarer Partner bekommt in ihren Schilderungen zunehmend Kontur und wird in seinen schwierigen Seiten beleuchtet (vor allem seine Trägheit und Indolenz im Kontrast zu ihrer fürsorglichen Bemühtheit). Die Mutter erscheint umgekehrt in manchen Szenen freundlicher und nicht mehr so hermetisch abgegrenzt und unberührt wie in ihren ersten Darstellungen.

Auch bezogen auf die eigene Person gibt es ein sich verbreiterndes Spektrum von Gedanken und Gefühlen: In ihrer Enttäuschung deutet sich eine Art von Selbstfürsorge an (im Sinne einer Empathie für das Verlorene bzw. Entbehrte), die mir wiederum die Einnahme einer beelternden Rolle erlaubt und in der Gegenübertragung entsprechend fürsorgliche Gefühle auslöst. Ein wichtiges neues Thema, dem sich die Patientin zurzeit annähert, sind ihre untergründig idealen Ansprüche an andere (in Bezug auf Beachtung, Wiedergutmachung), die die Kehrseite ihrer übergroßen Empfindlichkeit und Enttäuschungsbereitschaft bilden. Gerade in der Beziehung zur Mutter deuten sich Zweifel an dem eigenen Anspruch und der daraus immer wieder befeuerten Anklage an, zugleich zeigt sie mitunter etwas Milde und Verständnis ihr gegenüber. Dieses schwierige Thema ist jedoch bislang nur leicht berührt worden.

Bezüglich *äußerer Veränderungen* ist zu erwähnen, dass die Patientin ihre bisherige Anstellung behalten hat und die Konflikte dort bei immer wieder aufkeimender Empörung erträgt. Die Arbeitsfähigkeit war seit jener Krise zu Therapiebeginn nicht mehr ernsthaft beeinträchtigt. Ihre Partnerschaft erscheint stabil, ist aber wie beschrieben etwas konfliktträchtiger geworden.

Die *somatoformen Beschwerden* bestehen in wechselnder Intensität weiter, wobei die Auslöser für deren Auftreten mitunter sehr anschaulich auf dem Hintergrund ihres Enttäuschungsthemas greifbar werden, und dies durchaus auch für die Patientin selbst. Die im Bericht zum Erstantrag diagnostizierte Schlafstörung besteht nach der Beruhigung der damals belastenden beruflichen Konflikte nicht mehr.

Alles in allem hat sie sich ihren Konfliktthemen angenähert und kann mit ihnen besser umgehen, indem sie eigene Anteile versteht und diese im Verhältnis zu anderen in Rechnung stellt. Mit diesem neu gewonnenen Selbstverständnis kann sie die dysfunktionalen Erlebens- und Handlungsmuster, mit denen sie ihren zentralen inneren Konflikt bislang bewältigt hat, mit Abstand betrachten und immer wieder ein authentisches Interesse an der gemeinsamen Untersuchung von Situationen entwickeln, in denen sie zu solchen Lösungen greift. Gemessen an der Heidelberger Umstrukturierungsskala liegt die Patientin mit Bezug auf ihren zentralen Konflikt (Versorgung vs. Autarkie) über der Stufe 3 („Vage Problemwahrnehmung“) und ansatzweise auf der Stufe 4 „Anerkennung und Erkundung“, d.h., sie hat das mit dem Konflikt beschriebene Problem in wichtigen Teilen verstanden und als sich selbst zugehörig anerkannt.

Kommentar

In diesem Abschnitt werden nacheinander verschiedene Aspekte der Arbeit an dem für die Störung zentralen Fokus (der Versorgung-Autarkie-Konflikt) beschrieben, und zwar mit Bezug auf die Übertragung und Gegenübertragung, die außertherapeutischen Beziehungen, die vorherrschenden Affekte, die äußere Realität und die Symptomatik. Die Beschreibung des Verlaufs lässt erkennen, dass die Patientin mit ihrem wachsenden Problemverständnis etwas anstellen und verändern kann, wobei diese Veränderung vorläufig noch vor allem im therapeutischen Innenraum stattfindet: Sie kann sich den verschiedenen Aspekten ihres Versorgung-Autarkie-Konfliktes annähern und die dazu gehörenden Gefühle zulassen und Versorgungswünsche anerkennen. Diese Bewegung spiegelt sich in der Gegenübertragung als Möglichkeit wider, sich von ihr berühren zu lassen und sich ihr fürsorglich zuzuwenden. Damit deutet sich eine Lockerung des im Bericht zum Erstantrag dargestellten habituell-dysfunktionalen Beziehungsmusters an, in dem eine sowohl kämpferisch-vorwurfsvolle als auch eine sich betont unbedürftig präsentierende Patientin beschrieben wurde. Äußere Veränderungen deuten sich in der Beziehung zum Freund und eventuell auch zur Mutter immerhin an. Zugleich ist die Stufe 4 der Umstrukturierungsskala, auf der Patient:innen über ein stabiles Wissen um ihre Schwierigkeit verfügen und mit diesem Wissen offensiv Veränderungen angehen, von dieser Patientin noch nicht ganz erreicht.

2. Diagnosen:

- Symptomatik: depressive Verstimmung, Verspannungsschmerzen, Durchfall
- OPD-Konflikte: Versorgung vs. Autarkie, außerdem Unterwerfung vs. Kontrolle; jeweils aktiver Modus der Bewältigung
- OPD-Struktur: überwiegend mäßiges Strukturniveau mit einzelnen guten Fähigkeiten und Einschränkungen im Bereich der Steuerung (Übersteuerung) und der Bindung (Introjekte nutzen); insgesamt gutes bis mäßiges Strukturniveau
- ICD-10: F32.1 – mittelgradige depressive Episode; F45.32/38 – somatoforme autonome Funktionsstörung (unterer Gastrointestinaltrakt, muskuloskelettales System)
- ICD-11: 6A70.1 – depressive Störung als Einzelepisode, mittelgradig; 6C20 – somatische Belastungsstörung

Kommentar

Die Diagnose ist im Vergleich zum Bericht im Erstantrag unverändert.

3. Therapieplan: Die Patientin ist auf einem guten Weg, bedarf aber noch der weiteren Therapie für die Durcharbeitung der oben beschriebenen Themen und Konfliktbereiche. Sie hat ein gewisses Verständnis ihrer Schwierigkeiten erreicht und Zugang zu bislang verdeckten Wünschen und Affekten gewonnen, kann diese Einsichten jedoch noch nicht sicher festhalten und für Veränderungen in ihrer äußeren Realität nutzen. Sie hält zudem im Wesentlichen noch an ihrer Enttäuschung und an den dahinterstehenden idealen Erwartungen an die Objekte fest. Ziel des geplanten Therapieabschnittes soll es sein, die Enttäuschung weiter zu bearbeiten und eine mehr versöhnliche Sicht auf die Objekte zu ermöglichen. In diesem Zusammenhang wird es wichtig sein, die Beendigung zeitig zu thematisieren und die dadurch aktualisierten Aspekte ihres Konfliktes (Enttäuschung, Abschied von idealen Erwartungen) zu thematisieren. Die Prognose kann auf dem Hintergrund des bisherigen Verlaufs als gut angesehen werden. Die relevanten Gesichtspunkte dazu wurden in den vorangegangenen Abschnitten erläutert. Besondere Risiken sind nicht sichtbar geworden und auch für die Zukunft nicht abzusehen.

Kommentar

Der Inhalt des ersten Punktes wird hier nochmals kurz zusammengefasst und mit dem Umstand, dass die Stufe 4 der Umstrukturierungsskala noch nicht sicher erreicht ist, die Notwendigkeit einer Fortsetzung der Therapie begründet. Das Erreichen der Stufe 4 der Umstrukturierungsskala wird implizit als Behandlungsziel angegeben. Es wird außerdem antizipiert, dass das Ende der Therapie das Enttäuschungsthema der Patientin aktualisieren kann und deshalb beachtet und ggf. bearbeitet werden sollte.

8.3.2 Bericht zum Fortführungsantrag auf analytische Psychotherapie (Erstantrag Kap. 7.5)

Im Bericht zum Erstantrag wurde ein 22-jähriger Politologie-Student mit Lernschwierigkeiten und einer sehr ausgeprägten, religiös motivierten Schuldthematik beschrieben, der jeweils an Schwellen von Lebensanforderungen ins Straucheln gerät und regressiv zurückweicht. Als biografische Belastung ist die an Multiple Sklerose erkrankte, ihm übermäßig stark verbundene Mutter zu nennen. Ein Schuldkonflikt steht primär im Fokus des psychodynamischen Geschehens, an zweiter Stelle ein ödipaler Konflikt.

1. Bisheriger Behandlungsverlauf: Der Patient hat im Rahmen der Psychotherapie seine aggressiven Bestrebungen entdeckt und trotz wiederkehrender Bedenken sowie Gewissensbissen gelernt, sie zuzulassen. Parallel hierzu hat er an Vitalität und Spannkraft gewonnen. Er hat sich im realen Umfeld ausprobiert und neben einigen überschießenden Handlungen (schriftliche Beschwerde über einen Professor beim Dekan) auch Souveränität und Effizienz im Umgang mit diesen Bestrebungen erworben (demonstriert seinem Vater sein Können). Bedingt durch diese Entwicklung hat er begonnen, sich stärker zu behaupten, und somit sich selbst größeren inneren und äußeren Spielraum eingeräumt, was wiederum den Umgang mit anderen für ihn deutlich erleichtert. Entsprechend diesem Zugewinn an Erlebens- und Handlungsmöglichkeiten hat die erlebte Hilf- und Wirkungslosigkeit des Patienten deutlich nachgelassen. Damit gehen eine deutliche Abnahme der depressiven Symptomatik sowie der Verzicht auf Medikamente einher.

Bislang hat der Patient überaus zuverlässig und engagiert an sich gearbeitet. Dabei zeigte sich, dass es ihm anfangs immer wieder schwerfiel, die Ebene der Realität zu verlassen und sich mehr mit seinem eigenen Inneren als mit dem Handeln der anderen auseinanderzusetzen (ungewollte Beschäftigung mit dem Fokus, Stufe 2 der HUS). Dennoch war es ihm zunehmend möglich, immer mehr seinen eigenen Anteil an den Geschehnissen wahrzunehmen (vage Fokuswahrnehmung, Stufe 3 der HUS). Es wurde deutlich, dass der Patient sich in einer inneren Welt befindet, in der zunächst nur die Ansprüche der anderen zählen, die es zufriedenzustellen gilt, während er seinen Interessen keine Beachtung schenkt. In diesem Zusammenhang fing er an zu spüren, wie es sich anfühlt, verausgabt und erschöpft zu sein. Diese Anerkennung der eigenen Befindlichkeit war ein stabiler Ausgangspunkt, um sich gegenüber den Anforderungen von außen abzugrenzen (Anerkennung und Erkundung des Fokus, Stufe 4 der HUS). Im Verlauf der Therapie wurde dann herausgearbeitet, dass diese Zurückstellung der eigenen Person durch eine gekränkte Grundhaltung, selbst nicht zu zählen, gespeist wird. Er begann sich wiederholt und zunehmend erfolgreich gegenüber den als vereinnahmend erlebten Eltern abzugrenzen (er ignorierte die Ausrufung seiner Person durch die Eltern in einem großen Möbelhaus, er wäscht seine Wäsche selbst, zog im Elternhaus von einem Durchgangszimmer in ein abgelegenes Zimmer, erfolgreich absolvierte Zwischenprüfung). Beziehungen außerhalb der Familie gewannen an Bedeutung. Anlässlich einer „Zwischenbilanz" wegen seines bevorstehenden Geburtstages wich seine allumfassende, bleierne Depression einer angemessenen Traurigkeit darüber, nie in seiner Individualität beachtet worden zu sein (Auflösung alter Strukturen im Fokusbereich, Stufe 5 der HUS). Ihm ist klar geworden, dass seine Erlebnisse ihn auch geschädigt haben und er einiges unwiederbringlich verpasst hat. Insgesamt ist die Haltung des Patienten gegenüber seiner Problematik zwischen einer Anerkennung der Foki (Anerkennung und Erkundung des Fokus, Stufe 4: Schuldkonflikt, Unterwerfung-Kontroll-Konflikt) und einer Auflösung alter Strukturen im Fokusbereich (Auflösung alter Strukturen im Fokusbereich, Stufe 5: Introjekte nutzen, Selbstwertregulation) gekennzeichnet.

Die *therapeutische Beziehung* war zunächst davon geprägt, dass der Patient fürchtete, vereinnahmt und kontrolliert zu werden. In diese Richtung weisen bereits ebenso seine anfängliche Befürchtung, durch die Psychotherapie die Verbindung zu seiner Religionsgemeinschaft zu verlieren, als auch sein Initialtraum (Therapeutin schließt alle Türen ab, sodass er nach der Stunde nicht gehen kann). Gegenüber der Therapeutin machte der Patient wiederholt deutlich, dass er überaus gewissenhaft ist und es nicht wagt, sich auf sie zu verlassen, was im Gegenüber das Gefühl auslöst, ihm nicht zu genügen. Dies konnte als ein Weg, sich nicht wirklich einzulassen, verstanden werden (Widerstand). Während er es im Lauf der Behandlung zunehmend wagte, sich gegenüber der Therapeutin zu öffnen, bleibt der Wunsch nach einer Partnerin nach wie vor peinlich und verborgen. Der Patient kann hier zwar Bezüge zu seiner Lebensgeschichte oder äußeren Situation herstellen, der Schatten der Beschämung weicht gleichwohl nicht (vage Fokuswahrnehmung, Stufe 3: ödipaler Konflikt). Daneben steht immer die Frage der moralischen Tolerierbarkeit im Raum.

Kommentar

Der Patient ist tatkräftig, entschlossen gestimmt und nimmt sein Leben in die Hand. Er hat verstanden, dass es an ihm liegt, wie er sich anderen gegenüber aufstellt, und ist nun wild entschlossen, etwas zu ändern. Dadurch werden neue Kräfte frei, die er zielgerichtet auf die Verfolgung seiner eigenen Interessen richtet (Schuldkonflikt, Unterwerfung-Kontroll-Konflikt; Stufe 4 der HUS). Parallel zu diesem Prozess ist eine Symptomreduzierung feststellbar, was die ursprüngliche Vermutung bestätigt, dass die Symptomatik auf Konfliktspannung zurückzuführen ist. Es wird in der Behandlung sichtbar, dass der Unterwerfung-vs.-Kontrolle-Konflikt der Absicherung des Patienten dient. Solange er sich auf sich selbst verlässt, kann er nicht enttäuscht werden. Gleichzeitig zeigt sich aber auch, dass er sich durch die Sicherung seiner Person in dieser kontrollierenden Welt verschließt und neue Erfahrungen erschwert. Auf diese Weise entsteht ein konflikthafter Knoten, wo der Patient sich durch den Rückzug in diesen inneren Schutzraum sowohl die Möglichkeit erschwert, andere als verlässlich zu erleben als auch in einen selbstverständlichen libidinösen Austausch mit anderen zu gelangen. Das, was ihn sichern soll, stellt gleichzeitig eine Sackgasse dar, weil es den Bestand seiner beiden anderen Konflikte (Schuldkonflikt und ödipaler Konflikt) untermauert.

2. Diagnosen:

- Symptomatik: Erschöpfung, Selbstvorwürfe, verminderte Konzentrationsfähigkeit, Grübeln (gemildert)
- OPD-Konflikte: Schuldkonflikt, ödipaler Konflikt, Unterwerfung-vs.-Kontrolle-Konflikt; jeweils eher passiv
- OPD-Struktur: mäßiges Strukturniveau; speziell Introjekte nutzen, Selbstwertregulation
- ICD-10: F32.1 – mittelgradige depressive Episode
- ICD-11: 6A70.1 – depressive Störung als Einzelepisode, mittelgradig

3. Therapieplan: Neben dem Nachlassen der Gewissensqualen konnte der erlebte Anspruch der Umwelt an den Patienten bearbeitet werden. Innere und äußere Bewegungen in Richtung eines Zugewinns an Selbstbehauptung und Autonomie sind erfolgt. Der damit einhergehende Anstieg an Selbstachtung tut ihm gut. Gleichzeitig haben aber auch die anhaltende Auseinandersetzung mit seinen Konflikten und die Erfahrung der Grenze der Machbarkeit dazu geführt, dass er traurig geworden ist. Es ist zu erwarten, dass sich diese Verzweiflung weiter ausbreitet und der Patient sich im Zuge dessen von den Eltern und seinen infantilen Ansprüchen an diese verabschieden wird (Übergang von Auflösung alter Strukturen im Fokusbereich, Stufe 5, zu Neustrukturierung im Fokusbereich, Stufe 6 der HUS). Vermutlich wird es ihm erst dann möglich sein, eine vertiefte Bearbeitung seiner Wünsche nach einer Partnerin aufzunehmen. Es werden weitere 80 Stunden analytische Psychotherapie beantragt. Aufgrund des bisherigen Verlaufs ist davon auszugehen, dass der Patient auch weiterhin gewinnbringend an sich arbeiten und insofern im Rahmen der weiteren Therapie eine Umstrukturierung eintreten wird (Neustrukturierung im Fokusbereich, Stufe 6 der HUS). Das Ergebnis des bisherigen Behandlungsverlaufs ist zufriedenstellend, aber noch nicht sicher verfügbar. Der Patient hat zwar deutlich an inneren und äußeren Handlungsmöglichkeiten gewonnen und die Symptomatik hat sich verbessert, aber er ist derzeit noch sehr schwankend und suchend. Er hat begonnen, sich der emotionalen Arbeit des Verlusts zu stellen. Nachdem eine breite Vertrauensbasis zwischen dem Patienten und der Therapeutin geschaffen werden konnte, ist zu vermuten, dass auch heiklere Themen in einem absehbaren Zeitraum offener ins Gespräch gebracht werden können. Von einem weiteren konstruktiven Behandlungsverlauf ist auszugehen.

Kommentar

Erwartungsgemäß hat der Patient zum aktuellen Zeitpunkt bei allen Konflikten und bei der Beziehungsgestaltung Stufe 4 der HUS erreicht, was sich darin zeigt, dass er sich in Kenntnis seiner Schwierigkeiten offensiv und spielerisch mit möglichen Lösungen auseinandersetzt (der ödipale Konflikt ist teilweise noch auf Stufe 3 der HUS). Sein Umgang mit seinen Problemen ist zum Teil auch bereits mit der Stufe 5 in Form von Traurigkeit und Verzweiflung beschreibbar. Er ist an seine Grenzen gestoßen. Dies stellt ihn vor die Erkenntnis, dass er auf lang gehegte Ansprüche verzichten werden muss. Der Patient fühlt sich ratlos und ist dazu gezwungen, sich auf die Therapeutin zu verlassen, was ihm zwar schwerfällt, aber zunehmend gelingt. Noch harrt er aus und vertraut punktuell immer wieder auf seine eigene Kraft. Gleichzeitig hat er auch bereits erfahren, dass eine innere Bewegung mit guten Gefühlen belohnt werden kann. Hier liegt das Potenzial für die Entwicklung in Richtung der Auflösung seiner Probleme.

Literatur

Arbeitskreis OPD. (1996). *Operationalisierte Psychodynamische Diagnostik. Grundlagen und Manual.* Bern: Verlag Hans Huber.

Arbeitskreis OPD. (2006). *Operationalisierte Psychodynamische Diagnostik OPD-2. Das Manual für Diagnostik und Therapieplanung.* Bern: Verlag Hans Huber.

Arbeitskreis OPD. (2023). *Operationalisierte Psychodynamische Diagnostik OPD-3. Das Manual für Diagnostik und Therapieplanung.* Bern: Hogrefe.

Arbeitskreis OPD-Abhängigkeitserkrankungen. (2013). *Modul Abhängigkeitserkrankungen. Das Diagnostik-Manual.* Bern: Verlag Hans Huber.

Argelander, H. (1970). Überlegungen zum psychoanalytischen Konzept des Sprechstundeninterviews. *Psyche, 27,* 1002–1011.

Bothe, T., Basedow, F., Kröger, C. & Enders, D. (2024). Sick leave before, during, and after short-term outpatient psychotherapy: a cohort study on sick leave days and health care costs between behavioral and psychodynamic psychotherapies on anonymized claims data. *Psychological Medicine, 54,* 1235–1243. https://doi.org/10.1017/S0033291723003094

Bröcker, A.-L., von Haebler, D., Lempa, G. & Montag, C. (2023). Mentalizing in the context of Mentzos' dilemma – on the use of implicit work in the treatment of non-affective psychosis. *Frontiers in Psychiatry, 14,* 1229113. https://doi.org/10.3389/fpsyt.2023.1229113

Burgmer, M., Ehrenthal, J. C., Heyng, M., Klauck-Steffens, G. & Wrenger, M. (2024). *OPD-3 Manual zur Ereignis- und Traumaverarbeitung. Psychodynamische Verarbeitung von belastenden Lebensereignissen.* Bern: Hogrefe.

Cierpka, M., Grande, T., Stasch, M., Oberbracht, C., Schneider, W., Schüssler, G., Heuft, G., Dahlbender, R., Schauenburg, H. & Schneider, G. (2001). Zur Validität der Operationalisierten Psychodynamischen Diagnostik (OPD). *Psychotherapeut, 46,* 122–133. https://doi.org/10.1007/s002780100145

Dahlbender, R.W., Buchheim, P. & Schüßler, G. (Hrsg.). (2004). *Lernen an der Praxis. OPD und Qualitätssicherung in der Psychodynamischen Psychotherapie.* Bern: Verlag Hans Huber.

Dieckmann, M., Becker, M. & Neher, M. (Hrsg.). (2025). *Faber-Haarstrick Kommentar Psychotherapie-Richtlinien* (13. Aufl.). München: Urban & Fischer.

Dührssen, A. (2011). *Die biografische Anamnese unter tiefenpsychologischem Aspekt.* Mit einer Einführung von Gerd Rudolf und Ulrich Rüger. Stuttgart: Schattauer.

Gemeinsamer Bundesausschuss (G-BA). (2014, Oktober). *Beschluss des Gemeinsamen Bundesausschusses über eine Änderung der Psychotherapie-Richtlinie: § 22 Absatz 2 Nummer 4.* Berlin: G-BA. Zugriff am 18. November 2025 unter https://www.g-ba.de/downloads/39-261-2087/2014-10-16_PT-RL_Indikation-22-Abs2-Nr4_BAnz.pdf.

Gemeinsamer Bundesausschuss. (2017). *Richtlinie des Gemeinsamen Bundesausschusses über die Durchführung der Psychotherapie (Psychotherapie-Richtlinie)* (Fassung vom 24. November 2016; in Kraft getreten am 16. Februar 2017). Bundesanzeiger (BAnz AT 15.02.2017 B2). Zugriff am 16. März 2026 unter https://psylife.de/sites/default/files/field_download_files/2018-04/Psychotherapie-Richtlinie-2017.pdf

Grande, T., Rudolf, G. & Jakobsen, T. (2004). Beziehungsdynamische Fallformulierung, Fokusbildung und Interventionsplanung auf der Grundlage der OPD-Beziehungsdiagnostik. In R.W. Dahlbender, P. Buchheim & G. Schüßler (Hrsg.), *Lernen an der Praxis. OPD und die Qualitätssicherung in der psychodynamischen Psychotherapie* (S. 95–112). Bern: Verlag Hans Huber.

Grande, T., Rudolf, G., Oberbracht, C. & Jakobsen, T. (2001). Therapeutische Veränderungen jenseits der Symptomatik. Wirkungen stationärer Psychotherapie im Licht der Heidelberger Umstrukturierungsskala. *Zeitschrift für Psychosomatische Medi-*

zin und Psychotherapie, 47(3), 213–233. https://doi.org/10.13109/zptm.2001.47.3.213

Grande, T., Rudolf, G., Oberbracht, C. & Pauli-Magnus, C. (2003). Progressive changes in patients' lives after psychotherapy: which treatment effects support them? *Psychotherapy Research, 13*(1), 43–58. https://doi.org/10.1093/ptr/kpg006

Groß, S., Stasch, M., Schmal, H., Hillenbrand, E. & Cierpka, M. (2007). Changes in the mental representations of relational behavior in depressive patients. *Psychotherapy Research, 17*(5), 522–534. https://doi.org/10.1080/10503300701320629

Janssen, P.L. (1994). Zur psychoanalytischen Diagnostik. In P.L. Janssen & W. Schneider (Hrsg.), *Diagnostik in Psychotherapie und Psychosomatik* (S. 77–103). Stuttgart: Fischer.

Janssen, P.L. (2000). Die Bedeutung der Operationalisierten Psychodynamischen Diagnostik (OPD) für die psychoanalytische Theorie und Praxis. In W. Schneider & H. Freyberger (Hrsg.), *Was leistet die OPD? Empirische Befunde und klinische Erfahrungen mit der Operationalisierten Psychodynamischen Diagnostik* (S. 25–37). Bern: Verlag Hans Huber.

Janssen P.L. (2025). Gruppenanalyse und ihre Anwendungen in der psychotherapeutischen Versorgung. *Forum der Psychoanalyse 41,* 149–163. https://doi.org/10.1007/s00451-025-00579-x

Janssen, P.L., Dahlbender, R.W., Freyberger, H.J., Heuft, G., Mans, E., Rudolf, G., Schneider, W. & Seidler, G.H. (1996). Leitfaden zur psychodynamisch-diagnostischen Untersuchung. *Psychotherapeut, 41,* 297–304. https://doi.org/10.1007/s002780050038

Janssen, P.L. & Sachs, G. (2018). *Psychodynamische Gruppenpsychotherapie*. Stuttgart: Schattauer.

Janssen, P.L. & Schneider, W. (2009). Psychodynamische Diagnostik. *Psychotherapeut, 54,* 57–69. https://doi.org/10.1007/s00278-008-0643-5

Kassenärztliche Bundesvereinigung (KBV) (Hrsg.). (2020, Juli). PTV 3: Leitfaden zum Erstellen des Berichts an die Gutachterin oder den Gutachter. Berlin: KBV. Zugriff am 27. November 2025 unter https://update.kbv.de/ita-update/Abrechnung/EXT_ITA_AHEX_PTV3.pdf

Kernberg, O.F. (1981). Structural interviewing. *The Psychiatric clinics of North America, 4,* 169–195. https://doi.org/10.1016/S0193-953X(18)30944-4

Kessler, H., Taubner, S., Buchheim, A., Münte, T.F., Stasch, M., Kächele, H., Roth, G., Heinecke, A., Erhard, P., Cierpka, M. & Wiswede, D. (2011). Individualized and clinically derived stimuli activate limbic structures in depression: an fMRI study. *PloS ONE, 6*(1), e15712. https://doi.org/10.1371/journal.pone.0015712

Klüwer, R. (1995). *Studien zur Fokaltherapie*. Frankfurt a.M.: Suhrkamp.

Leichsenring, F., Abbass, A., Heim, N., Keefe, J.R., Kisely, S., Luyten, P., Rabung, S. & Steinert, C. (2023). The status of psychodynamic psychotherapy as an empirically supported treatment for common mental disorders – an umbrella review based on updated criteria. *World Psychiatry, 22,* 286–304. https://doi.org/10.1002/wps.21104

Lempa, G., von Haebler, D. & Montag, C. (2017). *Psychodynamische Psychotherapie der Schizophrenien: Ein Manual* (2. Aufl.). Gießen: Psychosozial-Verlag. https://doi.org/10.30820/9783837972214

Luborsky, L. & Kächele, H. (Hrsg.). (1988). *Der zentrale Beziehungskonflikt – ein Arbeitsbuch*. Ulm: PSZ-Verlag.

Mentzos, S. (2002). Psychoanalyse der Psychosen. *Psychotherapie im Dialog, 3,* 223–229. https://doi.org/10.1055/s-2002-34545

Mentzos, S. (2017). *Lehrbuch der Psychodynamik: Die Funktion der Dysfunktionalität psychischer Störungen* (4. Aufl.). Göttingen: Vandenhoeck & Ruprecht. https://doi.org/10.13109/9783666401237

Oberbracht, C. (2005). *Psychische Struktur im Spiel der Beziehung. Klinische Anwendung und empirische Prüfung der Strukturachse der Operationalisierten Psychodynamischen Diagnostik bei stationären psychosomatischen Patienten*. Heidelberg: Universität Heidelberg.

Rudolf, G. (1981). *Untersuchungen und Befund bei Neurosen und psychosomatischen Erkrankungen*. Weinheim/Basel: Beltz.

Rudolf, G. (2001). Wie analytische Psychotherapeuten Diagnosen handhaben. Eine Bestandsaufnahme und ein Plädoyer. *Psychotherapeut*, *46*, 102–109.

Rudolf, G. (2010). *Psychodynamische Psychotherapie. Die Arbeit an Konflikt, Struktur und Trauma*. Stuttgart: Schattauer.

Rudolf, G., Grande, T., Dilg, R., Jakobsen, T., Keller, W., Oberbracht, C., Pauli-Magnus, C., Stehle, S. & Wilke, S. (2002). Structural changes in psychoanalytic therapys – the Heidelberg-Berlin Study on longterm psychoanalytic therapies (PAL). In M. Leuzinger-Bohleber & M. Target (Eds.), *Outcomes of psychoanalytic treatment. Perspectives for therapists and researchers* (pp. 201–222). London: Whurr Publishers.

Rudolf, G., Grande, T., Jakobsen, T., Krawietz, B., Langer, M. & Oberbracht, C. (2004). Effektivität und Effizienz psychoanalytischer Langzeittherapie: Die Praxisstudie analytische Langzeitpsychotherapie. In A. Gerlach, A.-M. Schlösser & A. Springer (Hrsg.), *Psychoanalyse des Glaubens* (S. 515–528). Gießen: Psychosozial-Verlag.

Rudolf, G., Grande, T. & Oberbracht, C. (2000). Die Heidelberger Umstrukturierungsskala. Ein Modell der Veränderung in psychoanalytischen Therapien und seine Operationalisierung in einer Schätzskala. *Psychotherapeut, 45,* 237–246. https://doi.org/10.1007/PL00006720

Rudolf, G., Grande, T., Oberbracht, C. & Jakobsen, T. (1996). Erste empirische Untersuchungen zu einem neuen diagnostischen System: Die Operationalisierte Psychodynamische Diagnostik (OPD). *Zeitschrift für Psychosomatische Medizin und Psychoanalyse, 42*(4), 343–357.

Rudolf, G., Jakobsen, T., Keller, W., Krawietz, B., Langer, M., Oberbracht, C., Stehle, S., Stennes, M. & Grande, T. (2012). Umstrukturierung als Ergebnisparadigma der psychodynamischen Psychotherapie – Ergebnisse aus der Praxisstudie Analytische Langzeittherapie. *Zeitschrift für Psychosomatik und Medizinische Psychotherapie, 58*(1), 55–66. https://doi.org/10.13109/zptm.2012.58.1.55

Rüger, U., Dahm, A. & Kallinke, D. (Hrsg.). (2012). *Faber-Haarstrick Kommentar Psychotherapie-Richtlinien* (9. Aufl.). München: Urban & Fischer.

Schauenburg, H., Freyberger, H., Cierpka, M. & Buchheim, P. (Hrsg.). (1998). *OPD in der Praxis. Konzepte, Anwendungen, Ergebnisse der Operationalisierten Psychodynamischen Diagnostik.* Bern: Verlag Hans Huber.

Schneider, W. & Freyberger, H. (Hrsg.). (2000). *Was leistet die OPD? Empirische Befunde und klinische Erfahrungen mit der Operationalisierten Psychodynamischen Diagnostik.* Bern: Verlag Hans Huber.

Stasch, M. & Cierpka, M. (2006). Die Umsetzung interpersoneller Therapiefoki mit einem multiprofessionellen Behandler-Team. Herausforderung an die stationäre Psychotherapie. *Psychotherapeut, 51,* 55–63. https://doi.org/10.1007/s00278-005-0462-x

Stasch, M., Ehrenthal, J., Forkel, H., Reichert, Y., Schwindt, N. & Gingelmayer, S. (2022). Eine Operationalisierte Psychodynamische Diagnostik (OPD) für Beziehungssysteme: Werkstattbericht und Kasuistik. *Kinder- und Jugendlichen-Psychotherapie Zeitschrift für Psychoanalyse und Tiefenpsychologie, 53*(196), 481–496. https://doi.org/10.30820/1616-8836-2022-2-93

Stasch, M., Forkel, H., Reichert, Y., Schwindt, N., Ehrenthal, J. C. & Gingelmayer, S. (2022). Eine Operationalisierte Psychodynamische Diagnostik (OPD) für Beziehungssysteme. *Psychoanalytische Familientherapie, 45*(2), 93–106. https://doi.org/10.30820/1616-8836-2022-2-93

Stasch, M., Schmal, H., Hillenbrand, E. & Cierpka, M. (2007). Fokusorientierte Interventionen mit der OPD in der stationären Psychotherapie. Effekte auf Ergebnis und Verlauf der Behandlung. *Zeitschrift für Psychosomatische Medizin und Psychotherapie, 53*(4), 309–323. https://doi.org/10.13109/zptm.2007.53.4.309

Stiles, W. B. & Horvath, A. O. (2017). Appropriate responsiveness as a contribution to therapist effects. In L. G. Castonguay & C. E. Hill (Eds.), *How and why are some therapists better than others? Understanding therapist effects* (pp. 71–84). Washington, DC: American Psychological Association. https://doi.org/10.1037/0000034-005

von Haebler, D. (2015). Modifizierte, psychodynamische Behandlungstechnik und therapeutische Haltung in der Psychotherapie mit Psychosen. *Forum der Psychoanalyse, 31,* 395–413. https://doi.org/10.1007/s00451-015-0218-3

von Haebler, D., Montag, C. & Lempa, G. (2022). *Modifizierte psychodynamische Psychosentherapie: Werkzeuge, Konzepte, Fallbeispiele.* Göttingen: Vandenhoeck & Ruprecht. https://doi.org/10.13109/9783666406133

Wester, R. A., Steinbrenner, T., Hanraths, S., Ehrenthal, J. C., Iovoli, F., Fritz, J. & Rubel, J. (2026). Practices of personalized treatment selection among German psychotherapists: a preregistered mixed methods study. *Psychotherapy Research, 36,* 256–269. Available from https://doi.org/10.1080/10503307.2025.2473931

Woll, C. F. J. & Schönbrodt, F. D. (2020). A series of meta-analytic tests of the efficacy of long-term psychoanalytic psychotherapy. *European Psychologist, 25*(1), 51–72. https://doi.org/10.1027/1016-9040/a000385

Zimmermann, J., Ehrenthal, J. C., Hörz, S., Rentrop, M., Rost, R., Schauenburg, H., Schneider, W., Waage, M. & Cierpka, M. (2010). Neue Validierungsstudien zur Operationalisierten Psychodynamischen Diagnostik (OPD-2). *Psychotherapeut, 55,* 69–73. https://doi.org/10.1007/s00278-009-0717-z

Anhang

Anhang A: Synopsis zum Erstantrag (Kap. 6)

Vorgaben zur Berichterstellung	Mögliche Punkte aus Sicht der OPD
1. Relevante soziodemografische Daten	
• aktuell ausgeübter Beruf, Familienstand, Zahl der Kinder	• Neben den rein faktischen Angaben können Information zu den Rahmenbedingungen der Anmeldung (z. B. durch Ehefrau oder Ehemann) wichtig sein.
2. Symptomatik und psychischer Befund	
• geschilderte Symptomatik mit Angaben zur Schwere und Verlauf • interpersonelle Auffälligkeiten, Erscheinungsbild • Krankheitsverständnis • Ergebnisse psychodiagnostischer Tests	• Symptomatik – symptomwertige Verhaltens-, Erlebensweisen – Beziehungsschwierigkeiten – Beschwerden – Dauer der Beschwerden – Leidensdruck – Einschränkungen im Lebensalltag • Konzepte der Patient:in – Darstellung der Beschwerden – Krankheitskonzept – Veränderungskonzept – Aussehen und Auftreten – Emotionalität – verbaler, nonverbaler Ausdruck • repetitive dysfunktionale Beziehungsgestaltung deutlich im – Hier: initiale Szene und aktuelle therapeutische Beziehung – Heute: aktuelle familiäre, berufliche und freundschaftliche Beziehungen – Früher: therapeutische Beziehung, familiäre, berufliche und freundschaftliche Beziehungen • Abwehrmechanismen – Niveau, typische Abwehrmechanismen • Struktur – Gesamtstrukturniveau – einzelne strukturelle Einschränkungen

Vorgaben zur Berichterstellung	Mögliche Punkte aus Sicht der OPD
3. Somatischer Befund/Konsiliarbericht	
• somatische Befunde, Medikation • Vorbehandlungen psychotherapeutisch, psychosomatisch, psychiatrisch	• körperliche Vorerkrankungen und Behandlungen – deren Auswirkungen auf die Alltagsrealität und psychische Realität – Unfälle – Operationen • psychische Vorerkrankungen und Behandlungen – ambulante Psychotherapie – Klinikaufenthalte – Psychotherapieabbrüche – psychiatrische oder pharmakologische Vorbehandlungen – Prüfung, ob die somatopsychischen Zusammenhänge bereits an anderer Stelle erwähnt wurden
4. Behandlungsrelevante Angaben zur Lebensgeschichte, Krankheitsanamnese und Psychodynamik	
• Psychodynamik: auslösende Situation, intrapsychische Konfliktebene und aktualisierte intrapsychische Konflikte, Abwehrmechanismen, strukturelle Ebene, dysfunktionale Beziehungsmuster	• interpersonelle Dynamik • Verflechtung von Struktur und Konflikt und deren Einfluss auf – Symptomatik – Beziehungsschwierigkeiten – Lebensgestaltung • gegenseitige Beeinflussung von verschiedenen Faktoren – Biografie – Persönlichkeit – Lebensgestaltung – Erkrankung und auslösende Situation
5. Diagnose zum Zeitpunkt der Antragstellung	
• ICD-Diagnose mit Sicherheit • psychodynamische bzw. neurosenpsychologische Diagnose • differenzialdiagnostische Angaben, falls erforderlich	• Symptomschilderung • OPD-Befunde – 1–2 Konflikte – Gesamtstrukturniveau – einzelne strukturelle Einschätzungen • diagnostische Klassifikation – ICD-Diagnose

Vorgaben zur Berichterstellung	Mögliche Punkte aus Sicht der OPD
6. Behandlungsplan und Prognose	
• Therapieziele • individueller Behandlungsplan • Begründung des Settings • Kooperation mit anderen Berufsgruppen • Prognose	• Zielsetzung der Therapie in Form der Fokusauswahl – Beziehungsfokus – Konfliktfokus – Strukturfokus – Traumafokus – Psychosefokus • Setting in Abhängigkeit von der therapeutischen Zielsetzung – analytische Psychotherapie: Beziehungsmuster und Konfliktfoki in der Übertragungsbeziehung aktualisieren, bewusst machen, durcharbeiten – tiefenpsychologisch fundierte Psychotherapie, Kurzzeittherapie: Beziehungsprobleme und Konfliktfokus in der interpersonellen Konstellation verdeutlichen und bearbeiten – modifizierte analytische Psychotherapie, strukturbezogene tiefenpsychologisch fundierte Psychotherapie: strukturelle Fähigkeiten vorrangig bearbeiten und gezielt fördern • Indikatoren der Prognose – Leidensdruck – Vorliegen eines psychischen Krankheits- und Veränderungskonzepts – Verhältnis zwischen Veränderungsressourcen und Veränderungshemmnissen – adäquate Berücksichtigung der strukturellen Beeinträchtigung
7. Zusätzliche Angaben bei einem Umwandlungsantrag	
• bisheriger Behandlungsverlauf, Veränderung der Symptomatik, Erreichung von Therapiezielen • Begründung für LZT-Umwandlung • weitere Testergebnisse	• Auswahl der Fakten und des Materials gemäß den psychodynamischen Schlussfolgerungen • Fokusauswahl von Behandlungsbeginn konkretisieren und ggf. modifizieren • veränderter Umgang der Patient:in mit Fokusproblemen im Verlauf beschreiben anhand von – interpersoneller Problematik – intrapsychischer Problematik – Affektzuständen – Realität

Anhang B: Die Heidelberger Umstrukturierungsskala (HUS)

1. Nichtwahrnehmung des Fokusproblems	1 1+	Völlige Abwehr bzw. Vermeidung des Fokusbereichs, es gibt „kein Problem“	
2. Ungewollte Beschäftigung mit dem Fokus	2– 2 2+	Symptomdruck, interpersonelle Schwierigkeiten: Zumutungen, von außen kommend erlebt	
3. Vage Fokuswahrnehmung	3– 3 3+	Passive Beschäftigung mit dem Fokus, ansatzw. Anerkennung, Ahnung eigener Verantwortung	*Bewältigung*
4. Anerkennung und Erkundung des Fokus	4– 4 4+	Interessiertes Problemverstehen, Arbeitsbeziehung, aktive „Bewältigung“, Handeln	*Bewältigung*
5. Auflösung alter Strukturen im Fokusbereich	5– 5 5+	Abwehr wird brüchig, Prozess wird zur „Passion“, Trauer, Ausgeliefertsein, Verwirrung	*Strukturelle Veränderung*
6. Neustrukturierung im Fokusbereich	6– 6 6+	Versöhnliches Erleben, neue Erlebens/Verhaltensmöglichkeiten stellen sich spontan ein	*Strukturelle Veränderung*
7. Auflösung des Fokus	7– 7	Integration, Selbstübereinstimmung, realitätsgerechtes Erleben, Neugestaltungen	*Strukturelle Veränderung*

Anhang C: HUS-Manual

Stufe 1: Abwehr/Nichtwahrnehmung des Fokus

Die Abwehr/Nichtwahrnehmung kann intrapsychisch und/oder interpersonell ausgerichtet sein:

Intrapsychisch: Es gibt für die Untersucher:in Anzeichen, dass belastende emotionale Erfahrungen, die mit einer inneren Problematik in Verbindung stehen, vermieden und abgewehrt werden. Der Patient:in ist diese Problematik nicht bewusst, sodass ihr Inhalt noch völlig undifferenziert ist. Die Abwehr ist im Wesentlichen erfolgreich. Die Patient:in ist noch nicht mit dem Fokus beschäftigt und kann jede kognitive oder emotionale Berührung mit ihm abweisen.

Interpersonell: Für die Untersucher:in ist eine interpersonelle Problematik erkennbar, die der Patient:in selbst aber gänzlich selbstverständlich (ich-synton) ist und von ihr nicht bemerkt wird. Interpersonelle Reibungen und Konflikte, in denen diese Problematik offenkundig werden könnte, werden entweder umgangen (z.B. durch Vermeidung, Anpassung, Rückzug in Nischen) oder einfach nicht registriert. Es gibt deshalb eigentlich „kein Problem".

Fokusbezogene Veränderungen in der Realität: Veränderungen sind nicht möglich, da es noch keine Fokuswahrnehmung und -einsicht gibt. Es sind lediglich „edukative" Maßnahmen denkbar, bei denen etwas mit der Patient:in in direktiver Weise „gemacht" wird.

Affektzustände: Indifferenz, Ahnungslosigkeit, eventuell diffuses Unwohlsein (Affekte entstehen eventuell stellvertretend in der Untersucher:in).

Klinisches Beispiel – Stufe 1: OPD-Fokus „Kontakt"

Ein 25-jähriger Patient kommt auf Anraten eines Allgemeinarztes, den er wegen eigentümlicher somatisch erlebter Zustände von „Benommenheit" aufgesucht hat; diese Zustände lassen sich bei genauerer Befragung als eine Art Depersonalisationssymptomatik verstehen. Im Untersuchungsgespräch wird durch mehrere Irritationen und Missverständnisse eine massive Kontaktstörung deutlich, die der Patient selbst gar nicht wahrnimmt und die ihn nicht zu stören scheint. Er wirkt unbeteiligt. Aufgrund seiner weitgehenden Isolation im privaten wie beruflichen Bereich ist er bislang anscheinend sozial weitgehend unauffällig geblieben.

Stufe 2: Ungewollte Beschäftigung/äußere Konfrontation mit dem Problembereich

Die ungewollte Beschäftigung/äußere Konfrontation kann intrapsychische und/oder interpersonelle Problembereiche betreffen:

Intrapsychisch: Es tauchen ungewollt unangenehme Gedanken, Empfindungen und/oder Symptome in Zusammenhang mit dem Problembereich auf, die jetzt nicht mehr sofort und wirksam abgewiesen werden können. Anlässe entstehen durch äußere Ereignisse, unbewusste Inszenierungen der Patient:in, Träume, Fehlleistungen oder auch durch Interventionen der Therapeut:in. Die Beschäftigung mit dem Fokus erfolgt gezwungenermaßen und völlig defensiv. Die Gedanken und Empfindungen erlebt die Patient:in als etwas Störendes und Fremdes, für das sie keine Verantwortung trägt.

Im Mittelpunkt stehen negative Affekte und Abwehr, noch nicht irgendwelche Inhalte.

Interpersonell: Durch interpersonelle Spannungen und Auseinandersetzungen, durch „Unfälle“ im sozialen Kontext (z. B. Kündigung der Arbeitsstelle) oder durch Agieren in der Therapie selbst entstehen nun manifeste Schwierigkeiten, die von der Patient:in aber ausschließlich als von außen bzw. von anderen Menschen kommende Zumutungen erlebt werden. Es können starke Affekte und Handlungsimpulse auftreten, die von ihr als (angemessene) Reaktion auf die äußere „Störung“ erlebt und gerechtfertigt werden. Es besteht noch keinerlei Einsicht, dass die „äußeren“ Schwierigkeiten etwas mit der eigenen Person zu tun haben könnten. Die Konfrontation durch andere wird als störend und belästigend erlebt.

Fokusbezogene Veränderungen in der Realität: Veränderungen sind nicht möglich, da es noch keine Fokuswahrnehmung und -einsicht gibt. Es sind lediglich „edukative“ Maßnahmen denkbar, bei denen etwas mit der Patient:in in direktiver Weise „gemacht“ wird (*edukativer Modus*).

Affektzustände: Nach innen: Gequältsein, Unbehagen, Erschrecken, Bedrückung. Nach außen: Ärger und Wut über die Störung, Vorwürflichkeit, Genervtheit.

Abgrenzung zu anderen Stufen: Im Unterschied zu Stufe 1 ist das Fokusproblem jetzt störend geworden, d. h., es führt zu unangenehmen Gedanken und Empfindungen, im äußeren Leben zu Konflikten und Unfällen. Diese Störungen sind nicht mehr marginal und mit Leichtigkeit abzuweisen wie auf Stufe 1, sondern sie haben unangenehme Folgen für die Patient:in (direkt als Beeinträchtigung durch belastende Gedanken bzw. Gefühle oder vermittelt über die Wahrnehmung der ablehnenden Reaktionen der anderen).

Klinisches Beispiel – Stufe 2:
OPD-Fokus „Versorgung versus Autarkie“

Eine 48-jährige Patientin klagt über eine seit Monaten andauernde schwere körperliche Erschöpfung, wegen der sie sich außerstande fühlt, ihre sonst umfangreichen Aufgaben in Familie und Verwandtschaft zu erfüllen. Für die Untersucher:in ist erkennbar, dass sie latent gegen diese Verpflichtungen rebelliert und zugleich starke Schuldgefühle hat, weil sie sich selbst nichts nehmen zu dürfen glaubt. Sie selbst macht jedoch allein Erschöpfung für ihre Untätigkeit verantwortlich.

Klinisches Beispiel – Stufe 2:
OPD-Fokus „Impulssteuerung“

Ein 35-jähriger Patient mit einer Neigung zu aggressiven Impulsdurchbrüchen kommt nach mehreren Entlassungen aus verschiedenen Arbeitsverhältnissen auf Druck des Arbeitsamts und eines mit ihm befassten Sozialarbeiters zur Untersuchung. Er berichtet empört über willkürliche und ganz unberechtigte Provokationen von Kolleg:innen und Vorgesetzten, die jeweils eine für sein Erleben vollkommen berechtigte Gegenwehr hervorgerufen haben. Er weist jede Möglichkeit eines eigenen Dazutuns bei der Entstehung der Spannungen kategorisch zurück.

Stufe 3: Vage Problemwahrnehmung

Die vage Problemwahrnehmung kann intrapsychische und/oder interpersonelle Problembereiche betreffen:

Intrapsychisch: Die Patient:in bemerkt die Existenz einer inneren Problematik, die zu ihr gehört und nicht mehr abgewiesen werden kann. In ihrem Bewusstsein bekommt diese Problematik eine kontinuierliche Existenz.

Gleichzeitig bleibt sie jedoch noch inhaltlich undifferenziert, und sie ist vor allem durch die mit ihr verbundenen aversiven Affekte bestimmt. In der Spannung zwischen defensiver Haltung einerseits und Unabweisbarkeit des Fokus andererseits entsteht eine Art Pattsituation. Die Patient:in ist immer noch passiv, aber sie nimmt – mit therapeutischer Hilfe oder wegen der Unabweisbarkeit der Problematik – das Problem schon wahr (i.S. einer beginnenden Anerkennung). Es gibt auf dieser Stufe bereits eine nachdenkliche Suchbewegung, bei der die Patient:in immer über das Gleiche innerlich zu stolpern scheint. Es entsteht in ihr aber noch kein klares Bild über ihr Problem.

Interpersonell: Durch die Wiederholung und Verdichtung äußerer Schwierigkeiten bekommt die interpersonelle Problematik eine kontinuierliche Existenz, die von der Patient:in nicht mehr geleugnet werden kann. Die Patient:in hat eine Ahnung davon, dass diese äußeren Probleme etwas mit ihr selbst zu tun haben. Es fällt auf, dass ihr immer wieder Ähnliches widerfährt. Gleichzeitig versucht sie immer wieder, diese Probleme als etwas Störendes und ihr von außen Zugemutetes abzutun. Sie beginnt zu begreifen, dass das Problem zu ihr gehört. Während der Patient:in die Existenz und Unabweisbarkeit ihres Problems oftmals wegzurutschen scheint, übernimmt die Therapeut:in vorübergehend die Rolle, an die Bedeutung des Problems zu erinnern. Es besteht bereits insofern ein Arbeitsbündnis, als dass die Patient:in der Therapeut:in diese Rolle zubilligt.

Fokusbezogene Veränderungen in der Realität: Veränderungen sind nur sporadisch und begrenzt möglich, da es noch keine differenzierte Fokuswahrnehmung und -einsicht gibt. In Phasen der Einsichtigkeit kann es gute Vorsätze und eventuell auch Handlungsansätze geben, die aber wenig tragfähig sind (*Übergang zum Bewältigungsmodus*).

Affektzustände: Irritation, Betroffenheit, Bedrücktheit, Gereiztheit, ängstliche Anspannung.

Abgrenzung zu anderen Stufen: Die Patient:in ist in Bezug auf Erfahrungen im Fokusbereich noch schwankend. Wie auf Stufe 2 ist sie zeitweise noch passiv, abgelöst von Phasen der Auseinandersetzung mit sich aufdrängenden Wiederholungen ihres Problems. Die Veränderung besteht darin, dass sie – mit Unterbrechungen – schon ernsthaft *wahrzunehmen* beginnt, d.h. das Problem an sich „heranlässt". Passager gibt es bereits Ansätze zu einer Hinwendung zum Problem, diese kommt aber mehr aufgrund von Druck zustande (im Unterschied zur aktiv-interessierten Zuwendung der Stufe 4).

„Erzwungen" ist die Fokuswahrnehmung auf dieser Stufe in einer ganz anderen Weise als bei Stufe 5, wo die Patient:in ebenfalls die Unausweichlichkeit ihrer Schwierigkeiten erfährt. Auf Stufe 3 ist das Problem aufgezwungen, weil es sich durch Symptome, Fantasien etc. oder durch interpersonelle Konflikte aufdrängt. Auf der Stufe 5 erlebt die Patient:in die Problematik als etwas zu ihr Gehörendes und ihr unvermeidbar Aufgegebenes, welches sie in schmerzlicher Weise hindert und begrenzt, aber dennoch angenommen und erlitten werden muss. Hier sind die Unausweichlichkeit und das Hadern mit der eigenen Begrenzung die Haupteindrücke.

Klinisches Beispiel – Stufe 3: OPD-Fokus „Unterwerfung versus Kontrolle"

Ein 36-jähriger angespannt-gereizt wirkender Patient wird von seinem Orthopäden wegen bereits langjährig bestehender und sich seit einigen Monaten verstärkender Rückenschmerzen in die psychotherapeutische Praxis geschickt. Er berichtet über Reibungen mit Vorgesetzten, die nach seiner Überzeugung unzureichende Standards bei der Arbeit setzen und seine Anregungen nicht ausreichend berücksichtigen. Im Interview ist er immer wieder damit beschäftigt, die Äußerungen des Untersuchers zu korrigieren und ihn über „richtige Fragen" zu belehren, die „in der Sache weiterführen" würden. Dieser interveniert schließlich mit der Bemerkung, der Patient scheine offenbar wie an seinem Arbeitsplatz auch hier das Handwerk des Psychotherapeuten besser zu verstehen als dieser selbst. Der Patient versteht sofort und lacht; nach einer Weile äußert er dann betroffen, seine Frau beklage häufig seinen Perfektionismus und habe schon einmal angedeutet, dass sie seine Art auf Dauer nicht mehr ertragen werde.

Stufe 4: Anerkennung und Erkundung des Problembereichs

Das Problem gewinnt im Zuge der Wiederholungen zunehmend eine Gestalt und wird dadurch zunehmend objektivierbar bzw. formulierbar. Es findet erstmals eine offensive, aktiv erkundende Beschäftigung mit ihm statt, die von Abwehrtendenzen und destruktiven Bewegungen zwar kurzzeitig unterbrochen, jedoch nicht aufgehoben wird. In dem Bemühen um Durchdringung gewinnt der problematische Bereich inhaltlich an Differenzierung und Kontur. Die Patient:in kann durchgängig und eigenständig ein verantwortliches Problembewusstsein in dem Sinne aufrechterhalten, dass sie die eigene Person als Ursprung ihrer Schwierigkeiten begreift. Sie macht nun erstmals das Problem selbst zum Gegenstand der therapeutischen Bearbeitung. Ein Arbeitsbündnis kann etabliert werden, bei dem die Patient:in selbst anhaltend die Aufgabe übernimmt, nach Zusammenhängen zu suchen und eigenverantwortlich Rückschlüsse zu ziehen.

Fokusbezogene Veränderungen in der Realität: Die Verantwortungsübernahme und die aktiv-interessierte Beschäftigung mit dem Fokus ist mit einem Zugewinn an Steuerungsmöglichkeiten im Problembereich verbunden. Veränderungsbemühungen entstehen auf dieser Stufe aus „gutem Willen“, „Klugheit und Vernunft“, „Selbstschutz“ oder auch aus Freude an dem ungewohnten Erleben, Einfluss nehmen und selbst gestalten zu können (Kompetenzerleben). Solche Veränderungen werden „gemacht“, d.h. bewusst gewollt, sie wirken dadurch eventuell bemüht oder sogar forciert („wild entschlossen“) (*Bewältigungsmodus*).

Affektzustände: Interesse, Kompetenzgefühl, Tatkraft, eventuell „wütende Entschlossenheit“, Optimismus.

Abgrenzung zu anderen Stufen: Die Patient:in verfügt nun im Unterschied zu Stufe 3 über ein klares Wissen in Bezug auf ihr Problem. Ihre Schwierigkeiten sind nun ich-synton und haben einen festen Platz in ihrem Bewusstsein. Sie ist aktiv interessiert und übernimmt dauerhaft die Verantwortung für das Fokusproblem. In Bezug auf den spezifischen Veränderungsmodus erscheint sie als „bemühte Handwerker:in“ im Unterschied zu jenen qualitativ ganz andersartigen Veränderungen, die auf Stufe 6 möglich werden und bei denen sie als „kreative Künstler:in“ tätig ist, die spontan Veränderungsimpulse gestaltet. Im Unterschied zu Stufe 5 gibt es auf Stufe 4 noch keine tiefgreifenden Konsequenzen für grundsätzliche Neubewertungen und tiefere Veränderungen im Selbstbild (auch im Sinne einer Relativierung des Selbstverständnisses in der Auseinandersetzung mit eigenen Begrenzungen und Beschädigungen). Die Errungenschaften auf Stufe 4 sind stattdessen eher „selbstkräftigend“ und „selbstaffirmativ“, auch im Sinne des Verfügbarmachens von Ressourcen. Es herrscht eine Stimmung der Machbarkeit vor.

Klinisches Beispiel – Stufe 4: OPD-Fokus „Selbst-Objekt-Differenzierung“

Eine sehr sensitive 28-jährige Patientin gerät in interpersonellen Situationen immer wieder in große Schwierigkeiten, weil sie bei Auftreten kleiner Unstimmigkeiten sofort schwerwiegende Vorbehalte und entwertende Kritik vonseiten anderer Personen vermutet und daraufhin den Kontakt abbricht und sich zurückzieht.

Im Verlauf einer stationären Therapie lernt sie in der Begegnung mit Mitpatient:innen und Behandler:innen, diese Empfindlichkeit bei sich zu erkennen und besser zu regulieren, indem sie z.B. jeweils direkt nachfragt, was die betreffende Person denkt und wie sie die jeweilige Situation aus ihrer Perspektive erlebt. Die Patientin erfährt, dass solche offensiven Klärungen ihre Beziehungen entspannen und negative Entwicklungen korrigieren können. Sie erlebt dies als bedeutende Erweiterung ihres Spielraumes im sozialen Umgang und als einen wichtigen Erfolg, der ihr Selbstwertgefühl stärkt. Im Rahmen einer ambulanten Psychotherapie kann sie diese erfolgreiche Strategie ausweiten und verfestigen. Sie stellt eigenständig Bezüge zu den Erfahrungen mit den kritischen Eltern her. Auch aus der Sicht des Behandlers sind diese Veränderungen eindrucksvoll, wobei die beschriebene sensitive Empfindlichkeit als Vulnerabilität weiter bestehen bleibt.

Stufe 5: Auflösung alter Strukturen im Problembereich

Es tritt eine ernste Verunsicherung in Bezug auf die Bewertung der eigenen Person, anderer und bestimmter Erfahrungen im Fokusbereich ein. Die Patient:in nimmt jetzt Beschädigungen und Begrenztheiten an sich wahr, die endgültig zu sein scheinen. Ihr Erleben bekommt dadurch eine depressive, traurige oder auch verzweifelte Färbung. Eine Atmosphäre des Verlustes ist spürbar. Gewohnte und früher erfolgreiche Modi der Abwehr und Reparation greifen nicht mehr, sodass die Patient:in Unsicherheit, Schmerz und Trauer nicht mehr von sich fernhalten kann. Die Labilisierung kann eventuell einen krisenhaften Charakter annehmen.

In der *Außenperspektive* (z.B. der Therapeut:in) kann diese Entwicklung andererseits als Fortschritt imponieren, weil sich das emotionale Erleben der Patient:in intensiviert und ihre Bedürftigkeiten besser spürbar werden, wodurch sie insgesamt authentischer wirkt. Die Patient:in selbst hingegen erlebt ihre Labilisierung zunächst vor allem negativ. Sie fühlt sich existenziell ausgeliefert, erleidet die Verunsicherung und wird von ihr überwältigt. Dieser Zustand kann durch verzweifelte Versuche der Restitution und Reparation unterbrochen werden, in denen sie sich z.B. anklagend und vorwurfsvoll verhält (auch gegen die Therapeut:in). Im Grunde weiß sie aber, dass ihr Zustand nichts von außen Induziertes und Vermeidbares ist, sondern sich aus einer inneren Notwendigkeit heraus entwickelt hat und eine Wahrheit über sie offenbart. Sie ist gleichsam sich selbst ausgeliefert und erlebt ihre Lage als umso auswegloser.

Indem die Patient:in die eigenen Widersprüchlichkeiten, Beschädigungen und Begrenzungen erleidet und von illusionären Vorstellungen Abschied zu nehmen beginnt (von bestimmten Selbst- und Fremdbildern, Beziehungsvorstellungen und -hoffnungen), entstehen Möglichkeiten für eine realitätsgerechtere Wahrnehmung und ausgewogenere Bewertung von Menschen und Erfahrungen unter Einschluss versöhnlicher und dankbarer Empfindungen. Diese Fähigkeiten sind jedoch noch im Entstehen begriffen und eher in der *Außenperspektive* wahrnehmbar. Im Erleben der *Patient:in selbst* ist vor allem die Erfahrung des Verlusts bestimmend, der Gewinn dagegen noch sehr undeutlich. In Bezug auf das Kommende herrschen daher noch Ratlosigkeit und Unsicherheit vor.

Fokusbezogene Veränderungen in der Realität: Auf dieser Stufe befindet sich die Patient:in in einem Zustand der „Passion", d.h., es gibt in dieser psychischen Verfassung eigentlich keine Aktivität, die auf äußere Veränderungen ausgerichtet wäre. Das Bemühen um äußere Veränderung hat seine Evidenz verloren, weil das Problem nun ganz zu etwas Innerem geworden ist – die Patient:in spürt und weiß, dass sich die Schwierigkeit im Außen nicht lösen lässt. Wie beschrieben kann dieser Zustand durch Reparationsversuche unterbrochen werden. Die Patient:in erfährt jedoch, dass diese Versuche immer wieder scheitern und sie in alte Strukturen zurückfällt. Verzweifelt-wütende Anklagen (auch gegen die Therapie und die Therapeut:in) können passagere und erfolglose Versuche darstellen, sich des Problems projektiv zu entledigen und eingeübte Bewältigungsformen wiederaufzurichten. Das Alte ist verloren und versperrt, das Neue noch nicht zugänglich.

In der *Außenperspektive* können andererseits wichtige Veränderungen sichtbar werden, in die die Patient:in „hineingerät" und die mit ihr einfach „geschehen". Ereignisse und Vorfälle in ihrem Leben, die sie als bedrohlich oder sogar katastrophal erlebt, können für die Betrachter:in eine größere Belebung und Durchlässigkeit im emotionalen und kommunikativen Bereich sichtbar machen und sich daher als Bereicherung darstellen. Vom äußeren Standpunkt her hat man deshalb *nicht* unbedingt das Gefühl, die Patient:in vor den mit ihrer inneren Entwicklung verbundenen Verunsicherungen schützen zu müssen.

Affektzustände: Trauer, Depression, Verunsicherung, Verzweiflung, krisenhafte Stimmungen, auch Ratlosigkeit und Resignation. Dazwischen können sich gelegentlich – vor allem in der Außenperspektive – auch Affekte der Bedürftigkeit, Dankbarkeit und Versöhnlichkeit zeigen. (Auch die unangenehmen Affektzustände können sich für die äußere Betrachter:in als Zeichen eines verbesserten emotionalen Zugangs zu sich und anderen darstellen.)

Abgrenzung zu anderen Stufen: Die Patient:in befindet sich in einem Zustand der „Passion", d.h., sie ist den Erfahrungen im Fokusbereich ausgeliefert und wird von ihnen überwältigt. Im Unterschied zu der letzten Stufe 4 ist in der Auseinandersetzung mit dem Fokusproblem nun das Moment des Nicht-anders-Könnens bestimmend, d.h., die Auseinandersetzung erfolgt nun nicht mehr aktiv im Sinne einer gewollt offensiven und interessierten Hinwendung zum Problem, sondern sie wird nolens volens erlitten. Das ist das entscheidende Kriterium im Wechsel von Stufe 4 nach 5. Zudem ist die freudig-tatkräftige Affektlage bei Stufe 4 eine gänzlich andere als die verzweifelte Stimmung auf Stufe 5.

Die erwähnten verzweifelt-wütenden Anklagen müssen von denjenigen Anklagen unterschieden werden, die auf den Stufen 2 und 3 vorkommen. Dort weist die Patient:in die Schwierigkeiten als „ärgerliche Zumutungen" zurück, die ganz im Außen wahrgenommen werden. Auf der Stufe 5 hingegen ist es für die Patient:in grundsätzlich unabweisbar geworden, dass das Schwierige zu ihr selbst gehört und dass sie sich folglich nicht davon befreien kann. Daher wirkt die Bedrücktheit deutlich „tiefer" und dauerhafter als auf Stufe 3.

Wie beschrieben können auf Stufe 5 in der *Außenperspektive* bereits positive Veränderungen bezüglich der emotionalen Durchlässigkeit im Kontakt mit sich, anderen Menschen und bedeutsamen Ereignissen sichtbar werden. Die *Patient:in selbst* erfährt diese Gefühlsbelebung aber überwiegend als unangenehm oder sogar bedrohlich; erst auf Stufe 6 kann sie ihre neuerworbene affektive Resonanz positiv bewerten und als Fähigkeit für sich nutzbar machen. Deswegen sind die Affektzustände auch von Erleichterung und Dankbarkeit geprägt.

Klinisches Beispiel – Stufe 5: OPD-Fokus „Selbstwertkonflikt"

Ein Patient hat sich in der Vergangenheit vor Kränkungen in Partnerschaften immer wieder geschützt, indem er bei sich anbahnenden Schwierigkeiten sofort Nebenbeziehungen aufnahm, um sich auf diese Weise autonom, überlegen und unverletzbar zu machen. Im Laufe der Behandlung lässt er sich im Zusammenhang einer erneuten Trennung erstmals auf eine verbindliche Beziehung mit einer Partnerin ein und gerät in eine sehr traurige und teilweise verzweifelte Verfassung, als sie ihm sein selbstbezogenes Verhalten widerspiegelt. Der wütende und wie „getrieben" wirkende Versuch, sich durch eine neue Beziehung nach gewohnter Manier zu restituieren, führt diesmal nicht zur erwarteten Beruhigung, sondern zu vertiefter Verzweiflung und Niedergeschlagenheit. Andererseits schildert er auch ein für ihn ganz neues und seltsames Erleben, sich „irgendwie menschlicher" zu fühlen.

Stufe 6: Neuordnung des Problembereichs

Die Patient:in ist nun gewissermaßen „unten angekommen", eine Erleichterung und emotionale Beruhigung tritt ein. Gefühle der Trauer und Verzweiflung verklingen, an ihre Stelle treten versöhnlichere Empfindungen. Die Patient:in erlebt, dass sie das Alte (frühere Formen der Bewältigung) nicht mehr „braucht" und sich nicht mehr so sehr schützen muss. Bisher unannehmbare Wahrnehmungen können besser akzeptiert und toleriert werden. Die Patient:in hat von illusionären Vorstellungen (von bestimmten Selbst- und Fremdbildern, Beziehungsvorstellungen und Hoffnungen) Abschied genommen und kann ihre Beschädigungen, Defizite und Begrenzungen grundsätzlich akzeptieren. Die Patient:in entwickelt ein neues und integriertes Selbstverständnis, dessen Konturen zunehmend sichtbar werden. In der Selbstsicht und der Bewertung von wichtigen Menschen in Gegenwart und Biografie werden eine realitätsgerechtere Art der Wahrnehmung und ausgewogenere Affekte erkennbar (vgl. die Ausführungen zum Realitätsbezug in Stufe 5). Die in den früheren Stufen auftretenden Schuldzuweisungen und Racheimpulse werden nun von Bemühungen um Ausgleich und gerechte Bewertung abgelöst. Einseitige Urteile über Personen, Ereignisse und Umstände der Vergangenheit werden revidiert und um fehlende Aspekte ergänzt. Gefühle der Dankbarkeit werden erlebt – Vergebung wird möglich. Die Aufgabe des Unerreichbaren war zunächst traurig (Stufe 5) und wirkt nun erleichternd und befreiend.

Fokusbezogene Veränderungen in der Realität: Die Patient:in kann nun wieder aktiv werden, nachdem sie im Prozess der „Passion" gewissermaßen unten angekommen ist und ihre altgewohnten Bewältigungsformen nicht mehr „braucht". Sie kann jetzt neue Wertigkeiten und neue Ziele finden. Diese Veränderungen stellen sich zwanglos ein, sie entstehen spontan und sind auch für die Patient:in oft überraschend. In gleicher Weise ändern sich Wichtigkeiten und Bedeutungen, ohne dass dies intendiert worden wäre. Es entstehen neue Interessen, Prioritäten, Ausrichtungen und Pläne. Der realitätsgerechtere Bezug zu sich selbst und zur äußeren Welt machen neue Formen des Erlebens und des Handelns möglich. Die Patient:in kann Neues aufbauen und sich im Leben auf neue Weise einrichten (*Modus der strukturellen Veränderung*).

Affektzustände: Erleichterung, Beruhigung; Versöhnlichkeit, Dankbarkeit, Vergebung, Befreiung; Überraschung und Erstaunen über neue Möglichkeiten; schöpferisches Engagement.

Abgrenzung zu anderen Stufen: Im Unterschied zu Stufe 4 sind die therapeutischen Veränderungen auf dieser Stufe nicht Folge eines „Vorsatzes" oder „gutwilliger Bemühung". Das Neue wird nicht gemacht, „es passiert". Die Patient:in ist nicht mehr die „bemühte Handwerker:in" von Stufe 4, sondern eher die „kreative Künstler:in", die spontan sich einstellende Impulse schöpferisch gestaltet. Von außen kann dies den Eindruck machen, als würde sie „erstaunlicherweise" plötzlich Dinge machen, die ihr früher unerreichbar gewesen wären. Unerwartet ergeben sich neue Möglichkeiten. Die Realität wird auf eine neue Art wahrgenommen und erlebt. Auch die Patient:in selbst kann überrascht und verwundert über das sein, was ihr nun spontan möglich wird. Die Veränderungen haben den Charakter des Gewachsenen, Selbstverständlichen.

**Klinisches Beispiel – Stufe 6:
OPD-Fokus „ödipal-sexuelle Konflikte"**

Eine 48-jährige Patientin mit einer starken Bindung an einen sehr erfolgreichen, aber bereits früh während ihrer Pubertät verstorbenen Vater war in der Vergangenheit in sich selbst verhaftet und mit ihren beruflichen wie privaten Bemühungen chronisch unzufrieden. Viele begonnene Entwicklungslinien hatte sie immer wieder abgebrochen und andere mit jeweils großem Schwung neu aufgenommen, um sie dann erneut fallenzulassen. Nach einigen Jahren einer depressiv-suizidalen Rat- und Tatenlosigkeit entwickelt sie in einem bislang wenig beachteten Bereich Interessen, die sie befriedigen und immer mehr ausfüllen. Nach und nach entdeckt sie dabei Fähigkeiten, die sie bei sich noch nicht so deutlich gespürt hatte, und bemerkt zugleich bislang verleugnete Gemeinsamkeiten mit der mehrere Jahre zuvor ebenfalls verstorbenen Mutter, gegenüber der sie nun versöhnliche und dankbare Gefühle erleben kann. Auch die Beziehung zum bisher oft abschätzig behandelten Ehemann vertieft und erneuert sich.

Stufe 7: Auflösung des Problems

Die Patient:in hat sich das Neue nun sicher angeeignet, sodass sie es nicht mehr festhalten muss. Das Fokusproblem ist bewältigt, der Umgang mit ihm etwas Selbstverständliches geworden. Der Fokusbereich ist nicht mehr umkämpft und daher „affektiv neutral" – er hat damit seine besondere Bedeutung verloren, die Patient:in ist darin nicht mehr gefangen. In Angelegenheiten, die mit dem Thema zu tun haben, verhält sie sich realitätsgerecht in Wahrnehmung und Affekt.

Das Problem ist etwas Zurückliegendes geworden, mit dem sich die Patient:in im Wesentlichen nur noch erinnernd beschäftigt. Sie hat sich von ihren biografischen Verletzungen innerlich gelöst und kann die Vergangenheit ausgewogen bewerten, d.h. mit Dankbarkeit für das Wertvolle, das sie (von Eltern, Partner:innen, auch von Therapeut:innen) bekommen hat und das für ihr Leben eine Hilfe darstellt; andererseits mit Duldsamkeit für das, was ihr versagt geblieben ist, und für die Beschädigungen, die sie hinnehmen musste. Die Patient:in ist mit dem Vergangenen versöhnt und kann es als das Eigene begreifen; sich damit identifizieren. Da gleichwohl oft eine gewisse Empfindlichkeit im Fokusbereich erhalten bleibt, kann es vorübergehend, ausgelöst durch äußere Anstöße, zu einem Oszillieren auf Stufe 6 oder gar Stufe 5 kommen.

Fokusbezogene Veränderungen in der Realität: Freie Neugestaltungen ohne innere Behinderung sind möglich (*Modus der strukturellen Veränderung*).

Affektzustände: Bodenständigkeit, Integrität, Selbstgewissheit, Offenheit, Freiheit; Selbstübereinstimmung, sich „rund fühlen".

Abgrenzung zu anderen Stufen: Im Unterschied zu Stufe 6 wird ein *Zustand* der Versöhnung und Integration beschrieben, während es dort um den *Prozess* ging, in welchem der Patient:in Erfahrungen von Integrität, Vollständigkeit und Selbstübereinstimmung schrittweise zugänglich werden. Stufe 7 beschreibt hingegen den Zustand der Integration, d.h., die Patient:in hat sich das Neue als Ergebnis der Umwertungs- und Anerkennungsprozesse bereits sicher angeeignet.

Anhang D: Synopsis zum Fortführungsantrag (Kap. 8)

Vorgaben zur Berichterstellung	Mögliche Punkte aus Sicht der OPD
1. Darstellung des bisherigen Behandlungsverlaufs	
• Veränderungen der Symptomatik • Erreichung der Therapieziele • ggf. bzgl. der Einbeziehung der Bezugspersonen	• Empfehlungen aus Kap. 6.2.2 und Kap. 6.2.4 • Auswahl der Fakten und des Materials gemäß den psychodynamischen Schlussfolgerungen • veränderter Umgang der Patient:in mit Fokusproblemen im Verlauf beschreiben anhand von – interpersoneller Problematik – intrapsychischer Problematik – Affektzuständen – Realität
2. Aktuelle Diagnose/n nach ICD und psychischer Befund	
• aktueller psychischer Befund • weitere Ergebnisse psychodiagnostischer Testverfahren	• Empfehlungen aus Kap. 6.2.2 und Kap. 6.2.5 • Veränderungen im Vergleich zum Erstantrag – Symptomschilderung – OPD-Befund – ICD-Diagnose
3. Begründung der Notwendigkeit einer Fortführung	
• weitere Therapieplanung • geänderte Therapieziele • geänderte Interventionen • Prognose • Planung des Therapieabschlusses • ggf. weitere Maßnahmen	• Empfehlungen aus Kap. 6.2.6 • objektivierende Einschätzung der Entwicklung in ausgewählten Fokusbereichen kann ermöglichen – Befreiung aus möglichen Gegenübertragungsverstrickungen – Erkennen und Korrigieren möglicher Stagnation und Fehlentwicklung – schlüssige Begründung von Therapieplanänderungen • Ausmaß der erzielten Umstrukturierung zur weiteren Prognose heranziehen (HUS) • Beurteilung der Ansprechbarkeit auf selbstkritische fokusbezogene Betrachtungen

Autoren

Dipl.-Psych. Michael Stasch
Kußmaulstraße 5, 69120 Heidelberg
praxis@psychotherapie-stasch.de

Jun.-Prof. Dr. phil. Johannes C. Ehrenthal
Universität Köln, Department Psychologie
Bernhard-Feilchenfeld-Straße 11, 50969 Köln
johannes.ehrenthal@uni-koeln.de

Dr. phil. Dipl.-Psych. Tilman Grande
Hauptstraße 48, 69117 Heidelberg
tilman@psychotherapie-grande.de

Prof. Dr. med. Paul L. Janssen
Brühler Weg 13, 40667 Meerbusch
paul.janssen@ruhr-uni-bochum.de

Dr. phil. Dipl.-Psych. Claudia Oberbracht
Hohemarkstraße 27, 60439 Frankfurt
claudia.oberbracht@t-online.de

Prof. Dr. med. Gerd Rudolf
Universitätsklinikum Heidelberg
Thibautstraße 2, 69115 Heidelberg
gerd_rudolf@med.uni-heidelberg.de

Prof. Dr. Dorothea von Haebler
Internationale Psychoanalytische
Universität Berlin
Stromstraße 3b, 10555 Berlin
dorothea.vonhaebler@ipu-berlin.de

Sachwortverzeichnis

D

P

Q

R

S

T

Z

OPD-Werke auf einen Blick

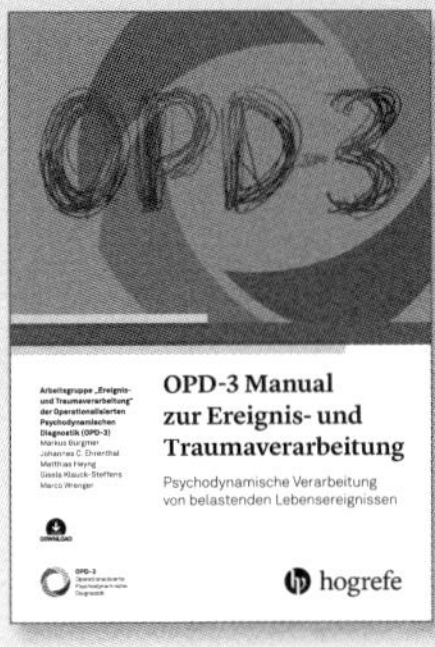

Markus Burgmer et al.
OPD-3 Manual zur Ereignis- und Traumaverarbeitung
Psychodynamische Verarbeitung von belastenden Lebensereignissen

2024. 104 S., 3 Abb., 1 Tab., Kt
€ 35,00 (DE) /
€ 36,00 (AT) / CHF 46.90
ISBN 978-3-456-86330-6
Auch als eBook erhältlich

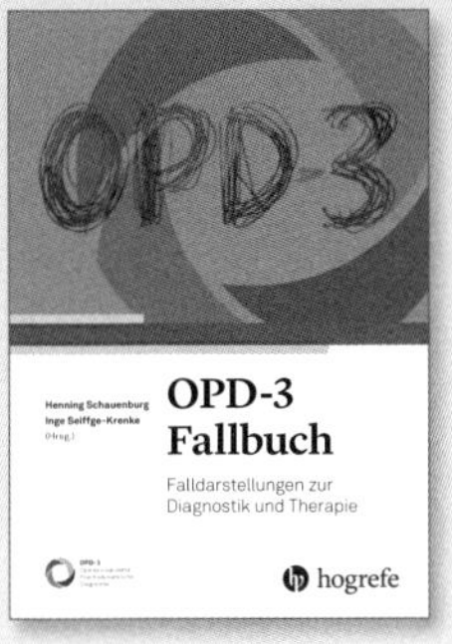

Henning Schauenburg / Inge Seiffge-Krenke (Hrsg.)
OPD-3 Fallbuch
Falldarstellungen zur Diagnostik und Therapie

2026. 272 S., Gb
Ca. € 45,00 (DE) /
€ 46,30 (AT) / CHF 58.90
ISBN 978-3-456-86462-4
Auch als eBook erhältlich

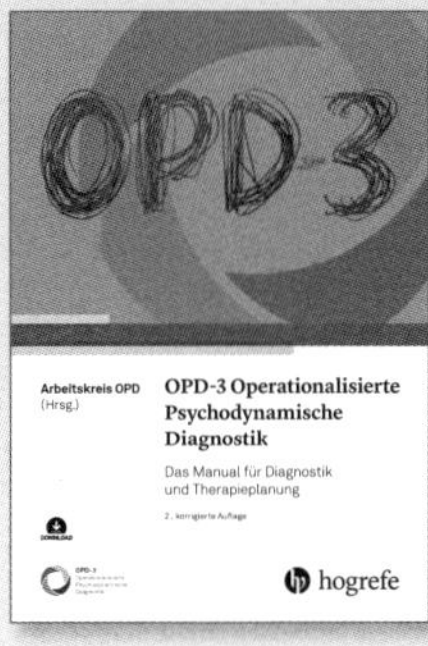

Arbeitskreis OPD (Hrsg.)
Operationalisierte Psychodynamische Diagnostik
Das Manual für Diagnostik und Therapieplanung

2., überarb. Aufl. 2025. 392 S., Gb
inkl. Online-Materialien
€ 75,00 (DE) /
€ 77,10 (AT) / CHF 97.00
ISBN 978-3-456-86348-1
Auch als eBook erhältlich

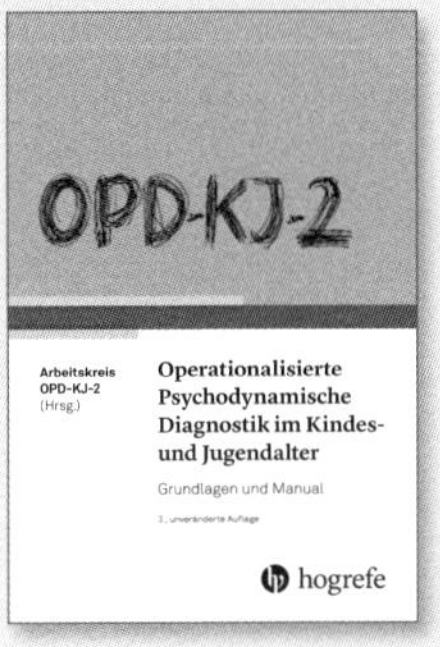

Arbeitskreis OPD-KJ-2 et al. (Hrsg.)
Operationalisierte Psychodynamische Diagnostik im Kindes- und Jugendalter
Grundlagen und Manual

3., unveränd. Aufl. 2025.
400 S., 7 Abb., 5 Tab., Gb
€ 40,00 (DE) /
€ 41,20 (AT) / CHF 52.50
ISBN 978-3-456-86073-2
Auch als eBook erhältlich

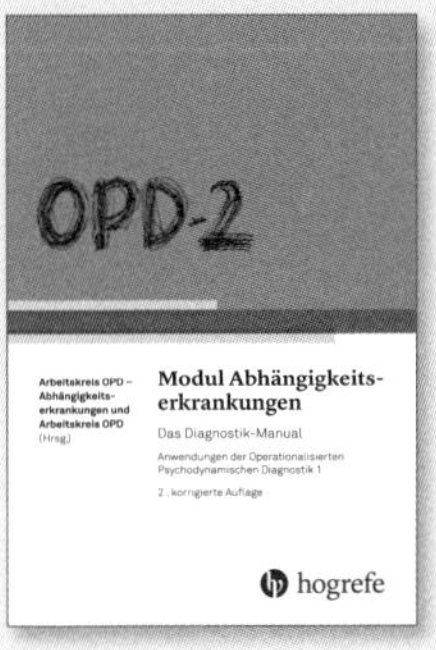

Arbeitskreis OPD – Abhängigkeitserkrankungen (Hrsg.)
Modul Abhängigkeitserkrankungen
Diagnostik und Manual

2., korr. Aufl. 2017. 144 S., 3 Tab., Gb
€ 30,00 (DE) /
€ 30,80 (AT) / CHF 40.90
ISBN 978-3-456-85805-0
Auch als eBook erhältlich

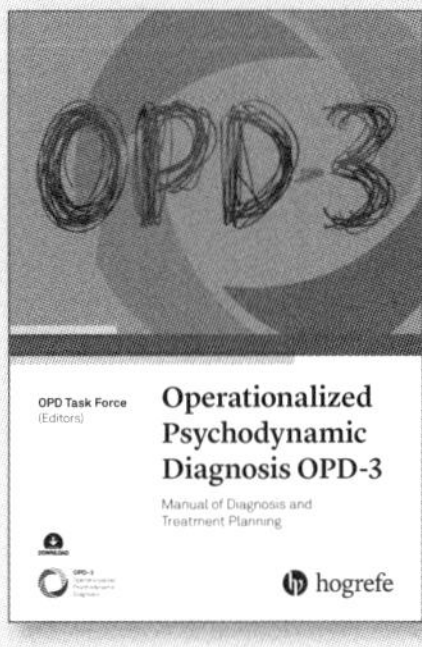

OPD Task Force (Ed.)
Operationalized Psychodynamic Diagnosis OPD-3
Manual of Diagnosis and Treatment Planning

2026, ca. xii+ 330 pages, Gb
includes downloadable material
Ca. € 79,95 (DE) /
€ 82,20 (AT) / CHF 102.00
ISBN 978-0-88937-671-7
Auch als eBook erhältlich

www.hogrefe.com

hogrefe